Beuth
Krebs ganzheitlich
behandeln

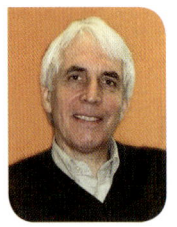 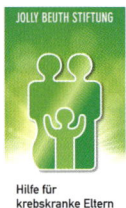

Prof. Dr. med. Josef Beuth gründete 1999 das Institut zur wissenschaftlichen Evaluation naturheilkundlicher Verfahren an der Universität Köln und leitet es seitdem. Zahlreiche Forschungen auf den Gebieten der Immunologie, Onkologie und Infektiologie haben den Weg bereitet zu seinem Spezialgebiet: den Naturheilverfahren. Der tägliche Kontakt mit von Krebs Betroffenen und die Aufklärung und Beratung über Wirksamkeit und Qualität von komplementären Krebstherapien sind ihm ein sehr wichtiges Anliegen, denn für Laien ist es ganz, ganz schwer, sich in dem großen Angebot zurechtzufinden und zwischen sinnvollen und nicht sinnvollen Naturheilverfahren zu unterscheiden.

Jolly Beuth Stiftung

In seiner langjährigen Beratungs- und Vortragstätigkeit wurde der Stiftungsgründer Professor Beuth auf vielfältige soziale und medizinische Missstände bei krebskranken Eltern und deren Kindern aufmerksam. Diese zu unterstützen, war die Idee, die durch die Jolly Beuth Stiftung in die Tat umgesetzt werden soll. Ihre Spende trägt dazu bei, die Voraussetzungen für eine Genesung oder für ein Leben mit der Krebskrankheit zu verbessern. Weitere Informationen unter: www.jollybeuthstiftung.de

Prof. Dr. med. Josef Beuth

Krebs ganzheitlich behandeln

Komplementäre Methoden – vom Experten bewertet

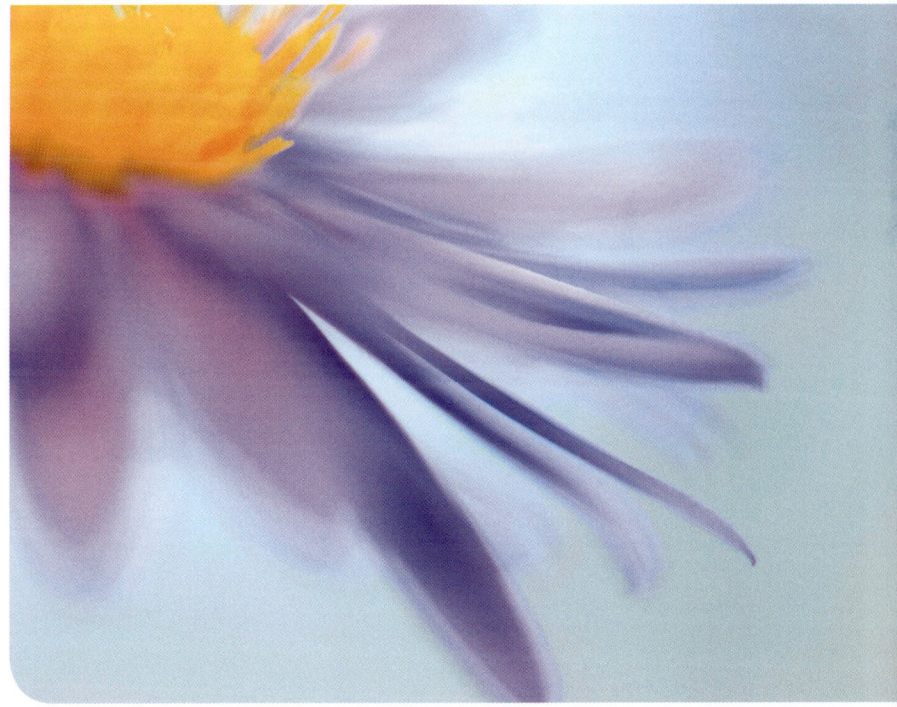

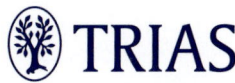

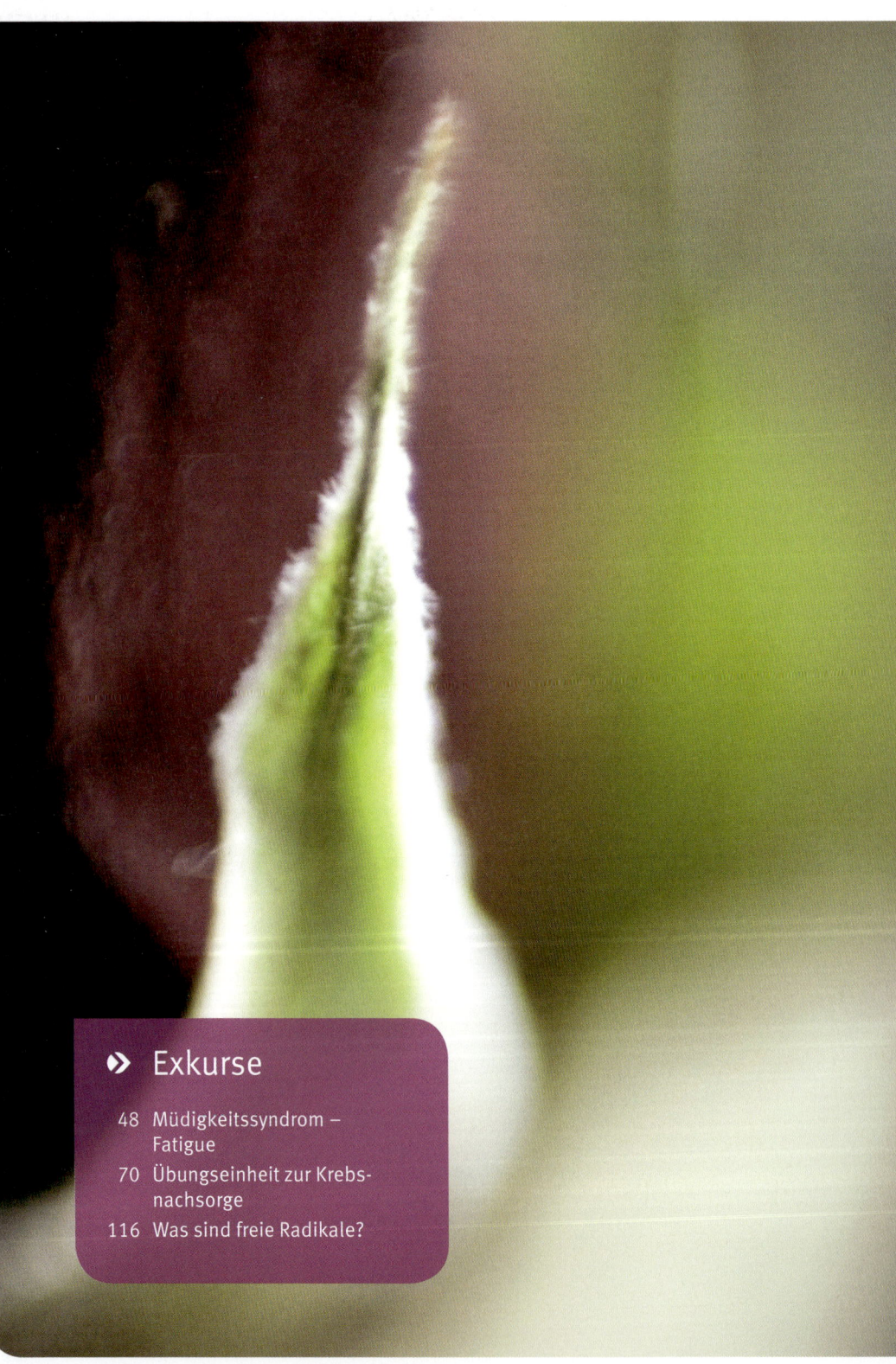

Exkurse

48 Müdigkeitssyndrom – Fatigue
70 Übungseinheit zur Krebsnachsorge
116 Was sind freie Radikale?

7 Liebe Leserin, lieber Leser

9 Ganzheitliche Krebstherapie

10 Was heißt Komplementäronkologie?

13 Komplementäre Maßnahmen: Übersicht

26 Immundiagnostik

35 Empfehlenswerte Therapien

36 Ernährung

55 Sport und Sauna

83 Seelische Bewältigung und Psychoonkologie

98 Medikamente

113 Weitere komplementäre Maßnahmen

114 Vitamine und Spurenelemente

128 Mikrobiologische Therapie

132 Tumorimpfung

135 Hyperthermie

140 Weihrauchextrakt

142 Traditionelle Chinesische Medizin (TCM)

145 Behandlung verschiedener Krebsarten

146 Welche Therapien könnten Ihnen helfen?

175 Bedenkliche Methoden

176 Einführung

180 Krebsdiäten

185 Weitere bedenkliche Maßnahmen

202 Service

202 Glossar

204 Weiterführende Literatur

205 Adressen

208 Mitarbeiter

209 Stichwortverzeichnis

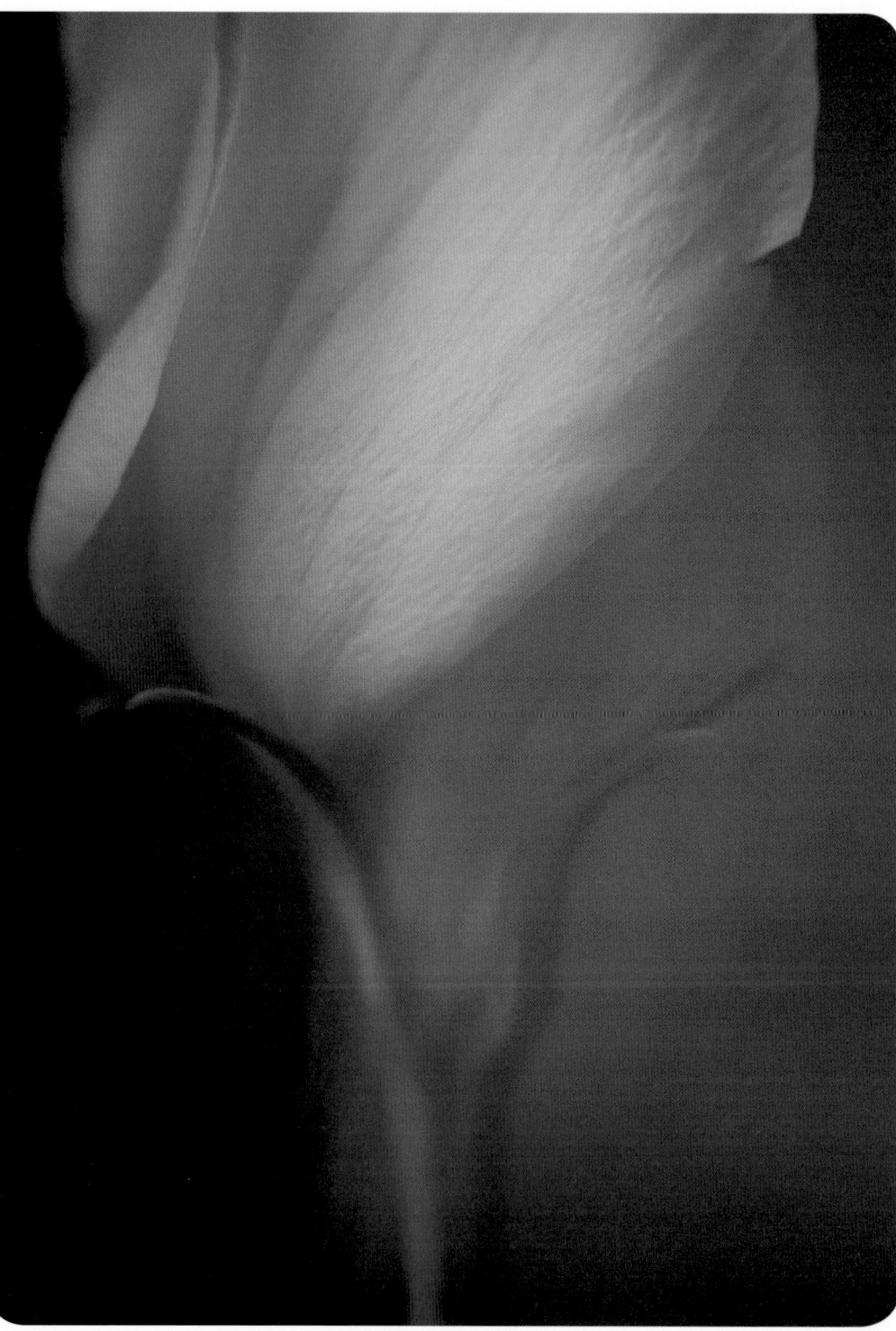

Liebe Leserin, lieber Leser,

rückblickend auf mehr als 30 Jahre Erfahrung in experimenteller Krebsforschung und klinischer Krebstherapie an der Kölner Uniklinik, möchte ich allen an Krebs erkrankten Patientinnen und Patienten signalisieren:

Das Wissen um die Behandlung von Krebserkrankungen hat sich um Quantensprünge erweitert. Das therapeutische Spektrum von Standardbehandlungen (z. B. mittels Operation, Chemotherapie, Strahlentherapie, Antihormontherapie, Antikörpertherapie sowie individualisierter Therapiekonzepte) und komplementärmedizinischer Maßnahmen (z. B. körperliche Aktivität, Ernährungsoptimierung, psychoonkologische/psychosoziale Betreuung sowie wirksamkeitsgeprüfte medikamentöse Behandlung) ist kurativ, also auf »Heilung« ausgerichtet, für die Mehrzahl aller Krebserkrankungen. Auch wenn das kurative Ziel nicht immer erreichbar ist, so können durch die leitliniengemäße Therapie etliche Krebskrankheiten ohne gravierende Nebenwirkungen über lange Zeit »in Schach gehalten werden«. Demzufolge können etliche Krebserkrankungen in ein chronisches Stadium überführt werden – ohne wesentliche Beeinträchtigung des Wohlbefindens.

Eine leitliniengemäße Therapie in spezialisierten Zentren ist heutzutage ein kurativer Ansatz für die Mehrzahl aller Krebserkrankungen!

Ich wünsche Ihnen, dass dieser komplett überarbeitete, erweiterte und aktualisierte Ratgeber für Sie ein Leitfaden im Dschungel der angebotenen komplementärmedizinischen Maßnahmen und Methoden sein kann.

Josef Beuth
Köln, August 2014

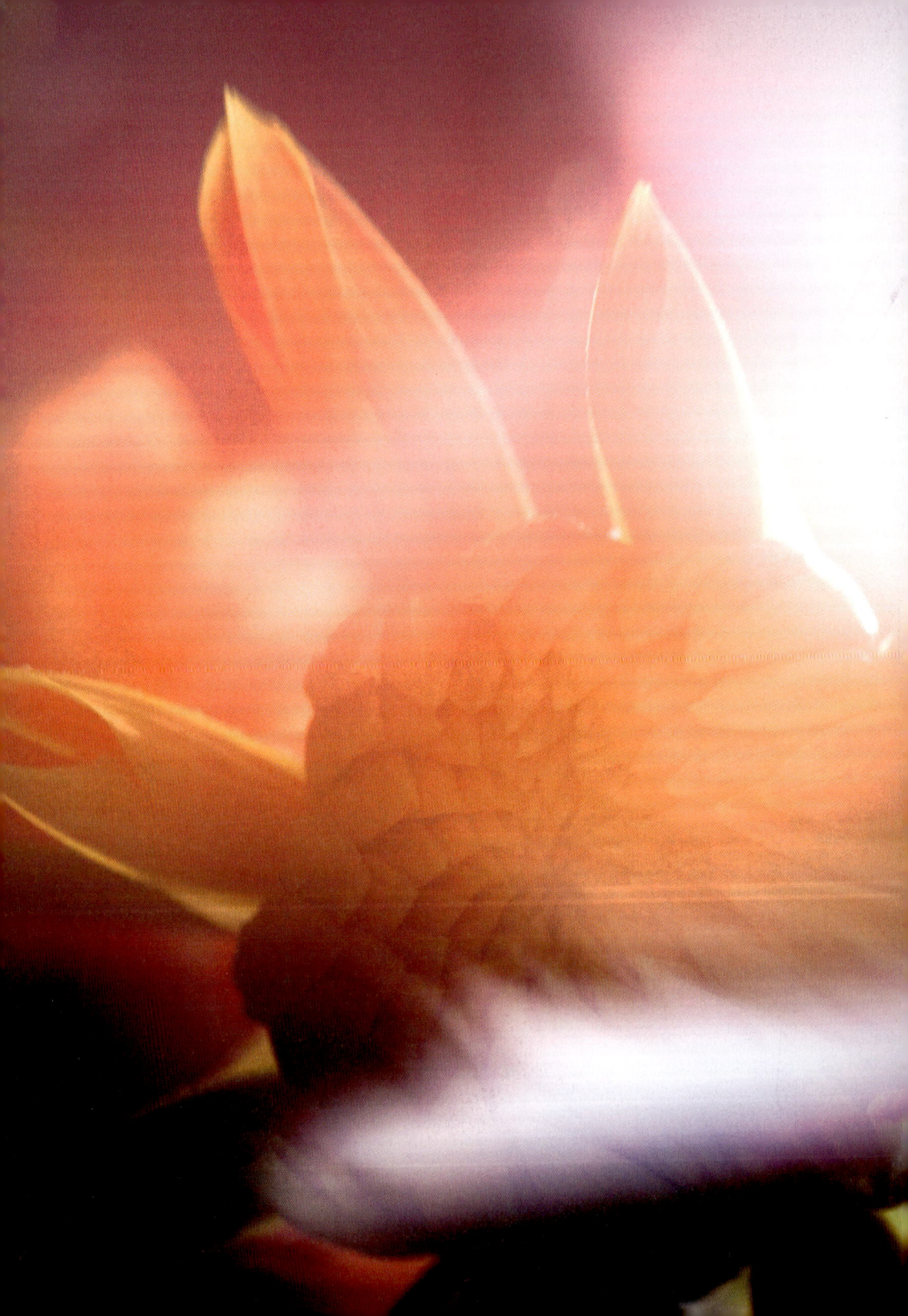

Ganzheitliche Krebstherapie

Die Krebstherapie umfasst viele Disziplinen, z. B. die Komplementäronkologie. Verschaffen Sie sich einen Überblick über die geprüften komplementären Verfahren.

Was heißt Komplementäronkologie?

Die Komplementäronkologie ergänzt die Standardtherapien der Krebsbehandlung. Sie darf keinesfalls mit »alternativen Therapieformen« verwechselt werden.

Das Ziel der komplementären Therapien ist es, die Standardtherapien der Krebsbehandlung (Operation, Chemo-, Strahlen-, Hormon- und Antikörpertherapien) zu unterstützen und im Idealfall zu verbessern. Keine der Methoden kann einen Krebs heilen, aber sie können durch die richtige Kombination mit den Standardtherapien vor allem die Lebensqualität erhöhen und möglicherweise die Chancen auf Heilung oder auf ein längeres Leben verbessern.Chemo- , Strahlen- und Hormontherapien schwächen das Immunsystem und haben noch andere zum Teil schwere Nebenwirkungen. Wenn man jedoch ausgewählte komplementäre Maßnahmen mit den Standardtherapien zeitlich abstimmt, werden deren Nebenwirkungen mitunter erheblich abgemildert.

Wirksamkeit und Nebenwirkungen von Krebsstandardtherapien beruhen darauf, dass durch Chemo- und Strahlentherapien schnell wachsende Krebszellen am Wachstum gehindert werden und absterben. Da Krebszellen aus körpereigenen Zellen entstanden sind, haben diese Therapien auch Auswirkungen auf gesunde Körperzellen, insbesondere auf solche, die sich schnell teilen bzw. sehr aktiv sind. Dies erklärt das Auftreten und die Ausprägung der häufigsten unerwünschten Nebenwirkungen, die bevorzugt Haut, Schleimhäute, Knochen und Gelenke betreffen, z. B. Appetitlosigkeit, Erbrechen, Übelkeit, Durchfall, Blutbildveränderungen, Haarausfall, Müdigkeit, Nervenstörungen (Missempfindungen), Hautveränderungen, Muskel- und Gelenkbeschwerden. Adjuvante

Hormontherapien unterdrücken die körpereigene Hormonproduktion, was ebenfalls mit Nebenwirkungen einhergehen kann, z. B. Hitzewallungen, Knochen- und Gelenkschmerzen.

Derartigen Nebenwirkungen ist ein Patient jedoch nicht hilflos ausgeliefert, sondern er/sie kann mit komplementären Maßnahmen gegensteuern. Wichtigstes Ziel der Komplementärmedizin ist die Stabilisierung der Lebensqualität. Da bei erhaltener Lebensqualität die Krebsstandardtherapien in der optimalen Dosierung und Zeitabfolge verabreicht werden können, kann die Chance auf Heilung gesteigert werden.

In den letzten Jahren wurden die zuvor kontrovers diskutierten komplementärmedizinischen Maßnahmen durch Grundlagenforschung und klinische Studien wissenschaftlich überprüft, um so die Spreu vom Weizen zu trennen und die Erfolg versprechenden Maßnahmen mit den Standardtherapien zu kombinieren. Manche Menschen, auch behandelnde Ärzte, verwechseln die Komplementäronkologie mit wissenschaftlich nicht überprüften Außenseitermethoden (auf die wir am Ende des Buches gesondert eingehen) und lehnen sie dann völlig zu Unrecht ab.

Krebserkrankungen sind in der Regel individuell unterschiedlich und nicht direkt vergleichbar. Anstatt aber darüber zu verzweifeln, lohnt es sich, einmal genau nachzuforschen, welche Therapiemöglichkeiten es gibt und wie man diese kombinieren und verbessern kann. Für manche Krebserkrankungen gibt es inzwischen neue wirksame therapeutische Maßnahmen, sodass aus der ehemals kurzfristig lebensbedrohlichen Krebserkrankung eine überwiegend chronische Erkrankung geworden ist. Diese gilt es in den Alltag zu integrieren, da man auch mit der Erkrankung zuweilen eine annähernd normale Lebenserwartung erreicht.

Dank der intensiven Kampagnen von verschiedenen Krebsgesellschaften, wie z. B. der Deutschen Krebshilfe/Dr. Mildred-Scheel-Stiftung oder der Deutschen Krebsgesellschaft e. V., wissen die meisten Menschen heute, wie wichtig es ist, Krebserkrankungen vorzubeugen.

Erfolge durch komplementärmedizinische Maßnahmen

- Die Symptome der Krebserkrankung nehmen ab.
- Die Nebenwirkungen der Therapie nehmen ab.
- Die Lebensqualität verbessert sich.
- Die Standardtherapie kann in der optimalen Dosis und Zeitabfolge verabreicht werden, was die Chance auf Heilung erhöht.

Dass aber auch Diagnose, Therapie und Nachsorge bei Krebserkrankungen noch verbessert werden können, ist noch nicht Teil des öffentlichen Bewusstseins. Eine der möglichen Verbesserungen ist die Kombination der herkömmlichen Diagnostik und Therapie mit den hier vorgestellten komplementären Maßnahmen. Wissenschaftlich sorgfältig durchgeführte klinische Studien belegen, dass bestimmte komplementäre Therapien hilfreich sind. Einen Überblick zur schnellen Orientierung gibt Ihnen die folgende Tabelle:

Übersicht über anerkannte und nicht anerkannte Behandlungsmethoden bei Krebs

anerkannte Standardtherapien	anerkannte komplementäre Maßnahmen	bislang nicht anerkannte komplementäre Verfahren (Auswahl)	nicht anerkannte Außenseitermethoden (Auswahl)
• Operation • Chemotherapie • Strahlentherapie • Hormontherapie • Antikörpertherapie	• Ernährung (Seite 13) • Sport (Seite 14) • Psychoonkologie (Seite 14) • Enzymtherapie (Seite 15) • Selentherapie (Seite 15) • Cannabis-Extrakttherapie (Seite 17) • Hyperthermie (Seite 19) • Mistelextrakt-Therapie (Seite 16) • Vitamin- und Spurenelementtherapie (Seite 17) • Weihrauchextrakt-Therapie (Seite 20)	• Homöopathie (Seite 199) • Mikrobiologische Therapie (Seite 18) • Traditionelle Chinesische Medizin (Seite 142) • Tumorimpfung (Seite 19)	• bioelektrische Tumortherapie (Seite 185) • biologische Kombinationstherapien Seite 186) • Eigenblutzytokine (Seite 189) • Flor Essence/Essiac (Seite 190) • Ernährungstherapie (Seite 36) • Megamin (Seite 191) • Miracle Mineral Supplement (MMS) (Seite 191) • »Neue Medizin« (Seite 187) • Noni-Saft (Seite 192) • Nosodentherapie (Seite 192) • Organpeptidtherapie (Seite 188) • Redox-Serumanalyse (Seite 194) • Thymustherapie (Seite 194) • Vitalpilze (Seite 196)

Komplementäre Maßnahmen: Übersicht

Welche komplementären Therapien und Maßnahmen gibt es? Welche sind wissenschaftlich anerkannt? Verschaffen Sie sich einen Überblick.

Die in diesem Kapitel aufgeführten komplementärmedizinischen Maßnahmen wurden klinischen Studien unterzogen, die nach wissenschaftlichen Maßstäben durchgeführt worden sind. Alle hier aufgeführten Therapiekonzepte werden derzeit in kontrollierten klinischen Studien weiter erforscht. Der Wirksamkeits- und Unbedenklichkeitsnachweis muss jeweils für einzelne Tumorarten und für einzelne Stadien erbracht werden. Wenn eine Substanz z.B. nachweislich bei Brustkrebs, der schon weiter fortgeschritten ist, hilfreich ist, muss sie es deswegen nicht auch bei Darmkrebs im Anfangsstadium sein. Deshalb sind weitere Studien erforderlich, damit die viel versprechenden komplementärmedizinischen Therapiekonzepte den Standardtherapien in der Krebsbehandlung angegliedert werden können. Detaillierte Ausführungen zu den einzelnen Maßnahmen finden Sie in den Folgekapiteln.

Ernährung

Nach aktuellen Schätzungen aus den USA soll die Ernährung für etwa 35 Prozent aller Krebserkrankungen mit verantwortlich sein. Eine gesunde Ernährung (nach den Richtlinien der Deutschen Gesellschaft für Ernährung, DGE, und des American Institute for Cancer Research) kann also offenbar einer Krebserkrankung vorbeugen.

Auch wenn ein Mensch an Krebs erkrankt ist, kann eine individuelle Ernährungstherapie sinnvoll sein, denn eine Behand-

lung mit Aussicht auf Heilung gelingt besser, wenn er in einem guten Ernährungszustand ist. Deshalb ist es sinnvoll, dass Patienten in dieser Situation eine spezielle Ernährungsberatung erhalten. Eine Mangelernährung (Malnutrition) ist ausgesprochen schlecht für die Lebensqualität und die Lebensdauer. Die Krebssterblichkeit erhöht sich dann um ca. 30 Prozent, denn die Mangelernährung bewirkt insbesondere:
- Die tumorzerstörenden Therapien können nicht mehr richtig wirken und
- Komplikationen nehmen zu, wodurch die Krankenhausaufenthalte länger werden.

Nicht nur eine Frage der Ernährung

Wie in der gesamten Onkologie gibt es aber auch hier eine Reihe von Außenseitern, die in der Ernährung eine eigenständige Therapie sehen wollen, die einen Krebs heilen kann. Dafür gibt es aber keinerlei Beweise (siehe im Kapitel »Alternative Krebsdiäten und Außenseiterdiäten« Seite 180).

Sport

Passt man Bewegung und Ausdauer- und Muskeltraining an die Möglichkeiten des einzelnen Patienten an, beugt diese körperliche Aktivierung dem Krebs vor und unterstützt den Körper während der Krebsbehandlung sowie bei der nachfolgenden Rehabilitation. Dafür gibt es u. a. folgende Gründe:
- Die körperlichen Funktionen werden wiederhergestellt oder verbessert (z.B. die Schulter-Arm-Beweglichkeit nach Brustkrebstherapie).
- Das Stoffwechsel-, Hormon- und Abwehrsystem wird aktiviert.
- Körpereigene Hormone und Opiate werden aktiviert (Endorphine; »Glückshormone«), dadurch bessert sich die Stimmungslage, das Schmerzempfinden nimmt ab und die Lebensqualität erhöht sich.
- Durch soziale Kontakte (Gruppen-/ Mannschaftszugehörigkeit) stabilisiert sich der psychische Zustand.

Psychoonkologische Betreuung

Die Psychotherapie sollte heute fester Bestandteil jeder Krebsbehandlung und Nachsorge sein. Besonders Probleme bei der Verarbeitung der Krankheit können wirkungsvoll bekämpft werden. Hierzu gehören:
- Angst und Depression
- Konflikte in Partnerschaft und Familie
- Beeinträchtigung des Sozialverhaltens, Rückzug aus dem sozialen Umfeld
- psychische Beeinträchtigungen, welche die körperliche Leistungsfähigkeit beeinflussen

- mangelnde Akzeptanz der Erkrankung
  - Diskrepanzen zwischen Behandlungserwartung und -angebot
  - unpassendes Krankheitsverhalten

Folgende Maßnahmen der Psychoonkologie haben ihren festen Platz in der Krebsbehandlung und Nachsorge:
- Entspannung, Meditation, Visualisation
- Kreativ-, Kunst-, Gestalttherapie
- körperliches Wahrnehmungstraining
- themenzentrierte Gespräche, Gesprächstherapie
- Partner- und Angehörigengespräche
- Schmerzbewältigungstraining

Selentherapie

Selen ist ein lebensnotwendiges Spurenelement. Es ist in einer Reihe von Eiweißen (Proteinen) enthalten und sorgt mit dafür, dass der Stoffwechsel und die Mehrzahl der Organe funktionieren. Grundlage für die Gabe von Selen an Krebspatienten unter Chemo- oder Strahlentherapie war die Erkenntnis, dass bei einem Großteil der Bevölkerung ein Selenmangel vorliegt und dieser durch eine Tumorerkrankung und deren Therapie noch verstärkt wird.

In der chemischen Verbindung mit Natrium wirkt Selen als Natriumselenit antioxidativ, ohne dabei die tumorabtötende Wirkung der Chemo- und Strahlentherapie zu hemmen. Die Wirksamkeit von Chemo- und Strahlentherapien wird verbessert und deren Nebenwirkungen nehmen durch eine individuell angepasste Selengabe ab.

Enzymtherapie

Enzyme sind Eiweiße, die Stoffwechselreaktionen im Körper in Gang setzen, beschleunigen oder abbremsen. Sie kommen in allen Zellen des Körpers vor und sind in ganz bestimmten Organen wirksam. Kaum ein Vorgang in unserem Körper wird nicht von ihnen gesteuert. Enzyme sind für den Stoffwechsel unverzichtbar.

Zur komplementären (ergänzenden) Behandlung von Krebspatienten werden proteolytische – also eiweißspaltende Enzyme eingesetzt. Zu den proteolytischen Enzymen gehören beispielsweise Bromelain, Papain oder Trypsin. Wenn Patienten komplementär zur Standardtherapie mit standardisierten (also solchen, deren Bestandteile und Mischungsverhältnisse genau festgelegt sind) Enzymgemischen behandelt wurden, nahmen bei Dickdarmkrebs, Brustkrebs und Plasmozytom die Nebenwirkungen der Krebsstandardbehandlung nachweislich ab.

Vitamin-D-Therapie

Vitamin D wird bei Sonneneinstrahlung in der Haut gebildet oder über die Nahrung aufgenommen. In den sonnenarmen Jahreszeiten muss Vitamin D über die Nahrung aufgenommen werden, z. B. als Vitamin D_3 über tierische Produkte wie Seefisch, Lebertran, Ei- und Milchprodukte oder als Vitamin D_2 über pflanzliche Produkte wie Pilze oder Avocados. Der tägliche Bedarf ist altersabhängig und wird zu ca. 80 Prozent vom Körper selbst gedeckt (Sonneneinstrahlung).

Bei nachgewiesenem Vitamin-D-Mangel im Blut (trotz ausreichender Sonnenbestrahlung und ausgewogener Ernährung) kann die bedarfsangepasste Einnahme von Vitamin D den Mangel beheben und die Ausprägung einer Osteoporose sowie Muskel- Gelenkbeschwerden mindern.

Optimale Vitamin-D-Blutspiegel können die Wahrscheinlichkeit reduzieren, an Dickdarmkrebs zu erkranken.

Enzyme können helfen

Die Gabe von standardisierten Enzymen kann die Standardtherapien unterstützen und verbessern, wenn die Art des Krebses und das jeweilige Stadium der Erkrankung berücksichtigt werden. Eiweißspaltende Enzyme können insbesondere Nebenwirkungen mindern und somit die Lebensqualität steigern.

Vitamin-E-Therapie

Vitamin E konnte in kontrollierten klinischen Studien Schweregrad und Häufigkeit von Missempfindungen in Händen und Füßen durch platin- und taxanhaltige Chemotherapien deutlich mindern. Die Studienlage deutet darauf hin, dass die Vitamin-E-Gabe als komplementäre Behandlungsmaßnahme während der entsprechenden Chemotherapien verabreicht werden sollte, um der Entstehung von Missempfindungen vorzubeugen.

Mistelextrakt-Therapie

Die Therapie mit Mistelextrakten ist wohl die bekannteste komplementäre Maßnahme in der Onkologie. Nach einer Umfrage sind die wichtigsten Gründe der Patienten dafür:
- Die Nebenwirkungen der Standardtherapie verringern sich,
- die körpereigene Abwehr verbessert sich,
- die Standardtherapie wirkt besser und
- der Patient kann aktiv an der Krankheitsbewältigung mitwirken.

Es konnte gezeigt werden, dass Mistelextrakte ein geschwächtes Immunsystem normalisieren und die Lebensqualität von Krebspatienten verbessern können. Die vorliegenden Studien bedürfen allerdings der Bestätigung, ehe verlässliche Therapieempfehlungen gegeben werden können. Wie in Cochrane Analysen (der wissenschaftlichen Bewertung der Studienlage) aufgezeigt, weisen alle verfügbaren Studien gravierende Mängel auf und sind demnach nicht bzw. allenfalls begrenzt aussagefähig.

Bei bösartigen systemischen Tumoren, also Krebserkrankungen, die ganze Systeme des Körpers befallen, soll keine Immuntherapie mit Mistelextrakten durchgeführt werden. Dies sind z. B. Leukämien oder Lymphome, also bösartige Erkrankungen, die die Blutzellen bzw. Zellen des Immunsystems betreffen. Bei diesen Erkrankungen ist noch nicht durch Studien belegt, dass es unbedenklich ist, Mistelpräparate einzunehmen.

Cannabisextrakt-Therapie

Auszüge aus der Cannabis-Pflanze bzw. die komplette Pflanze werden als traditionelle Heilmittel seit Jahrtausenden bei einer Vielzahl von Beschwerden eingesetzt. Nach dem Nachweis der Wirksamkeit erfolgte 1998 die Zulassung des Cannabis-Wirkstoffextraktes Dronabinol für medizinische Zwecke in Deutschland. In der Krebstherapie kann Dronabinol bei Patienten eingesetzt werden, die an starker Übelkeit bzw. Erbrechen leiden oder die bereits einen starken Gewichtsverlust aufweisen. Für diese Anwendungsgebiete liegen fundierte klinische Studien vor. Einige Untersuchungen weisen auch auf die gute schmerztherapeutische Wirksamkeit hin – hier bedarf es aber weiterer Studien, um die Wirksamkeit bei Tumorschmerzen zu belegen.

Therapie mit Vitaminen und Spurenelementen

Krebspatienten benötigen lebensnotwendige (essenzielle) Mikronährstoffe (Vitamine und Spurenelemente). Den Bedarf kann in der Regel auch eine gesunde, vollwertige Kost nur schwer decken. Dies gilt besonders vor und während einer Strahlen- oder Chemotherapie, da der Mikronährstoffbedarf in diesen Behandlungsphasen wegen der Nebenwirkungen der Behandlung, insbesondere Appetitlosigkeit, Übelkeit, Erbrechen, Durchfall, Schwitzen usw., nicht immer gedeckt wird. Liegt ein Mangel an Vitaminen und Spurenelementen vor, sind die tumorzerstörenden Therapien (Operation, Chemo-

Ausgewogene Ernährung

Nach aktuellem Wissensstand (Annals of Internal Medicine, 2013) sind vitamin-, spurenelement- sowie mineralstoffhaltige Nahrungsergänzungsmittel nicht vorbeugend wirksam, auch nicht gegen Krebs. Eine ausgewogene Ernährung verhindert einen Mangel an Mikronährstoffen und ist der Einnahme von entsprechenden Präparaten vorzuziehen.

und Strahlentherapie) weniger wirksam und werden schlechter verkraftet.

Mikronährstoffe sind in vielfältiger Weise daran beteiligt, Krebserkrankungen vorzubeugen und sie zu verhindern. Bestimmte Vitamine und Spurenelemente unterbinden die Aktivierung von krebserzeugenden Stoffen und Entzündungsprozessen. Andere Mikronährstoffe blockieren die Aufnahme von Krebs auslösenden Substanzen in die Zellen oder schützen das Erbgut in den Zellen, indem sie verhindern, dass sich solche Substanzen (zum Beispiel freie Radikale, Seite 116) an die Zellen anlagern und von ihnen aufgenommen werden.

Es erscheint sinnvoll, gegebenenfalls lebensnotwendige Mikronährstoffe einzunehmen, um Mangelzustände auszugleichen, die durch die Behandlung hervorgerufen wurden. Voraussetzung dafür ist jedoch, dass individuell berücksichtigt wird, welche Vitamin- bzw. Spurenelementmenge der einzelne Patient tatsächlich neben der Ernährung benötigt. Bei Bedarf ist die Einnahme von bilanzierten Vitamin- und Spurenelementgemischen, die den Tagesbedarf an essenziellen Mikronährstoffen komplett decken, angezeigt.

Mikrobiologische Therapie

Lymphozyten sind wichtige Zellen unseres Immunsystems und im gesamten Organismus verbreitet. Sie produzieren u. a. Abwehrstoffe (Antikörper/Immunglobuline), die gegen ganz bestimmte Erreger (Bakterien, Viren, Parasiten) gerichtet sind. Sämtliche Schleimhäute sind von diesen Lymphozyten besiedelt, die meisten Zellen befinden sich jedoch in der Schleimhaut des Darms, der deshalb heutzutage auch als wichtiges Immunorgan des Körpers angesehen wird. Zu diesem System gehören ferner u. a. die Schleimhäute der Atemwege (Respirationstrakt), der Harnwege (Urogenitaltrakt) und der Milchdrüsen.

In Experimenten konnte gezeigt werden, dass die normale Funktion des Immunsystems besonders von der bakteriellen Besiedlung bestimmter Schleimhäute abhängt. Darauf gründen sich die Ansätze der mikrobiologischen (probiotischen) Therapie. Bei dieser Therapieform werden sogenannte Probiotika eingenommen, die das Immunsystem aktivieren sollen.

Probiotika (z. B. *Lactobacillus species, Bifidobacterium species*) gehören zur physiologischen, also ganz normalen, bei jedem gesunden Menschen vorhandenen Bakterienflora und beeinflussen in experimentellen und klinischen Studien das Immunsystem auf positive Weise. Da Krebstherapien in der Regel das Immunsystem schwächen, könnte die Einnahme von Probiotika sinnvoll sein. Die mikrobiologische Therpie sollte immer bedarfsangepasst sein.

Tumorimpfung und dendritische Zelltherapie

Die experimentell und klinisch gewonnenen Erkenntnisse zum Stellenwert des Immunsystems bei Krebspatienten ließ in den 1970er-Jahren eine jahrhundertealte Idee neu aufleben, einen Impfstoff gegen Krebszellen zu entwickeln. Diverse Modelle, zum Beispiel die

- aktiv spezifische Immuntherapie (ASI) mit abgetöteten bzw. inaktivierten Tumorzellen, die aus operativ entnommenem Tumorgewebe isoliert werden, und die
- dendritische Zelltherapie mit körpereigenen, dem Blut entnommenen Monozyten bzw. dendritischen Zellen, die mit Tumorzellen oder Tumorzellbestandteilen »gefüttert« und somit aktiviert werden,

wurden insbesondere von einer Arbeitsgruppe des Deutschen Krebsforschungszentrums (DKFZ) Heidelberg experimentell ausgetestet und in die Klinik eingeführt.

Trotz einer Vielzahl von klinischen Anwendungsbeobachtungen und Studien zu diesen Therapiekonzepten sind aus wissenschaftlicher und aus patientenorientierter Sicht bislang keine verlässlichen Aussagen zur Wirksamkeit möglich. Die meisten klinischen Untersuchungen weisen zum Teil gravierende Mängel auf und konnten (zumindest für die ASI) bislang keinen Patientenvorteil aufzeigen. ASI und dendritische Zelltherapie sind demnach experimentelle Therapieansätze, die auf Unbedenklichkeit und Wirksamkeit geprüft werden müssen, ehe sie empfehlenswert sind.

In die immunologische Behandlung von Krebspatienten fest integriert sind hingegen auch Formen der Immuntherapie wie beispielsweise

- monoklonale Antikörper = Eiweiße, die spezifisch an Erkennungsmoleküle (Antigene) von Krebszellen binden und deren Zelltod einleiten;
- Zytokine = lösliche Botenstoffe, die die Funktion des Abwehrsystems aktivieren oder dämpfen und die hoch dosiert (Tumor-)Zellen abtöten können;
- Wachstumsfaktoren = Eiweißbestandteile, die definierte Zellen des Blutes und des Immunsystems zum Wachstum anregen.

Hyperthermie (Überwärmungstherapie)

Bei der Hyperthermie wird dem Körper Wärme von außen zugeführt, sodass entweder in bestimmten Organbereichen oder auch im ganzen Körper eine starke Erwärmung eintritt. Es ist schon länger bekannt, dass Krebszellen besonders hitzeempfindlich sind. Es wird derzeit versucht, daraus für Krebspatienten eine erfolgversprechende Behandlung zu entwickeln. Erste Daten sind vielversprechend und sollten bestätigt werden.

Bei der Hyperthermie wird dem Körper – möglichst gezielt auf den Tumor konzentriert – von außen Wärme zugeführt. Allerdings ist weder genau bekannt, wie die Hitze wirkt, noch konnte bisher eine überzeugende Wirksamkeit nachgewiesen werden. Das verhinderte jedoch nicht die zuweilen unverantwortliche Vermarktung und unkontrollierte Anwendung der Hyperthermie in profitorientierten Privatkliniken und Praxen. Aufgrund dieser Praxis wurde die seriöse wissenschaftliche Weiterentwicklung der Hyperthermie lange Zeit verhindert.

> **Erste Erfolge**
>
> Erste kontrollierte klinische Studien (z. B. bei Krebsen des Gebärmutterhalses oder des Bauchfells) waren vielversprechend und deuteten an, dass die Hyperthermie als komplementäre Maßnahme eventuell die tumorzerstörenden Standardtherapien optimieren könnte. Die Kombination von Chemo-/Strahlentherapie und Hyperthermie konnte den Therapieerfolg deutlich verbessern.

Weihrauchextrakt-Therapie

Weihrauchextrakte sind traditionelle pflanzliche Heilmittel der arabischen *(Boswellia olibanum)* und der indischen (Ayurveda) Medizin *(Boswellia serrata)*. In der europäischen und deutschen Naturheilkunde bzw. Komplementärmedizin werden Weihrauchextrakte u. a. therapeutisch bei chronisch entzündlichen Darmerkrankungen, Rheuma sowie zur Reduktion entzündlicher Nebenwirkungen von Krebsstandardtherapien, z. B. Ödembildung (= Wasseransammlung im Gewebe), verabreicht.

Nach dem derzeitigen Stand der wissenschaftlichen Forschung ist die entzündungshemmende Aktivität der Weihrauchextrakte hauptsächlich auf deren Gehalt an Boswelliasäuren zurückzuführen. In experimentellen und klinischen Tests konnte gezeigt werden, dass Tumorzellwachstum und Ödembildung durch Leukotriene und Zytokine (immunologische Botenstoffe) verursacht werden. Die entzündungshemmende Aktivität der Boswelliasäuren wird insbesondere auf die Hemmung der übermäßigen Leukotrien- und Zytokinfreisetzung zurückgeführt, die den Entzündungsprozess stoppt.

Eine bedarfsabhängige Gabe von Weihrauchextrakten kann als nebenwirkungsarme bzw. nebenwirkungsfreie komplementäre entzündungshemmende (und damit anti-ödematöse) Therapiemaßnahme zur Optimierung bzw. Erweiterung der klassischen entzündungshemmenden Kortisontherapie empfohlen werden. Sie ist keine Alternative zur erprobten Kortisontherapie.

Komplementäronkologische Maßnahmen und ihre Wirkungen

	empfohlene Maßnahmen	erweiterte Maßnahmen	nachgewiesene Wirkung
Ernährung	×		• Vorbeugung • Verbesserung der Lebensqualität
Sport	×		• Vorbeugung • Aktivierung von Immun-, Hormonsystem und Stoffwechsel • Verbesserung der Lebensqualität
psychoonkologische Betreuung	×		• Verbesserung der Lebensqualität • Verbesserung der »Therapietreue«
Selentherapie	×		• Vorbeugung • Verbesserung der Standardtherapie • Verbesserung der Lebensqualität
Enzymtherapie	×		• Verbesserung der Lebensqualität
Vitamin-D-Therapie	×		• Vorbeugung • Verbesserung der Lebensqualität
Vitamin-E-Therapie			• Verbesserung der Lebensqualität
Mistelextrakt-Therapie		×	• Verbesserung der Lebensqualität
Cannabisextrakt-Therapie		×	• Verbesserung der Lebensqualität
Therapie mit Vitaminen und Spurenelementen		×	• Ausgleich von Mangelzuständen

	empfohlene Maßnahmen	erweiterte Maßnahmen	nachgewiesene Wirkung
Mikrobiologische Therapie		×	• Aktivierung des Immunsystems
Tumorimpfung und dendritische Zelltherapie		×	• Aktivierung des Immunsystems
Hyperthermie		×	• Verbesserung der Standardtherapie
Weihrauchextrakt-Therapie		×	• Verbesserung der Lebensqualität

Außenseitermethoden

Ausdrücklich muss vor diversen nicht wirksamkeitsgeprüften Diagnose- und Therapieverfahren gewarnt werden, die nicht selten fälschlicherweise mit der wissenschaftlich begründeten Komplementärmedizin oder der Naturheilkunde gleichgesetzt werden. Die Verfahren werden z. B. im Internet, im Fernsehen und in der Regenbogenpresse intensiv beworben und versprechen Therapieerfolge, die jedoch unbewiesen sind.

Auf der Grundlage wissenschaftlicher Untersuchungen sind derartige Therapieerfolge für die Außenseitermethoden nicht bewiesen. Diese Methoden können gefährlich – wenn nicht sogar lebensgefährlich – sein. Neben den eklatanten Unzulänglichkeiten in Diagnose und Therapie wollen einige bisweilen sogar die erprobten Standardtherapien ersetzen.

Direkte Werbung ist Ärzten (noch) nicht erlaubt. Gerade deswegen macht sich aber eine Form der versteckten Werbung breit, was zeigt, dass das ärztliche Handeln zunehmend von ökonomischen Gesichtspunkten geleitet wird. Die persönliche Ethik und Verantwortung gerät darüber manchmal ins Hintertreffen. Dies betrifft besonders Fachrichtungen, in denen chronisch kranke und verzweifelte Patienten betreut werden, wie eben auch die Onkologie.

Selbst ernannte Spezialisten aus Klinik und Praxis missbrauchen in ihren Vorträgen immer häufiger Selbsthilfegruppen sowie Patienten- und Ärztegesellschaften zur Patientenanwerbung.

Dabei werden dann oft scheinbar spezialisierte Privatkliniken, Praxen und Laboratorien angepriesen, in denen nicht gesicherte Diagnose- oder Therapieverfahren mit unverantwortlichen Heilversprechen angeboten werden.

Woran Sie unseriöse Aussagen erkennen

Besonders kritisch sollten Sie bei solchen Aussagen sein:
- Die Behandlung ist auch wirksam, wenn alle anderen Behandlungen versagt haben.
- Das Krebswachstum und die Tumormasse werden verringert.
- Die Metastasenbildung wird verzögert.
- Die Überlebenszeit wird verlängert.
- Eine Chemotherapie wird viel später notwendig.
- Die Wirkung der Strahlen- und Chemotherapie wird verstärkt.

Vorsicht bei
- einzigartigen Therapiekombinationen, die an Namen von Therapeuten gebunden sind,
- nicht in der Apotheke erhältlichen Arzneimitteln,
- nicht hiesigen Qualitätsstandards entsprechenden Nahrungsergänzungen/Arzneimitteln (Herkunftsländer?!),
- ausschließlich über das Internet erhältlichen Präparaten,
- nur in speziellen Privatkliniken/Privatpraxen/Kompetenzzentren verabreichten Therapiekombinationen.

Holen Sie sich im Zweifel Rat bei Ihrem Arzt, dem Krebsinformationsdienst (KID) oder anderen Beratungsstellen ein. Auch eine zweite Meinung bei weiteren Experten kann manchmal hilfreich sein.

Studien und Statistik

Bevor ein Medikament als wirksam und gut verträglich auf den Markt gebracht werden kann, ist eine eingehende Prüfung seiner Eigenschaften erforderlich. Diese Prüfung beginnt mit experimentellen Untersuchungen an gezüchteten Zellen und Versuchstieren.

Wenn diese Voruntersuchungen erfolgreich waren, die Substanz also gezeigt hat, dass sie sowohl wirksam als auch verträglich ist, erfolgt die zweite Stufe der Prüfung: klinische Studien.

Voraussetzung für die Zulassung eines neuen Medikaments ist die kontrollierte klinische Studie, möglichst im Doppelblind-Ansatz. Diese Studien sind allerdings sehr teuer, weshalb kleinere Unternehmen oft vor solchen Investitionen zurückschrecken. Dennoch sind sie für die Prüfung der Wirksamkeit und Unbedenklichkeit unerlässlich.

Kontrollierte klinische Studie

Es ist wichtig, dass medizinische Untersuchungen, welche die Wirksamkeit einer neuen Behandlung oder eines Diagnoseverfahrens beweisen sollen, nach festgelegten, international akzeptierten Regeln durchgeführt werden. Eine Untersuchung, die solchen Regeln folgt, ist die kontrollierte klinische Studie.

Die anspruchsvollste Untersuchung ist die Studie mit Randomisierung. Randomisierung bedeutet, dass es dem Zufall überlassen bleibt, ob eine Person der Versuchsgruppe angehört, die das zu testende Medikament bekommt, oder ob sie in die Kontrollgruppe gelangt, die eine Standardbehandlung oder ein Scheinmedikament (Placebo) erhält.

Wie funktionieren Doppelblind-Versuche?

Bei Medikamententestungen geht es darum, ob ein Medikament besser ist als ein anderes (oder kein Medikament). Dazu werden zwei angemessen große Gruppen gebildet. Die eine Gruppe erhält das Medikament, die andere ein Scheinmedikament (Placebo). Bei schweren Erkrankungen, z. B. Krebs, wird die Testung gegen Placebo nicht angewandt. Hier wird ein neues Medikament immer gegen eine wirksame Standardtherapie untersucht.

Beim Doppelblind-Versuch wissen weder der Patient noch der Therapeut, ob ein neuer Wirkstoff oder ein Scheinmedikament bzw. die Standardtherapie verabreicht wurde. Der Arzt hat zudem keine Gelegenheit, eine Auswahl der Probanden vorzunehmen. Die Kriterien für die Patientenauswahl müssen festgelegt sein, erst dann werden die infrage kommenden Patienten nach einem Zufallsverfahren den Gruppen zugelost.

Was ist ein Placebo-Effekt?

Dass auch der Arzt nicht weiß, was er an welche Person verabreicht, ist wichtig, um die Erwartungshaltungen beider Seiten möglichst gering zu halten. Wenn der Arzt weiß, wer das echte Medikament bekommt, wird er sich eventuell anders verhalten, als wenn er es nicht weiß.

Das mag sich zunächst wie »Erbsenzählerei« anhören, doch sind diese Effekte keinesfalls zu unterschätzen. Jedes Scheinmedikament kann, wenn es nur vom Arzt richtig »verkauft« wird, einen großen therapeutischen Effekt haben, den Placebo-Effekt. Hier geht es nicht darum, dass ein eingebildeter Kranker sich an der Nase herumführen lässt, sondern es geht um die enormen Selbstheilungskräfte des Menschen, die auf die eine oder andere Weise stimuliert werden können.

Ein Medikament muss den Beweis antreten, dass es noch mehr kann, als die Selbstheilungskräfte zu unterstützen. Aus diesem Grunde ist es bei Studien wichtig, dass weder der Patient noch der Arzt wissen, zu welcher Gruppe der einzelne Versuchsteilnehmer gehört. Nur so lassen sich die »Droge Arzt« und der psychische Einfluss auf die Selbstheilungskräfte einigermaßen außen vor lassen, um den eigentlichen Effekt des Medikaments beobachten zu können.

Warum müssen so strenge Maßstäbe angelegt werden?

Heute müssen sich alle diagnostischen und therapeutischen Verfahren einem solchen Test unterziehen, um wissenschaftlich anerkannt zu sein. Solche Untersuchungen unter wissenschaftlichen Gesichtspunkten durchzuführen, ist eine sehr komplizierte Angelegenheit und erfordert ein Höchstmaß an Voraussicht und Sorgfalt. Die Gefahr, sozusagen Äpfel mit Birnen zu vergleichen, ist sehr groß. Selbst erfahrene Forscher erkennen manchmal erst mit großer Verspätung oder gar nicht, dass ihre Studie schwere Fehler aufweist. Hinzu kommen weitere Faktoren wie Geschlecht, Lebensalter, Vorerkrankungen, zusätzliche Medikamente, Körpergewicht oder Ernährungsweise, um nur die naheliegendsten Faktoren zu nennen, die bei der einzelnen Person die Wirkung eines neuen Medikaments positiv oder negativ beeinflussen können. Solche Faktoren müssen durch eine sorgfältige Vorauswahl der Teilnehmer und durch komplizierte statistische Verfahren bei der Bewertung berücksichtigt werden.

Seriös durchgeführte Studien erfordern in der Regel viel Personal, Zeit und Geld. Ihre Durchführung ist nur dann sinnvoll, wenn diese Voraussetzungen erfüllt sind. Gerade bei Krebserkrankungen ist Zeit manchmal ein rares Gut. Aber möchten Sie als eventuell schwer kranker Mensch eine Behandlung, die Ihnen nicht hilft?

Es gibt etliche andere Forschungsansätze in verschiedenen Qualitätsstufen unterhalb des echten Experiments. Ihre Beschreibung würde hier zu weit führen. Sie alle haben jedoch ihre Berechtigung innerhalb der medizinischen Forschung. Man muss allerdings sehr vorsichtig damit sein, welche Schlussfolgerungen man aus ihnen zieht.

Anwendungsbeobachtung

Auch die simple Anwendungsbeobachtung, bei der ein Arzt ein Medikament gibt und prüft, ob es dem Patienten später besser geht oder nicht, hat ihren Stellenwert, auch wenn sie keinerlei Beweiskraft besitzt. Viele wichtige Fragen entstehen erst durch solche Untersuchungen auf verschiedenen Niveaus, weil jemand etwas beobachtet oder glaubt, eine Gesetzmäßigkeit zu entdecken. Dadurch ergeben sich Fragen, an die zuvor noch niemand gedacht hatte. Und vielleicht führen diese Fragen dann später einmal dazu, dass aus Anwendungsbeobachtungen wissenschaftliche Studien hervorgehen.

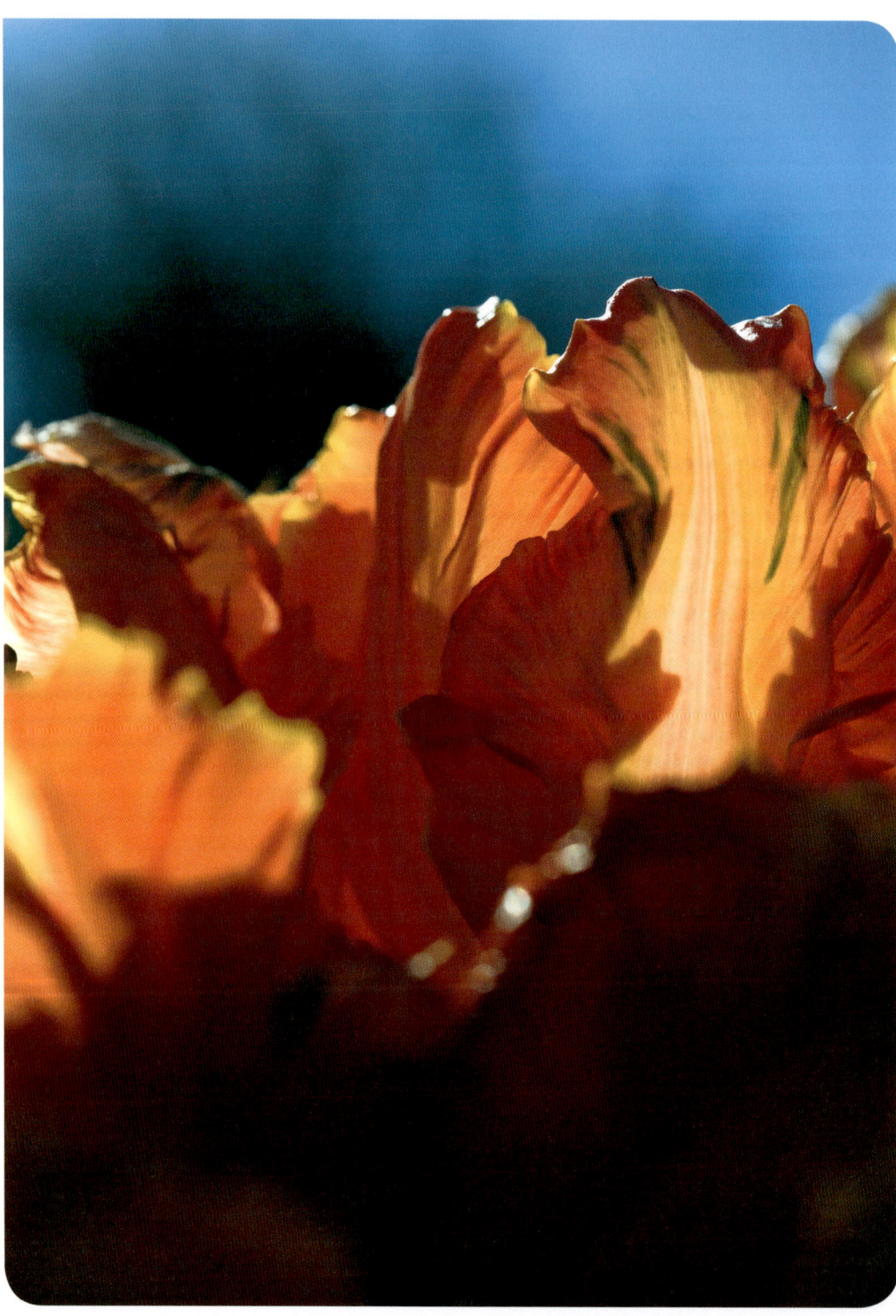

Immundiagnostik

Wer sollte seinen Immunstatus bestimmen lassen? Welche Werte sollten dabei bestimmt werden? Und – ganz wichtig – auf welche Untersuchungen kann man getrost verzichten?

Die Bestimmung der Abwehrkraft (Immunstatus)

Neben der schulmedizinisch sinnvollen und anerkannten Diagnostik, wie beispielsweise Laboruntersuchungen oder bildgebenden Verfahren, wird eine Vielzahl anderer diagnostischer Methoden angepriesen, die zum Teil zweifelhaften Wert haben. Allerdings gibt es wiederum Methoden, wie etwa die Immunstatusbestimmung, die durchaus sinnvoll eingesetzt werden können, um sich ein Bild von einer Erkrankung zu machen.

Dieses Kapitel gibt einen Überblick über die verschiedenen Methoden zur Bestimmung des Immunstatus und deren wissenschaftliche Beurteilung.

Welche Aufgaben hat unser Immunsystem?

Die Erkenntnis, dass die Funktionsbereitschaft des körpereigenen Abwehrsystems über Gesundheit und Krankheit mit entscheidet, hat die Erforschung des Immunsystems in den vergangenen Jahren vorangetrieben.

Schon lange ist bekannt, dass bei einer Abwehrschwäche (Immunsuppression) definierte bösartige Erkrankungen häufiger sind. Dies spricht für die Überlegung, dass das Immunsystem einen entscheidenden Anteil an der Bekämpfung von Krebszellen hat. Zuweilen wird auch behauptet, dass immunologische Parameter verwendet werden könnten, um den Verlauf einer Krebserkrankung zu verfolgen und zu beurteilen. Also etwa die Messung der Anzahl spezifischer Zellen des Immunsystems (NK-Zellen, B-Lymphozyten). Aus wissenschaftlicher Sicht sind beide Annahmen zwar attraktiv und glaubhaft, aber bisher noch völlig unbewiesen.

Krebspatienten weisen häufig Schwächen des Immunsystems auf, die von der Art und dem Stadium des Tumors sowie von der Therapie abhängen. Wie diese Schwäche jedoch genau aussieht und sich auswirkt, ist im Einzelfall nicht voraussagbar. Sie kann zu einer geringeren Widerstandsfähigkeit gegenüber der jeweiligen Krebserkrankung führen. Aus therapeutischer Sicht sollten daher Abwehrschwächen frühzeitig erkannt und angemessen behandelt werden. In der Literatur sind Behandlungen beschrieben, die das Immunsystem stimulieren können und sich positiv auf den Krankheitsverlauf und die Überlebenszeit ausgewirkt haben. Grundsätzlich ist es möglich, die Wirkung einer Behandlung, welche die Abwehr stärkt, mit Immunstatusbestimmungen zu kontrollieren. Grundlage und Überwachungsinstrument für eine abwehrsteigernde Behandlung könnte ein aussagekräftiger Immunstatus sein, der neben dem Differenzialblutbild und anderen Blutabwehrfaktoren kostengünstig mithilfe moderner Messverfahren erstellt werden kann. Die Behandlung sollte dann die Ergebnisse dieser Untersuchungen und den jeweiligen Zustand des Patienten berücksichtigen.

Aufbau des Immunsystems

Das Abwehrsystem kann in verschiedene Untersysteme eingeteilt werden:
- mechanische Barriere: z. B. intakte Haut, Schleimhäute
- chemisch-biochemische Barriere: z. B. Tränen, Speichel, Verdauungssäfte, Enzyme, Säuren, Schleim
- biologische Abwehr: körpereigenes Abwehrsystem (Immunsystem)

Dieses System hat sich im Laufe der Evolution entwickelt. Es ermöglicht dem menschlichen Organismus im permanenten Kampf mit Krankheitserregern, wie z. B. Bakterien, Viren, Parasiten und sogar Tumorzellen, zu bestehen. Auch Tiere verfügen über ein Immunsystem, das dem unseren sehr ähnelt.

Wann ist die Bestimmung des Immunstatus sinnvoll?

Wegen der Abwehrschwächung durch den Tumor und die Therapie sollte eine Analyse des zellulären Immunsystems immer auch die Situation des einzelnen Patienten berücksichtigen. Das gilt erst recht, wenn man bedenkt, wie eng der Zusammenhang zwischen derartigen

Abwehrschwächen und lebensbedrohlichen Folgekrankheiten sein kann (u. a. Infektionen, Tumorwachstum, Tumorrezidiv, Metastasierung). Dadurch sinkt z. B. die Lebensqualität und der Aufenthalt im Krankenhaus verlängert sich ebenso wie die Genesungszeit. Bei einer sinnvollen Diagnostik und Therapie können diese Auswirkungen verhindert werden. In diesem Sinne können komplementärmedizinische Therapiekonzepte sinnvoll sein, die durch wissenschaftlich fundierte Studiendaten belegt sind.

Das Ziel, die Anzahl und Aktivität von Immunzellen zu normalisieren, sollte unbedingt mit der Analyse des zellulären Immunstatus einhergehen. Nur so können unerwünschte Entwicklungen kurzfristig erkannt und zum Wohle des Patienten korrigiert werden sowie nicht optimale Therapien kurzfristig ausgetauscht werden. Um das Beste für den Patienten zu erreichen, können die Behandlungsmaßnahmen zeitlich sinnvoll aufeinander abgestimmt werden, unerwünschte Nebenwirkungen möglichst frühzeitig erkannt und behandelt und die weit verbreiteten, unkontrollierten Überbehandlungen verhindert werden. Dies ist insofern höchst wichtig, als eine Überstimulation des Immunsystems mit über der Norm liegenden Zellzahlen und -aktivitäten zur Freisetzung von Zytokinen und Wachstumsfaktoren führt. Dies könnte im Extremfall auch Tumorzellen zum Wachstum anregen, was unbedingt zu vermeiden wäre.

Neben dem therapeutischen Vorteil für den Patienten entstehen den Krankenkassen wesentlich weniger Kosten, da nicht notwendige Therapien eingespart werden. Alle Untersuchungen sollten nur durchgeführt werden, wenn auch ein Grund dafür gegeben ist, so z. B. bei:
- Krebserkrankung
- Krebstherapie
- Infektionsanfälligkeit.

Eine Basis-Immunstatusbestimmung ist zum Beispiel dann sinnvoll, wenn
- der Verdacht auf eine Abwehrschwäche besteht, zum Beispiel nach einer Chemo- oder Strahlentherapie, oder
- der Verlauf einer komplementären Immuntherapie kontrolliert werden soll.

Wie funktioniert die Immundiagnostik?

Eine sinnvolle Immundiagnostik (Blutbild, Differenzialblutbild, Immunstatus) kann aus dem Blut von Patienten erfolgen und sollte immer bedarfsangepasst sein.

Kosten? Die Kosten für die in den nachfolgenden Tabellen skizzierte Immunstatusbestimmung belaufen sich auf ca. 90 Euro (gemäß BMÄ/E-GO für Kassenpatienten).

Wann? Eine Immunstatusbestimmung während oder unmittelbar nach einer Chemo- oder Strahlentherapie besitzt nur geringe oder gar keine Aussagekraft.

Deshalb sollten nach einer solchen Behandlung 8–12 Wochen vergangen sein, bevor eine Immunstatusbestimmung durchgeführt wird.

Wie oft? Wiederholte Immunstatusbestimmungen (alle 6–9 Monate) sind nur bei einer andauernden Abwehrschwäche (Immunsuppression) erforderlich. Wenn Anzahl und Aktivität der Immunzellen normal sind, muss die Immunstatusbestimmung nicht wiederholt werden, sofern keine Behandlung erfolgt, welche die Abwehr schwächen kann.

Was sollte bestimmt werden? Zu einer sinnvollen Immundiagnostik gehören das Basisprogramm mit Blutbild und Differenzialblutbild sowie die

Das Basisprogramm der Immunstatusbestimmung enthält das sogenannte Blutbild

Zellart	Abkürzung	Hauptfunktionen
Leukozyten (weiße Blutzellen)	Leuko	körpereigene Abwehr, u. a. von Tumorzellen, Bakterien, Viren
Thrombozyten (Blutplättchen)	Thrombo	Blutgerinnung, Wundverschluss
Erythrozyten (rote Blutzellen)	Ery	Sauerstoff-/Kohlendioxidtransport
Hämoglobin (roter Blutfarbstoff)	Hb	Sauerstoff-/Kohlendioxidbindung
Hämatokrit (% Anteil Erythrozyten am Gesamtblut)	HKT	

Die weißen Blutzellen (Leukozyten) setzen sich aus verschiedene Untergruppen an Zellen zusammen, die im Differenzialblutbild bestimmt werden

Leukozytenart	Aufgaben im Abwehrsystem
Granulozyten	Abwehr von Bakterien
Monozyten (Fresszellen)	Abwehr von Tumorzellen, Bakterien, Viren
Lymphozyten	siehe folgende Tabelle

Untergruppen und Aufgaben der Lymphozyten

Lymphozyten-Untergruppe	Aufgaben im Abwehrsystem
B-Lymphozyten	Produktion von Antikörpern
T-Helferzellen	Aktivierung von Immunfunktionen, Produktion von Zytokinen
T-Suppressorzellen	Hemmung von Immunfunktionen, Produktion von Zytokinen
zytotoxische T-Zellen	spezifische Abtötung von Tumorzellen und virusinfizierten Zellen
natürliche Killerzellen (NK)	unspezifische Abtötung von Tumorzellen und virusinfizierten Zellen
Interleukin-2-Rezeptor auf Lymphozyten	Aktivitätsmarker

Bestimmung therapierelevanter Zellen (Lymphozyten bzw. lymphatische Zellen) im Immunstatus (siehe Tabelle auf Seite 33).

Der Nachweis einer Abwehrschwäche kann klinisch erfolgen – beispielsweise durch Symptome, die auftreten, weil zu wenige Abwehrzellen im Blut sind. Dann kann es z. B. zu einer Häufung schwerer, antibiotikapflichtiger Infektionen kommen. Zudem können die oben genannten Laboruntersuchungen zur Klärung herangezogen werden.

Welche Blutwerte sind normal?
Die folgenden Tabellen beinhalten die normalen Werte der gemessenen Abwehrzellen. Liegen Ihre Werte darunter, wird Ihr Arzt mit Ihnen mögliche Maßnahmen besprechen.

Falls sich Ihre Zellzahlen und -aktivitäten im Normalbereich befinden, sollte Ihr Immunsystem nicht zusätzlich stimuliert werden. Durch Freisetzung von Zytokinen und Wachstumsfaktoren durch die Immunzellen könnten nämlich auch Tumorzellen zum Wachstum angeregt werden.

Wie sinnvoll ist eine erweiterte Immundiagnostik?
Auch wenn allgemein Einigkeit darüber herrscht, dass auch neuere Diagnoseverfahren (wie z. B. die Immunstatusbestimmungen) sich einer wissenschaftlichen Testung unterziehen sollten, ist für

manche der Lockruf des Geldes so laut, dass auf die langwierige Austestung der Verfahren kurzerhand verzichtet wird. So sind im Gefolge des »Human Genome Project« (Entschlüsselung des menschlichen Genoms) und des molekularbiologischen Fortschritts auch in Deutschland vermehrt Laboratorien etabliert worden, die eine Vielzahl von Untersuchungen anbieten, die derzeit klinisch nicht verwertbar sind, weil sie noch gar nicht hinreichend untersucht wurden und ihre Bedeutung noch völlig unklar ist. Dabei nutzen die Anbieter Ängste und Hoffnungen von Krebspatienten und deren Behandlern aus, indem wissenschaftlich hochrangige Diagnosekonzepte bereits für viel Geld angeboten werden, obwohl sie sich international noch in der Testphase befinden.

Trotzdem bieten »Immunologische Laboratorien« erweiterte Immunstatusbestimmungen an – also Untersuchungen, die über den normalen Immunstatus hinausgehen. Die äußerst kostspieligen Untersuchungen (500–2000 Euro) müssen als sogenannte individuelle Gesundheitsleistungen (IGeL) von den Patienten privat gezahlt werden, da die Krankenkassen die Kosten in der Regel nicht übernehmen.

Es muss insbesondere gefragt werden, wofür die Bestimmung der Zahl und Aktivität von derzeit nicht hinreichend erforschten Abwehrzellen gut sein könnte? Darüber gibt es bislang kaum For-

Diagnoseverfahren, auf die Sie verzichten sollten

Wissenschaftlich nicht abgesicherte Diagnoseverfahren sind u. a.:
- Funktionstests der Immunzellen oder
- die Messung der anteilsmäßigen Zusammensetzung von Immunzellen, deren Bedeutung bislang nicht erwiesen ist.

Diese Diagnoseverfahren sollten nicht angewendet werden, weil:
- keine relevanten (eventuell sogar falsche) Schlussfolgerungen möglich sind,
- sich keine abgesicherten therapeutischen Aspekte ergeben und
- sie den Patienten nur Geld kosten (und ihm keinen Nutzen bringen).

schungen und schon gar keine Beweise. Trotzdem werden in einem »erweiterten Immunstatus« bis zu 50 Untergruppen von Abwehrzellen analysiert und wissenschaftlich fraglich oder falsch kommentiert. Die Bedeutung dieser Zellen für die Krebserkrankung ist jedoch völlig unklar.

Solche Untersuchungen könnten in Zukunft bei wissenschaftlicher Erforschung eventuell wichtige Einblicke in die komplexen Zusammenhänge von Abwehrfunktionen und Krebserkrankung ermög-

Therapierelevante differenzierte Immunstatusbestimmung bei Patienten während einer Krebserkrankung bzw. -behandlung

Erkennungsmoleküle*	Zellarten	Normbereich im Blut
	Leukozyten	3500–10000/µl
	Monozyten	300–600/µl
	Granulozyten	1400–6500/µl
	Lymphozyten	900–3400/µl
CD-3+	T-Lymphozyten	800–2000/µl
CD-3+/CD-4+	Helfer-/Induktor-T-Lymphozyten	350–1100/µl
CD-3+/CD-8+	Suppressor-/zytotoxische T-Lymphozyten	200–900/µl
CD-3+/CD-16+/CD-56+	zytotoxische (zellabtötende) T-Lymphozyten	40–400/µl
CD-3-/CD-16+/CD-56+	natürliche Killerzellen (NK-Zellen)	180–400/µl
CD-19+	B-Lymphozyten	80–600/µl
Zellaktivität (T-Zell-Aktivierungsmarker)		
CD-25+	Interleukin-2 Rezeptor	180–410/µl

* Mithilfe der Erkennungsmoleküle (CD = Cluster of differentiation) werden die genannten Zellen erkannt und gemessen (d. h. die Konzentration im Blut bestimmt).

lichen (einschließlich Rezidivierung und Metastasierung). Wenn es jedoch darum geht, die Therapie zu planen und zu verbessern, bedeuten diese Untersuchungen überhaupt nichts und müssen demnach für den Patientenbereich außerhalb von experimentellen klinischen Studien strikt abgelehnt werden.

Aus wissenschaftlicher Sicht ist es wichtig, den Immunstatus bei Bedarf zu bestimmen. Dabei sollten aber ausschließlich Werte erhoben werden, deren Bedeutung innerhalb des Krankheitsgeschehens bewiesen ist. So genannte »erweiterte Immunstatusbestimmungen«, deren Bedeutung unklar ist, sollten strikt abgelehnt werden.

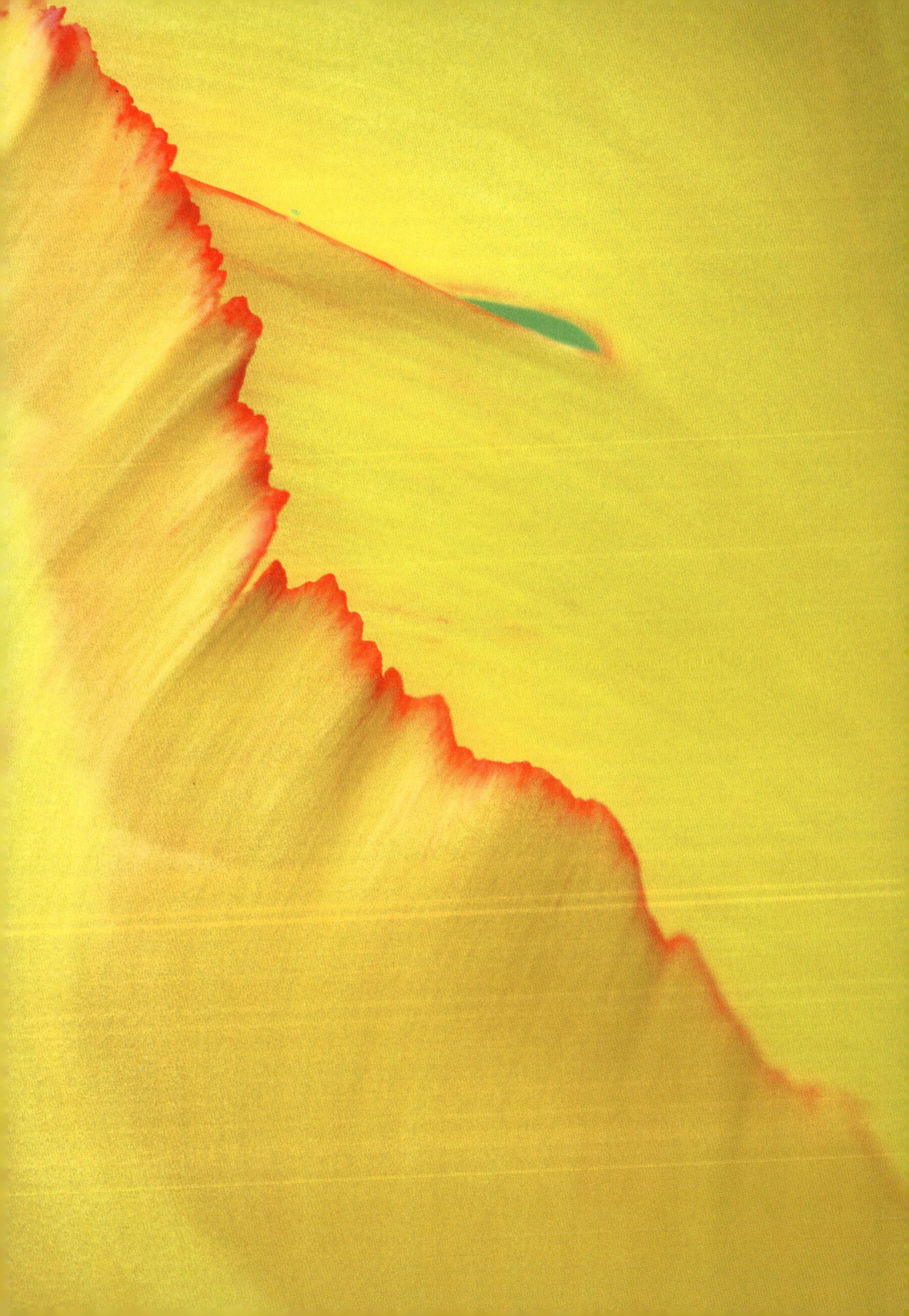

Empfehlenswerte Therapien

Mit welchen weiterführenden Methoden können Sie Ihre Heilung unterstützen? Sie finden hier Tipps, um diese Methoden optimal anzuwenden.

Ernährung

Die Ernährung ist eine Säule der Krebstherapie, da ein guter Ernährungszustand oftmals eine optimale Therapie erst möglich macht und die Abwehrkräfte unterstützt.

Ernährungstherapie bei Krebs

Essen und Trinken sind Grundbedürfnisse eines jeden Menschen und ein wichtiger Baustein für Gesundheit und Leistungsfähigkeit. Aber nicht nur das. Essen und Trinken haben auch ganz viel mit Lebensqualität, Genuss und Wohlbefinden zu tun.

Die Bereitschaft, die Ernährungsweise umzustellen, ist nach einer Krebsdiagnose besonders groß. Häufig wird die Frage gestellt: »Was kann ich selbst tun beim Kampf gegen den Krebs?« Die Ernährung bietet hier eine gute Möglichkeit, selbst einen Beitrag zu leisten, wobei an dieser Stelle betont werden muss, dass es keine »Krebsdiät« gibt, die in der Lage ist, eine Tumorerkrankung zu heilen. Mangelernährung und Gewichtsabnahme sollten Krebspatienten versuchen zu vermeiden.

Die Aussagen, die viele Ratsuchende zu hören bekommen, nämlich: »Achten Sie auf eine gesunde Ernährung!« oder »Essen Sie einfach weiter wie bisher!«, sind zwar nicht ganz falsch, aber leider auch nicht besonders hilfreich! Eine individuelle Ernährungsberatung ist – vor allem wenn Ernährungsprobleme vorliegen – immer ratsam. Trotzdem spielt die Ernährung bei einer Tumorerkrankung eine wichtige Rolle, denn eine geeignete Therapie kann umso effektiver durchgeführt werden, je besser der Ernährungszustand ist. Zugleich gibt es keine Phase der Erkrankung, in der eine individuell abgestimmte Ernährung nicht auch dazu beitragen könnte, das Wohlbefinden zu verbessern und die Lebensqualität zu erhöhen.

Der Begriff »Krebs« umfasst eine Vielzahl unterschiedlicher Erkrankungen – je nachdem, welches Organ betroffen ist. Entsprechend unterschiedlich sind auch die Beschwerden, die Therapie und die Ernährungsprobleme. Deshalb gibt es, auch wenn die Grundlagen identisch sind, nicht *die* Ernährungsempfehlung für den Tumorpatienten, sondern es muss immer eine individuelle Anpassung erfolgen. So kann es z. B. nach einer Magenoperation sein, dass sich der eine Patient nach dem Essen direkt hinlegen soll, um ein sogenanntes »Dumping-Syndrom« (Seite 46) zu vermeiden, während ein anderer Patient sich nach dem Essen nicht hinlegen soll, um einen Rückfluss des Speisebreis in die Speiseröhre zu vermeiden.

Mangelernährung – wie kommt es dazu?

Oftmals ist ein ungewollter Gewichtsverlust ein erstes Anzeichen für eine bereits bestehende Krebserkrankung, da sich der Stoffwechsel aufgrund der Erkrankung verändert. Durch medizinische Therapiemaßnahmen (Operation, Chemo- oder Strahlentherapie) wird die Gewichtsabnahme häufig noch verstärkt.

Leider ist es so, dass die sogenannte Tumorkachexie (schwere Form der Unterernährung mit Gewichtsverlust und oft schnellem Abbau der Muskelmasse) ein vielschichtiger Prozess ist, dessen Ursachen letztendlich noch nicht vollständig geklärt sind. Neben einer oftmals zu geringen Kalorienaufnahme kommt es durch den Tumor zu Veränderungen im Stoffwechsel. Während bei gesunden Menschen vorzugsweise Fett im Hungerzustand verbrannt wird, ist es bei Krebspatienten so, dass Fett und Eiweiß gleichmäßig abgebaut werden. Der »Proteinspareffekt« unterbleibt somit und es kommt rasch zum Verlust von Muskelmasse. Vor allem der Substanzverlust führt zu einer Einschränkung des

Mögliche Gründe für eine Mangelernährung

- Veränderungen im Stoffwechsel
- Appetitlosigkeit
- Übelkeit und Erbrechen
- Nahrungsmittelaversionen und -unverträglichkeiten
- Mundtrockenheit
- Probleme beim Kauen oder Schlucken
- verändertes Geschmacks- und Geruchsempfinden
- Müdigkeitssyndrom (Fatigue)
- Schmerzen
- Depressionen
- »Alternative Krebsdiäten« mit stark eingeschränkter Lebensmittelauswahl

Wohlbefindens und schwächt den Körper so, dass selbst alltägliche Tätigkeiten erschwert werden. Gewichtsverlust ist daher ein ernsthaftes Problem.

Eine frühzeitig begleitende Ernährungstherapie ist eine wichtige Stütze einer ganzheitlichen Behandlung von Krebspatienten. Bereits wenn Gewicht verloren geht, sollte eine Erhebung des Ernährungszustands erfolgen und gegebenenfalls eine Therapie eingeleitet werden, auch wenn das Gewicht noch ganz normal zu sein scheint. Vor allem wenn das Körpergewicht vor der Erkrankung oberhalb des Normbereichs lag, wird eine beginnende Mangelernährung oftmals nicht erkannt. Je eher eine Ernährungstherapie eingeleitet wird, desto einfacher ist es, Körpersubstanz wiederaufzubauen.

Ziele der Ernährungstherapie

Wichtigstes Ziel der Ernährungstherapie ist es, einer Mangelernährung vorzubeugen bzw. sie zu mindern, da ein schlechter Ernährungszustand
- das Immunsystem schwächt,
- die Wundheilung verschlechtert,
- die Infektanfälligkeit erhöht,
- Müdigkeit und Erschöpfung hervorruft und
- das Wohlbefinden einschränkt.

Auch Therapien wie Chemo- oder Strahlentherapie werden in der Regel besser vertragen, wenn der Körper optimal mit Nährstoffen versorgt ist. Gleichzeitig lassen sich Nebenwirkungen der Therapien gezielt lindern und das Wohlbefinden steigern.

Da das Ziel also eher »Gewichtszunahme« ist und nicht – wie sonst meist, wenn von »gesunder Ernährung« gesprochen wird – »Gewichtsabnahme«, unterscheiden sich die Ernährungsempfehlungen für Krebspatienten auch von denen zur allgemein »gesunden Ernährung«, die der Krankheitsvorbeugung dienen. Wenn bereits ein deutlicher Gewichtsverlust bzw. eine Mangelernährung vorliegen, greifen Sie ruhig zu kalorien- und fettreichen Lebensmitteln, die Sie sonst eher ablehnen würden. Sahnige Milchshakes oder Malzbier können jetzt besser sein als Kräutertees, Kuchen oder Pralinen sind besser als Obst zum Nachtisch und das Gemüse darf gerne mit Butter verfeinert werden.

Allerdings steht die Verträglichkeit im Vordergrund. Führt eine fettreiche Ernährung bei Ihnen z. B. zu Durchfällen, so wird es trotz der erhöhten Energieaufnahme nicht zu einer Gewichtszunahme kommen! Suchen Sie sich also die für Sie am besten geeigneten Lebensmittel und stellen Sie sich Ihren individuellen Ernährungsplan zusammen.

Die Nährstoffe – ein kurzer Überblick

Grundsätzlich gilt, vor allem wenn das Gewicht nach unten geht und der Appetit schlecht ist: Was schmeckt und gut bekommt, ist (im Moment) auch gesund! Was nützen die vermeintlich gesunden Lebensmittel, wenn Sie diese nicht essen wollen oder können! Und wer eine große Salatschüssel bezwingt, hat zwar vielleicht viele Vitamine, aber leider nur wenig Kalorien zu sich genommen.

Fett – wertvolle Kalorien

Für die meisten Menschen ist »Fett« der Inbegriff ungesunder Ernährung. Deshalb liegt es scheinbar nahe, dass man vor allem auf Fett verzichtet, wenn man krank wird. Im Falle einer Krebserkrankung ist es aber so, dass Sie sich eher fettreicher ernähren sollten. Denn Fette können von den Körperzellen besonders gut verstoffwechselt werden, während die Tumorzellen kaum Energie daraus gewinnen können. Und gleichzeitig liefert Fett viele Kalorien pro Gramm Lebensmittel. Das bedeutet, dass Sie ruhig den Fettanteil in Ihrem Speiseplan anheben dürfen, vor allem wenn Sie bereits an Gewicht verloren haben.

Butter und Sahne sind gut geeignet, um Ihr Essen zu verfeinern. Also z. B. bei Milchprodukten nicht die fettarmen Produkte wählen, sondern die sahnigen (Vollfett oder Doppelrahm). Geben Sie zu Cremesuppen Sahne zu und schwenken Sie Nudeln, Kartoffeln und Reis nach dem Kochen in Butter. Gleiches gilt für Gemüse. Bei Salaten können Sie großzügig pflanzliche Öle wie z. B. Rapsöl, Walnussöl, Olivenöl oder Weizenkeimöl verwenden. Diese Öle haben eine günstige Fettsäurezusammensetzung. Wenn Sie mögen, können Sie für die kalte Küche auch Leinöl verwenden, da dieses wertvolle Omega-3-Fettsäuren enthält.

Wichtig: Omega-3-Fettsäuren
Es gibt zahlreiche wissenschaftliche Studien, die belegen, dass sich Omega-3-Fettsäuren positiv auf die Gewichtsentwicklung bei Krebspatienten auswirken, da sie dem Abbau von Muskelprotein entgegenwirken und den Fettabbau verlangsamen. Dieser Effekt zeigt sich auch noch, wenn bereits eine Mangelernährung vorliegt oder der Gewichtsverlust voranschreitet.

Besondere Bedeutung kommt dabei den beiden Omega-3-Fettsäuren Eicosapentaensäure (EPA) und Docosahexaensäure (DHA) zu, die natürlicherweise in Fischölen vorkommen. So zeigte sich z. B. in einer Untersuchung, in der die Patienten regelmäßig eine Trinknahrung bekamen, die mit Fischöl angereichert war, dass es zu einem Anstieg des Körpergewichts, einer Zunahme der Muskelmasse und einer Verbesserung des Allgemeinzustands kam.

Fischöl kommt vor allem in fettem Seefisch (Makrele, Lachs, Hering) vor. Fisch sollte also häufiger verzehrt werden. Außerdem gibt es spezielle Trinknahrung (»Astronautenkost«), die mit Fischöl angereichert ist.

Gehalt der Omega-3-Fettsäuren EPA und DHA in Fisch

Fischart	Fettgehalt	EPA (g/100 g Fisch)	DHA (g/100 g Fisch)
Hering	17,8	2,04	0,68
Thunfisch	15,5	1,08	2,29
Lachs	13,6	0,71	2,15
Makrele	11,9	0,63	1,12
Forelle	2,7	0,15	0,44
Seezunge	1,4	0,03	0,16
Kabeljau	0,6	0,06	0,12

MCT-Fette – wenn die Verdauung gestört ist

Manchmal führt ein erhöhter Fettanteil im Essen auch zu Unverträglichkeiten wie z. B. Durchfällen, weil die Verdauungsleistung durch die Erkrankung oder auch durch die Therapie eingeschränkt ist. Dann kann es hilfreich sein, sogenannte MCT-Fette zu verwenden, die sehr leicht verdaulich sind. Die Abkürzung steht für (engl.) Middle Chain Triglycerids (mittelkettige Fettsäuren) und gibt Auskunft über die chemische Struktur. Aufgrund der speziellen Struktur können diese MCT-Fette leicht vom Darm aufgenommen werden und sind oft auch dann gut verträglich, wenn andere Fette Probleme bereiten.

Allerdings sollte die Umstellung langsam und schrittweise erfolgen, da es sonst zu Völlegefühl, Blähungen oder Durchfällen kommen kann. Zu Beginn sollten Sie maximal 20 Gramm MCT-Fett pro Tag verzehren. Die Menge kann dann bei Bedarf um jeweils 10 Gramm auf insgesamt 50–60 Gramm pro Tag gesteigert werden.

Eiweiß – wichtigster Baustoff im Körper

Auch auf eine besonders gute Eiweißversorgung sollten Sie jetzt achten. Denn Eiweiß unterstützt die Funktionsfähigkeit des Immunsystems, die Wundheilung und es wirkt auch – indirekt – als Radikalfänger, indem es die Wirkung des körpereigenen Schutzsystems gegen freie Radikale stärkt.

Bei einer guten Versorgung kommt es nicht nur auf die Menge an, die Sie zu sich nehmen, sondern auch auf die Qualität. Je weniger Nahrungseiweiß notwendig ist, um 1g Körpersubstanz

aufzubauen, desto hochwertiger ist es. Experten sprechen dann von einer hohen biologischen Wertigkeit. Grundsätzlich ist tierisches Eiweiß aus Fleisch, Milch und Fisch hochwertiger als pflanzliches aus Kartoffeln und Getreide. Trotzdem erreichen Sie die höchste biologische Wertigkeit, wenn Sie beides kombinieren. Besonders günstig sind:
- Kartoffeln mit Ei: z. B. Kartoffeln mit Rührei, Kartoffelpuffer, Kartoffelauflauf, Kartoffelsalat mit Ei.
- Kartoffeln mit Milchprodukt: z. B. Kartoffeln mit Quark, Kartoffelpüree mit Milch, Kartoffelauflauf mit Käse.
- Getreide mit Milchprodukten: z. B. Müsli mit Joghurt, Vollkornbrot mit Käse oder Quark, Milchreis, Grießbrei.
- Getreide mit Ei: z. B. Pfannkuchen, Nudelauflauf, Grießnockerl, Spätzle.
- Hülsenfrüchte und Getreide: z. B. Erbseneintopf mit Vollkornbrot, Bohnensalat mit Mais, Nudeln mit Erbsen-Tomaten-Soße.

Mit diesen Kombinationen können Sie auch dann eine gute Eiweißversorgung erreichen, wenn Sie Fleisch oder Fisch ablehnen. Wenn Sie allerdings auch auf Milch und Milchprodukte oder Eier verzichten möchten, sollten Sie eine qualifizierte Ernährungsberatung aufsuchen, damit eine ausreichende Eiweißversorgung gewährleistet ist. Eine rein vegane Ernährung (kein Fleisch oder Fisch, keine Milch- oder Milchprodukte und Eier) ist für Krebspatienten ungeeignet und abzulehnen. »Krebsdiäten«, die eine eiweißarme Ernährung propagieren, sind ebenfalls abzulehnen.

> **Quellen von MCT-Fetten**
>
> MCT-Fette sind in Form von Margarine, Öl, Brotaufstrichen und vielen weiteren Produkten in Reformhäusern erhältlich. Da sie hitzeempfindlich sind, sollten sie nicht hoch erhitzt und erst nach der Zubereitung dem Essen zugegeben werden. Außerdem gibt es eine spezielle Trinknahrung, die mit MCT-Fetten angereichert ist und als Zwischenmahlzeit helfen kann, das Gewicht zu halten.

Kohlenhydrate

Oftmals liest man in Ratgebern für Krebspatienten, dass Zucker das Krebswachstum fördert oder sogar an einer Krebserkrankung schuld ist. Deshalb müsse man sich zuckerfrei ernähren. Dies ist so nicht richtig! Es ist zwar tatsächlich so, dass sich die Krebszellen vor allem von Kohlenhydraten »ernähren«, sie tun das aber auch, wenn man gar keinen Zucker isst. Denn selbst wenn man in seiner Ernährung ganz auf Kohlenhydrate verzichten würde, dann würde der Körper andere Nährstoffe in Zucker umwandeln. Es ist also gar nicht möglich, einen Tumor durch Zuckerverzicht »auszuhungern«.

Trotzdem sollten Sie, vor allem wenn das Gewicht nach unten geht, einen Teil der Kohlenhydrate durch Fett ersetzen, denn Fett enthält mehr Kalorien. Den präventiven Ernährungsempfehlungen »fettarm und kohlenhydratangepasst« können Sie wieder folgen, wenn Sie nach Abschluss der Therapie einer erneuten Erkrankung vorbeugen möchten.

Beurteilung: Ernährungstherapie

Eine gesunde, ausgewogene Ernährung spielt in der Vorbeugung von Krebserkrankungen (demzufolge auch in der Nachsorge) eine wichtige Rolle. Es gibt wissenschaftlich fundierte Hinweise darauf, dass ca. 30–50 Prozent aller Krebserkrankungen mit der Ernährung zusammenhängen. Demzufolge kann eine ungünstige Ernährung mit zu hoher Aufnahme von Eiweiß, Fett, Zucker (häufig verbunden mit Übergewicht), Alkohol sowie Schadstoffen (u. a. Nitrate, Acrylamide, Gifte von Bakterien und Pilzen) krebsfördernd wirken, während eine optimale Aufnahme von Ballaststoffen, Vitaminen und Spurenelementen sowie sekundären Pflanzenstoffen krebshemmend wirken kann.

Es gibt keine »Krebsdiät«, die die Standardtherapie ersetzen könnte
Neben den ernährungswissenschaftlich begründeten Empfehlungen gibt es auf dem Markt auch zahlreiche sogenannte spezielle »Krebsdiäten«, die meist einen Heilerfolg der Krebserkrankung versprechen. Jedoch wurde für keine dieser Diäten eine wissenschaftlich akzeptable vorbeugende oder therapeutische Wirkung bewiesen. Einige Außenseiterdiäten sind nicht nur wirkungslos, sondern sogar gesundheitsschädlich. Andere sind zwar unbedenklich, aber wegen unhaltbarer Versprechungen strikt abzulehnen. Viele Diäten beeinträchtigen wegen der Verbote und der stark eingeschränkten Lebensmittelempfehlungen überdies die Lebensqualität der Betroffenen.

Mangelernährung bekämpfen
Mangelernährung ist bei Krebspatienten weit verbreitet. Schon bei der Diagnose ist etwa die Hälfte aller Erkrankten davon betroffen. Ziel einer Ernährungstherapie ist es deshalb, den Ernährungszustand zu verbessern und Mangelzustände auszugleichen. Denn ein guter Ernährungszustand verbessert den Kräftezustand, die körperliche Abwehr sowie das Wohlbefinden (Lebensqualität) der Betroffenen. Auch während der Behandlung von Krebserkrankungen spielte er eine entscheidende Rolle, z. B. für das Ansprechen und die Verträglichkeit von Therapiemaßnahmen.

Leider leiden viele Patienten während der Chemo- und Strahlentherapie unter einer ausgeprägten Appetitlosigkeit. Sie kann durch bestimmte Verhaltensweisen gelindert werden. Dazu zählen z. B. das Essen mehrerer kleiner Mahlzeiten, das Vermeiden starker Essensgerüche, das appetitliche Anrichten der Speisen, die Steigerung der körperlichen Bewegung sowie das gemeinsame Essen mit der Familie.

Fazit

Die Ernährung spielt sowohl bei der Krebsvorbeugung als auch während der Krebstherapie und auch danach eine wichtige Rolle. Hier können Sie durch die beschriebenen Maßnahmen viel für sich tun. Verzichten Sie dabei aber unbedingt auf »spezielle Krebsdiäten«.

»Künstliche Ernährung« bei Versorgungsproblemen

Trotz aller Bemühungen kann es während einer Tumortherapie schon passieren, dass es mit einer ausreichenden Kalorienzufuhr über normale Lebensmittel nicht klappt. Wenn dann das Gewicht sinkt, kann Essen zum Stressfaktor werden. Vor allem für Angehörige ist es oft schlimm zu erleben, wenn sich der körperliche Zustand verschlechtert. So wird man ständig wohlmeinend dazu aufgefordert, doch wenigstens ausreichend zu essen!

Grundsätzlich gilt: Wenn Sie das Gefühl haben, dass Essen für Sie zum Stress wird oder eine ausreichende Nahrungsaufnahme momentan nicht möglich ist, dann sprechen Sie mit Ihrem Arzt oder einem qualifizierten Ernährungsberater. Es stehen dann die unterschiedlichen Formen einer »künstlichen Ernährung« zur Verfügung. Viele haben Angst, dass der Einsatz einer künstlichen Ernährung gleichzusetzen ist mit einem Fortschreiten der Erkrankung. Dies hat aber nichts miteinander zu tun. Eine Ernährungstherapie ist immer dazu da, den körperlichen Zustand und das Wohlbefinden zu verbessern, und ist keine »letzte Maßnahme«!

Trinknahrung – speziell auf die Situation zugeschnitten

Trinknahrung (von vielen auch als »Astronautenkost« bezeichnet) enthält viele Kalorien, Eiweiß, Fett, Vitamine und Mineralstoffe und hilft, einer Mangelernährung vorzubeugen. Lassen Sie

> **So bekommt Ihnen die Trinknahrung**
>
> Trinken Sie den Inhalt eines Päckchens ganz langsam Schluck für Schluck, da Trinknahrung sehr viel Nährstoffe in einer kleineren Trinkmenge enthält. Also nicht wie einen normalen Becher Kakao in einem Zug trinken, sonst kann es kurzfristig zu Übelkeit kommen. Gut gekühlt schmeckt die Trinknahrung übrigens am besten.

sich von Ihrem Arzt oder einem Ernährungsberater bei der richtigen Auswahl helfen, denn die Produktpalette ist sehr breit und nicht jede Trinknahrung ist für Ihre Situation geeignet. Es stehen viele verschiedene Geschmacksrichtungen zur Verfügung, sodass Abwechslung möglich ist.

Zusätzliche Trinknahrung ist natürlich nur sinnvoll, wenn der Appetit ausreicht, diese auch zu trinken! Wenn Sie das Gefühl haben, dass das normale Essen und die Trinknahrung zusammen nicht genügen, um Ihren Körper ausreichend zu versorgen, bzw. wenn Ihr Körpergewicht weiter sinkt, dann besteht die Möglichkeit, Sie einige Zeit zusätzlich über eine Sonde oder mit Infusionen zu ernähren.

Sondenkost – wenn der Appetit fehlt

Um diese Form der Ernährungstherapie (enterale Ernährungstherapie) zu nutzen, benötigen Sie einen geeigneten Zugang, um die Sondenkost direkt in den Magen bzw. in den Darm zu leiten. Vielleicht war bei Ihrer Operation bereits die Vermutung da, dass Sie einige Zeit nicht ausreichend essen können, sodass ein Zugang (Bauchsonde/PEG) gelegt worden ist. Ansonsten besteht auch immer die Möglichkeit, dies ambulant sehr einfach nachzuholen. Kurzzeitig kann auch die einfache, aber nicht so komfortable Form der Nasensonde gewählt werden. Bei längerer Nutzung ist aber eine Bauchsonde sehr viel angenehmer.

Als Nahrung werden bei der enteralen Ernährung in der Regel industriell hergestellte Formuladiäten verwendet. Diese haben eine exakt definierte Zusammensetzung aus Kohlenhydraten, Eiweiß, Fett, Vitaminen, Mineralstoffen und Spurenelementen. Je nach Ihren Bedürfnissen wird eine passende Nahrung von Ihrem Arzt oder Ihrem Ernährungsberater ausgewählt. Die Versorgung erfolgt zu Hause und ist in der Regel sehr komplikationsarm.

Parenterale Ernährung – der direkte Weg für Nährstoffe

Scheint eine Sondenernährung nicht ausreichend, wird Ihr Arzt Ihnen vielleicht zeitweise eine parenterale Ernährung über die Vene empfehlen. Manchmal ist dieser Weg auch einer Sondennahrung vorzuziehen, vor allem wenn bereits ein geeigneter Zugang (z. B. ein Port für die Chemotherapie) vorhanden ist, ein Sondenzugang aber noch gelegt werden müsste. Auch starke Durchfälle, Erbrechen, Übelkeit oder funktionelle Störungen im Magen-Darm-Trakt können eine Ernährung über die Vene notwendig machen.

Vielen Patienten erscheint diese Form der Ernährung unheimlich und als »letzter Schritt«. Eine parenterale Ernährung ist aber als Stärkung für Ihren Körper gedacht und hat nichts mit einem Fortschreiten der Erkrankung zu tun. Vielmehr ist sie dazu da, dass sich der

Ernährungszustand verbessert, sodass Therapien wieder besser vertragen werden und auch das allgemeine Wohlbefinden gesteigert wird.

Eine Ernährung über die Vene bedeutet auch nicht, dass Sie nicht mehr »normal« essen können. In der Regel wird diese Therapieform in der Nacht durchgeführt, sodass Sie am Tag davon nicht beeinträchtigt sind. Sie können ganz normal das essen, was Ihnen schmeckt, haben aber nicht mehr den Druck, dass Sie essen müssen, wenn der Appetit fehlt.

Parenterale Ernährung ist auch möglich, wenn Sie keinen Portkatheter oder zentralen Venenkatheter haben. Kurzfristig können kleine Mengen über eine Kanüle in der Armvene gegeben werden.

Auch eine parenterale Ernährungstherapie ist ambulant zu Hause durchführbar. Früher war dies mit einem erheblichen Aufwand verbunden. Inzwischen übernehmen aber professionelle Anbieter oder Fachpflegedienste die gesamte Organisation. In der Regel wird Ihr Arzt mit solch einem Anbieter Kontakt aufnehmen, der Ihnen dann das weitere Vorgehen erklärt und Sie zu Hause betreut.

Kostaufbau nach Aussetzen der Ernährung (Nahrungskarenz)

Übelkeit, Erbrechen und andere Beschwerden können manchmal so stark sein, dass auch die besten Tipps nicht helfen. Wenn Sie absolut nichts essen können, zwingen Sie sich nicht dazu. Für kurze Zeit kann der Körper auch mal ohne Nahrung auskommen, allerdings nicht ohne Flüssigkeit. Versuchen Sie also immer, ausreichend zu trinken. Sprechen Sie in dieser Situation auf jeden Fall mit dem Arzt, da es sehr wirksame Medikamente gegen Übelkeit und Erbrechen gibt. Vielleicht wird er Ihnen auch in dieser Phase der Therapie zu einer zeitweiligen künstlichen Ernährung raten. Dann werden Sie ausreichend mit Nährstoffen und Flüssigkeit versorgt, und der Druck ist von Ihnen genommen, essen und trinken zu müssen.

Haben die Beschwerden sich so weit gelegt, dass Sie das Gefühl haben, wieder essen zu können, sollten Sie – in Absprache mit dem Arzt – möglichst schnell wieder damit beginnen. Versuchen Sie es am besten zunächst teelöffelweise mit einer Flüssigkeit und steigern Sie diese ganz langsam. Bei guter Verträglichkeit können Sie dann auf breiige Kost und schließlich wieder auf leichte Vollkost umsteigen. Beginnen Sie aber wirklich langsam, um Übelkeit zu vermeiden, auch wenn der Appetit vielleicht plötzlich sehr groß ist.

Ernährung nach speziellen Eingriffen

Operationen am Magen-Darm-Trakt und spezielle Therapieformen können zu unterschiedlichen Ernährungsproblemen führen. Je nachdem, wo der Tumor sich befindet und wie er behandelt wird, kann die Funktion des betroffenen Organs stark eingeschränkt bzw. bei totaler Entfernung gar nicht mehr vorhanden sein. Spezielle Ernährungsempfehlungen können dann helfen, die Beschwerden möglichst gering zu halten.

Magenoperation

Der Magen hat im Verdauungstrakt die Aufgabe, die aufgenommene Nahrung zu speichern, sie mit Magensaft und Verdauungsenzymen zu vermischen und sie schließlich in kleinen Portionen an den Dünndarm weiterzugeben. Im Magen werden Salzsäure und Enzyme zur Eiweißverdauung und der »Intrinsic Factor« gebildet, der für die Aufnahme von Vitamin B_{12} erforderlich ist.

Wird der Magen durch eine Operation ganz oder teilweise entfernt, kann es zu vielfältigen Störungen im Verdauungsprozess kommen. Die häufigsten Beschwerden sind Appetitlosigkeit, Sodbrennen, Völlegefühl und Druckbeschwerden im Oberbauch.

- Da das Verdauungssystem nur noch kleine Mengen auf einmal verarbeiten kann, ist es ratsam, viele kleine Mahlzeiten (etwa 8–10) über den Tag verteilt zu essen.
- Um die Ausnutzung der Nährstoffe zu verbessern, sollten Sie möglichst langsam essen und besonders gut kauen.
- Trinken Sie auf jeden Fall nur zwischen den Mahlzeiten, da der Appetit sonst noch geringer wird.
- Wenn Sie Milch nicht mehr vertragen, können Sie trotzdem Sauermilchprodukte versuchen, da diese in der Regel besser toleriert werden.
- Ist die Fettverdauung gestört, können die MCT-Fette (mittelkettige Fettsäuren) eventuell Abhilfe schaffen. Eine fettarme Ernährung ist nämlich nicht anzuraten, da Fett reichlich Kalorien bei einer geringen Speisenmenge liefert. Eine breite Auswahl von Produkten, die mit MCT-Fetten hergestellt sind, erhalten Sie in Reformhäusern oder in der Apotheke.

Bei manchen Patienten kann es nach einer Magenoperation zu einem sogenannten Dumping-Syndrom kommen. Damit ist gemeint, dass die fehlende Speicherfunktion des Magens zu einer »sturzähnlichen« Entleerung des Magens in den Darm führt (to dump – auskippen, fallen lassen). In der Folge können Schwindel- und Schwächegefühl, Schweißausbrüche und ein Druckgefühl im Oberbauch direkt nach der Nahrungsaufnahme oder auch ein bis zwei Stunden nach dem Essen entstehen.

Tipps zur Vermeidung des Dumping-Syndroms

- Essen Sie nur kleine Portionen über den Tag verteilt.
- Legen Sie sich direkt nach dem Essen etwas hin.

- Bei starken Beschwerden können Sie auch zeitweise im Liegen essen. Meiden Sie Kohlenhydrate, die sehr schnell aufgenommen werden (»hoher glykämischer Index«), vor allem Zuckerwaren, zuckerhaltige Getränke, Traubenzucker und Honig.
- Die Kohlenhydrate in ballaststofffreichen Lebensmitteln, z. B. Vollkornprodukten, werden sehr viel langsamer und gleichmäßiger aufgenommen. Zur besseren Verträglichkeit sollte das Vollkorn allerdings fein gemahlen sein. Fragen Sie bei Ihrem Bäcker nach Brot, das mit Vollkornmehl gebacken ist.
- Manchmal können auch lösliche Ballaststoffe (z. B. Guar oder Pektin) hilfreich sein. Diese Nahrungszusätze sind geschmacksneutral und können vielen Speisen zugesetzt werden. Fragen Sie Ihren Arzt nach geeigneten Produkten.

Darmoperationen

Darmoperationen können unterschiedliche Ernährungsprobleme mit sich bringen, je nachdem, welcher Teil des Darms und wie viel entfernt worden ist. Meist können noch vorhandene Darmabschnitte die verlorenen ersetzen. Beim Dickdarm, der vorwiegend für die Eindickung und nicht für die Nährstoffaufnahme zuständig ist, reicht beispielsweise etwa ein Drittel aus, um die Aufgaben zu erfüllen.

Ist der verbleibende Darmteil allerdings nur noch sehr kurz (sogenanntes Kurzdarm-Syndrom), kann es schwieriger sein, eine ausreichende Nährstoffversorgung zu erzielen. Manchmal wird eine künstliche Ernährung notwendig, die heute aber auch ohne größere Probleme zu Hause durchführbar ist.

Bei manchen Patienten ist es erforderlich, dass ein künstlicher Darmausgang (Stoma) gelegt wird. In diesem Fall ist es auch Ziel einer Ernährungstherapie, Beschwerden wie Blähungen, Durchfall, Verstopfung und unangenehme Gerüche zu vermeiden. Dies können Sie am besten durch ein Ernährungstagebuch erreichen. Notieren Sie darin, was und wie viel Sie wann essen und wie Ihr Darm darauf reagiert hat. Notieren Sie, wann Sie nach der Mahlzeit Stuhlgang haben und welche Konsistenz der Stuhl hat (flüssig, fest, breiig) und wie er riecht. So können Sie mit der Zeit Lebensmittel ausschließen, die für Sie mit unangenehmen Folgen verbunden sind.

Tipps zur Ernährung für Stomaträger
- Nehmen Sie regelmäßig mehrere kleine Mahlzeiten zu sich.
- Kauen Sie besonders gut und essen Sie langsam, um Blähungen möglichst zu vermeiden.
- Ist der Stuhl zu flüssig, können Weißbrot, Kartoffeln, Schokolade, Sellerie, Rosinen, Heidelbeersaft, Rotwein und trockener Käse stopfend wirken.
- Ist der Stuhl zu fest, wirken rohes Gemüse und Obst, Spinat, Trockenpflaumen, Bier und Kaffee auf milde Weise abführend.

Müdigkeitssyndrom – Fatigue

Eine sehr unangenehme Begleiterscheinung bei Tumorerkrankungen stellt das Müdigkeitssyndrom – Fatigue genannt – dar. Es kann die Lebensqualität deutlich mindern.

Früher in seiner Bedeutung häufig unterschätzt, nicht erkannt und behandelt, wird es heute zunehmend in Medizin und Psychologie als Störungsbild wahrgenommen und therapiert. Der Anteil der Patienten mit Fatigue-Symptomen wird je nach Therapie und Publikation unterschiedlich angegeben. Die Zahlen variieren zwischen 10 und 80 Prozent.

Wie zeigt sich Fatigue?

Das Müdigkeitssyndrom kann sowohl als Spätfolge der medizinisch notwendigen Therapien (Operation mit hohem Blutverlust, Chemotherapie und Strahlentherapie, Antihormontherapie) als auch als Folge der Krebserkrankung (unbewusste/bewusste seelische Auseinandersetzung mit ihr) ausgelöst werden. Es ist zu verstehen als Ausdruck der Anstrengung, die Körper und Seele im Rahmen des Heilungsprozesses leisten. Betroffene fühlen sich scheinbar ohne äußere Ursache abgeschlagen, erschöpft, müde, kraftlos und schnell überanstrengt. Dieser Energieverlust ohne äußerlich erkennbare Ursache kann einen ängstigen, da kein unmittelbarer Zusammenhang zu äußeren, kräftezehrenden Ereignissen herzustellen ist. Die Ausprägung der Symptome kann sehr stark variieren und reicht von leichter Erschöpfung bis zu schweren Beeinträchtigungen.

Fatigue kann einhergehen mit
- einer lähmenden, allgemeinen körperlichen Schwäche,
- verminderter Konzentrationsfähigkeit,
- Störungen des Kurzzeitgedächtnisses,
- vermindertem Interesse an den üblichen Aktivitäten,
- erhöhtem Schlafbedürfnis,
- Schlafstörungen,
- Schwierigkeiten in der Erledigung der täglichen Aufgaben,
- lang anhaltendem Unwohlsein nach körperlichen Anstrengungen.

Was können Sie tun, um die Fatigue-Symptome zu lindern?

Neben der Angst, der Unerklärbarkeit, tauchen häufig Schuldgefühle und Scham auf. Vielen Patienten fällt es schwer, die gefühlten Beschwerden den Behandlern verständlich zu machen. Wir möchten Sie ermutigen, Ihre Beschwerden ernst zu nehmen.

- Wie oben beschrieben haben Betroffene vor allem während der Krebsbehandlung und evtl. auch infolge der Erkrankung selbst weniger Energie zur Verfügung als normalerweise. Versuchen Sie daher, mit Ihren Energiereserven hauszuhalten:
  - Setzen Sie Prioritäten und erledigen am Tag nur wenige, wirklich wichtige Aufgaben. Die anderen Aufgaben sollten Sie delegieren oder unerledigt lassen.
  - Achten Sie auf Ihre Erschöpfungszeichen und schonen Sie sich entsprechend.
  - Legen Sie kurze Pausen (wenn nötig, auch Schlafpausen) ein und unterteilen Sie die zu erledigenden Aufgaben in einzelne Schritte.
- Überlegen Sie, ob Sie Ihren Nachtschlaf noch verbessern können, indem Sie für eine ruhige und entspannte Schlafumgebung sorgen.
- Es kann auch förderlich sein, sich von der Erschöpfung durch angenehme Tätigkeiten abzulenken, beispielsweise durch einen kurzen Spaziergang an der frischen Luft oder durch das Hören schöner Musik.
- Versuchen Sie, ob Sie Ihr Wohlbefinden mit Entspannungsübungen (z. B. progressive Muskelrelaxation oder autogenes Training) verbessern und Ihrer Erschöpfung entgegenwirken können.
- Gegebenenfalls können Ihnen Medikamente zur Unterstützung der Blutbildung, zum Ausgleich des Elektrolythaushalts oder Vitamin-Präparate empfohlen werden.
- Studien haben zudem gezeigt, dass bereits eine moderate sportliche Betätigung schon während der medizinischen Behandlung eine gute Prophylaxe gegen das Müdigkeitssyndrom ist.

- Vorsicht: Folgende Nahrungsmittel können zu »Stoma-Blockaden« führen: zähes, faseriges Fleisch, Pilze, Spargel, Orangenhaut, Traubenschale und -kerne, harte Obstschalen, das Kerngehäuse von Äpfeln und Birnen, Kokosflocken und Gemüsefasern. Vermeiden Sie diese Lebensmittel unbedingt.

Ernährung bei Abwehrschwäche

Unter einer Chemotherapie kann es zu einer Verminderung der Zahl der weißen Blutkörperchen kommen (Leukozytenzahl unter 3500 pro µl Blut). Dadurch besteht in dieser Phase eine erhöhte Infektionsgefahr. Um den Körper vor zusätzlichem Stress durch eine Infektion zu schützen, sollten Sie auf eine keimarme Ernährung achten. Das bedeutet, dass Sie in dieser Zeit frisches Obst, Gemüse und Salat besonders sorgfältig reinigen sollten. Rohe oder halbrohe Lebensmittel, wie Rohmilchprodukte oder Speisen mit rohen Eiern, nicht durchgegartem Fleisch und Schimmelkäse, sollten Sie möglichst vom Speiseplan streichen.

Wird durch die Medikamente die Immunabwehr stark geschwächt (Leukozytenzahl unter 2000/µl Blut), dann muss auf besondere Keimarmut in der Küche geachtet werden. Gekochte Lebensmittel sollten bevorzugt werden, Obst und Gemüse möglichst schälen oder gut unter heißem Wasser mit einer Bürste waschen, auf Rohmilch und Schimmelkäse verzichten.

Haben Sie eine Knochenmarktransplantation erhalten, wird Ihr Immunsystem mit speziellen Medikamenten gezielt unterdrückt, damit Ihr Körper die fremden Zellen akzeptiert. Meist erfolgt nach der Transplantation zunächst eine Phase der künstlichen Ernährung über Infusionen oder über eine Sonde. Wenn der Kostaufbau dann wieder beginnt, ist auf eine besonders gute Lebensmittelhygiene zu achten. Sprechen Sie auf jeden Fall mit Ihrem behandelnden Arzt über die Ernährung. Je nach Dosierung der das Immunsystem unterdrückenden Medikamente wird er eine entsprechende Ernährungstherapie festlegen.

Tipps zum Kostaufbau nach Immunsuppression

- Mehrere kleine Mahlzeiten pro Tag essen.
- Leichte Vollkost essen.
- Milchzucker (Laktose) in Absprache mit dem Arzt einschränken, d. h. vor allem Milch nur in begrenzten Mengen trinken.
- Speisen immer frisch zubereiten, nicht aufwärmen.
- Nur Geschirr verwenden, das sich gut reinigen lässt (kein Holz).
- Vor dem Kochen und dem Essen gründlich die Hände waschen.
- Das Essen nicht lange warm halten (eine lauwarme Temperatur ist günstig

für die rasche Vermehrung von Mikroorganismen).
- Gefrorenes Geflügel und Fisch im Kühlschrank aufbewahren, Auftauflüssigkeit in den Abfluss entsorgen, danach Hände und Arbeitsmittel gründlich reinigen.
- Geöffnete Flaschen und Gläser im Kühlschrank verschlossen lagern und schnell verbrauchen (am selben Tag).
- Bei Einladungen oder im Restaurant nur gekochte Speisen essen.

Ernährung bei Beschwerden

Gefürchtete Nebenwirkungen einer Krebstherapie sind Appetitlosigkeit, Übelkeit, Erbrechen, Durchfälle, Schleimhautentzündungen, Geschmacksveränderungen, Kau- und Schluckbeschwerden oder Mundtrockenheit.

Inzwischen gibt es aber schon gute Möglichkeiten, diese Beschwerden medikamentös zu lindern. Und auch eine gezielte Ernährung kann helfen. Ein gewisser Trost ist vielleicht auch, dass die meisten Nebenwirkungen nur vorübergehend sind, d. h., nach Beendigung der Therapie klingen sie wieder ab. Die tabellarische Auflistung gibt Ihnen Tipps und Empfehlungen, was Sie bei verschiedenen Beschwerden machen können, um diese zu beeinflussen.

Ernährungstipps bei Beschwerden

Bei Appetitlosigkeit:
- Mehrere kleine Mahlzeiten, ruhig alle 2–3 Stunden (auch nachts, wenn Hungergefühle auftreten) essen.
- Kleine Snacks und fertige Gerichte bereithalten, damit bei plötzlichem Appetit nicht erst gekocht werden muss.
- Umgebung, Zeit und Ort der Mahlzeiten variieren; manchmal können Ablenkungen (z. B. Fernsehen, Gesellschaft) helfen.
- Möglichst keine Flüssigkeit vor oder während der Mahlzeit trinken (vorzeitige Sättigung).
- Starke Essensgerüche vermeiden (gut lüften, Abdeckungen erst kurz vor dem Servieren entfernen).
- Nur zwischen den Mahlzeiten trinken.
- Essen appetitlich anrichten (auch passierte Kost).
- Dem Essen Extrakalorien durch Sahne oder Butter zufügen.
- Appetitanregende Getränke trinken (Fruchtsäfte, nach Absprache mit dem Arzt auch Wein oder Bier eine halbe Stunde vor der Mahlzeit).
- Lebensmittel nach Lust und nicht nur nach gesundheitlichen Aspekten aussuchen leichte Bewegungsübungen können den Appetit anregen.

Bei Geschmacksveränderungen:
- Geschmackliche Akzeptanz berücksichtigen (Schwelle für Süß erhöht, für Bitter meist herabgesetzt).
- Übermäßig empfundene Süße oder fader Nachgeschmack (z. B. von Trink-

nahrung) kann durch die Zugabe von Zitronensaft verbessert werden.
- Bei metallischem Geschmack einen Versuch mit Plastikbesteck machen.
- Bei Ablehnung von Fleisch und Wurst diese durch Fisch, Milchprodukte, Eier oder Tofu ersetzen.
- Marinieren von Fleisch mit Fruchtsäften, Wein, milden Salatdressings oder Sojasauce hilft manchmal.
- Gewürzarm kochen und selbst nachwürzen lassen.
- Milde Gewürze wie Oregano, Basilikum oder Rosmarin können hilfreich sein.
- Vor dem Essen den Mund kurz ausspülen.
- Bittere oder »zitronige« Getränke (Bitter Lemon, Tonic Water), Bonbons oder Kaugummi stimulieren den Speichelfluss und helfen gegen schlechten Geschmack.

Bei Übelkeit und Erbrechen
- Starke Essensgerüche vermeiden.
- Langsam essen und trinken.
- Gründlich kauen.
- Viele kleine Mahlzeiten essen.
- Sehr fetthaltige, süße oder blähende Lebensmittel meiden.
- Trockene Nahrungsmittel wie Toast, Knäckebrot oder Kekse essen (diese sind morgens vor dem Aufstehen besonders gut).
- Oberkörper beim Essen hoch lagern.
- Nach dem Essen in aufrechter Haltung sitzen bleiben oder etwas bewegen.
- Lockere Kleidung tragen, die den Bauch nicht einengt.

- Nach dem Essen Zähne putzen oder Pfefferminztee trinken.
- Flüssigkeits- und Elektrolytverluste ausgleichen.
- Vorsicht mit Lieblingsspeisen: Kommt es danach zum Erbrechen, kann dadurch eine Abneigung entstehen.
- Günstig sind kalte Getränke und das Lutschen von Eiswürfeln.
- Nur wenig zum Essen trinken; Flüssigkeit im Magen erzeugt Völlegefühl.
- Manchmal werden z. B. Cola und Salzstangen gut vertragen.
- Nicht in stickigen Räumen essen; starke Gerüche vermeiden.
- Mahlzeiten möglichst appetitlich anrichten.

Bei Kau- und Schluckbeschwerden:
- Kühle Speisen können Schmerzen lindern.
- Krümelige Lebensmittel meiden oder einweichen.
- Gut geeignet sind weiche, milde Lebensmittel (Cremesuppen, Joghurt).
- Dickflüssige oder pürierte Kost bevorzugen.
- Butter oder Sahne im Essen erleichtert das Schlucken.
- Bittere, sehr salzige und scharf gewürzte Lebensmittel meiden.
- Stark säurehaltiges Obst oder Gemüse, wie Johannisbeeren, Orangen, Grapefruit, Obstsäfte, Tomaten meiden.
- Kohlensäurehaltige Getränke meiden.
- Bei Bedarf flüssige Speisen andicken (spezielle Produkte erhalten Sie in der Apotheke).

Bei Schleimhautentzündungen:
- Stark säurehaltige Lebensmittel wie Ananas, Zitrusfrüchte, Johannisbeeren, Himbeeren, Sauerkirschen, Rhabarber, Tomaten, Frucht- und Gemüsesäfte und Früchtetee meiden.
- Stark Gewürztes oder Gesalzenes kann brennen.
- Babynahrung (Gläschenkost) ist zu empfehlen – sie ist meist säure- und salzarm und püriert oder sehr weich.
- Bei starken Beschwerden kann eine spezielle Trinknahrung sinnvoll sein.
- Kühle Getränke oder Eiswürfel können Schmerzen lindern.
- Morgens und abends mit Mundwasser, Tee (z. B. Salbeitee) oder mit einer Kochsalzlösung spülen.
- Weiche Zahnbürste oder Wattestäbchen zur Mundhygiene verwenden.

Bei Mundtrockenheit:
- Wasserhaltige Lebensmittel bevorzugen (Obst, Suppen, Milchprodukte).
- Keine trockenen oder krümeligen Lebensmittel (Salzstangen, Zwieback, Cracker) essen.
- Häufig kleine Schlucke trinken
- Pfefferminz- und Zitronentee regen den Speichelfluss an.
- Saure Bonbons oder Zitrusfrüchte (nicht bei Schleimhautentzündungen) lutschen.
- Kaugummi kauen zur Anregung des Speichelflusses.
- Besonders auf gute Mundhygiene achten; den Mund nach jeder Mahlzeit ausspülen, um Speisereste zu entfernen.

- Zahnbürsten mit weichen Borsten schützen vor Verletzungen.
- Morgens und abends den Mund mit Mundwasser, Tee oder einer Kochsalzlösung spülen.

Bei Durchfall:
- Reichlich Flüssigkeit trinken (2,5 bis 3 Liter).
- Mehrere kleine Mahlzeiten essen.
- Fette und blähende Kost meiden.
- Pektinreiches Obst essen (Apfel, Banane, Möhre) und gut kauen.
- Gut geeignet sind ballaststoffarme Lebensmittel wie Reis- und Haferschleim, Weißmehlprodukte und Kartoffelbrei.
- Als Getränke sind schwarzer Tee (5 Minuten gezogen), schwach gesüßter Fencheltee oder klare Brühe geeignet.
- Sportgetränke sind meist reich an Elektrolyten (helfen beim Ausgleich der Mineralstoffverluste).
- Salzbrezeln oder Bouillon gegen den Kochsalzverlust essen.
- Säfte meiden; Ausnahme: Heidelbeersaft (wirkt stopfend).
- Kaliumreiche Lebensmittel (Bananen, Kartoffeln, Aprikosen, gekochte Karotten) essen.
- Sauermilchprodukte wie Joghurt, Dickmilch oder Kefir statt frischer Milch verzehren.
- Bei Unverträglichkeit gegen Milchzucker evtl. auf Sojamilch oder laktosefreie Milch zurückgreifen.
- Alkohol, Kaffee und kohlensäurereiche Getränke meiden.

- Wo es passt, Muskatnuss zufügen; sie beruhigt den Darm.

Bei Verstopfung:
- Viel trinken (1,5–2 Liter); geeignet sind kohlensäurearmes Mineralwasser, verdünnte Fruchtsäfte, Kräuter- und Früchtetees.
- Schwarzen Tee und Kakao meiden.
- Kaffee kann die Verdauung fördern.
- Nach Verträglichkeit ballaststoffreiche Lebensmittel bevorzugen.
- Bei isolierten Ballaststoffen (Kleie, Leinsamen) unbedingt auf ausreichende Flüssigkeitszufuhr achten (pro Esslöffel 2 Gläser Wasser).
- Körperliche Bewegung
- Vorsichtige Bauchmassagen
- Bei Stuhldrang den Gang zur Toilette auf keinen Fall verschieben.
- In Ruhe und regelmäßig essen; Hektik fördert die Verstopfung.
- Abführmittel nur in Absprache mit dem Arzt (können z. B. während einer Schmerztherapie notwendig sein).

Sport und Sauna

Sport stärkt nicht nur das Immunsystem, sondern sorgt auch dafür, dass eine Vielzahl von Erkrankungen positiv beeinflusst wird oder aber gar nicht erst entsteht.

Hierzu gehören etwa hoher Blutdruck, Fettstoffwechselstörungen, Diabetes und Übergewicht. Besonders positiv wirkt sich dabei Sport in Form von moderatem Ausdauertraining aus. Dieser wirkt zum einen über die Psyche durch Spaß, Steigerung des Selbstwertgefühls und Erfolgserlebnisse und zum anderen über eine körperliche »gesunde Entzündungsreaktion« (Gewebestress), bei der anti-entzündliche Vorgänge das Übergewicht bekommen.

Warum ist gesunder Gewebestress so wichtig?

Wissenschaftler wissen heute, dass es beim Sport wichtig ist, dass ein muskulärer Gewebestress zustande kommt, bei dem insbesondere auch gesundheitsförderliche Botenstoffe unseres Abwehrsystems, sogenannte Myokine, gebildet und freigesetzt werden.

Myokine aktivieren Immunfunktionen Das erscheint äußerst sinnvoll, denn auf diese Weise kann ein Lebewesen an einem mit Muskelkraft zu erreichenden, angestrebten Ziel (Flucht, Nahrungssuche) auch in einem gesunden Zustand ankommen, denn die Myokine fördern den Stoffwechsel, aktivieren das Immunsystem sowie gefäßschützende Regulationsmechanismen. Eine Myokin-mobilisierende muskuläre Belastung wird durch Funktionsgymnastik, Sport und Spiel oder aber durch ein besonderes Ausdauertraining von mindestens 30–45 Minuten Dauer erreicht.

Harmonisierende Wirkung Mithilfe des Immunsystems leitet dieser »gesunde«, antientzündliche Gewebestress Regenerations- und Heilungsprozesse ein. Solch ein Ausdauertraining führt alle Körperfunktionen auf ein gesundes, stabiles Mittelmaß zurück: Unterfunktionen werden ausgeglichen (Immunsystem), Fehlfunktionen (Blutfette, Blutdruck) werden normalisiert und Überfunktionen (Stresshormone) wieder heruntergeregelt. Eine der wichtigsten Resultate moderaten Ausdauertrainings ist die Entwicklung einer Stressresistenz.

Negativer Gewebestress Im Gegensatz dazu ist etwa das Gewebetrauma einer Operation ebenfalls Stress für das Immunsystem, der sich aber eher negativ auf die Immunfunktionen auswirkt, weil entzündungsfördernde Regelkreise deutlich überwiegen. Man spricht dann auch von Disstress oder einer akuten entzündungsbedingten Hemmung unseres Immunsystems. Eine Hemmung des Immunsystems kann aber auch durch extreme Belastung (Übertraining) oder durch Stress hervorgerufen werden.

Sport bei Krebserkrankungen

Das Thema Sport und Krebs wurde erstmals 1967 von dem deutschen Landarzt Dr. Ernst van Aaken aufgegriffen. Er glaubte, statistisch nachweisen zu können, dass das von ihm propagierte Ausdauertraining die Entstehung von Krebs verhüten könne. Eine entscheidende Rolle spielte für ihn dabei die durch den (Lauf-)Sport verbesserte Sauerstoffversorgung. Die Rolle des Immunsystems bei Sport wurde Anfang der 1970er-Jahre entdeckt, aber erst seit 1980 denkt man daran, den Sport nicht nur vorbeugend und therapiebegleitend, sondern auch als Reha-Maßnahme bei Krebspatienten einzusetzen.

Eine Krebserkrankung wird von den Betroffenen als enorm belastender Stress empfunden. Dieser Stress und die Erkrankung selbst schwächen die Immunabwehr. Die auf die Diagnose folgenden Therapien (Operation, Chemo-, Strahlen-, Hormontherapie) bedeuten eine weitere psychische und körperliche Belastung, welche die Immunabwehr zusätzlich schwächt. Sport leistet hier einen entscheidenden Beitrag, die Abwehrkräfte wieder zu stärken und die Lebensqualität insgesamt zu verbessern. Sie können Sport in einer speziellen Sportgruppe für Krebspatienten durchführen, alleine »sporteln« oder diverse andere Vereinssportarten auswählen.

In den folgenden Kapiteln erläutern wir Ihnen, wie sich Sport auf die Gesundheit auswirkt, was in den Krebs-Sportgruppen an Training bzw. individuellen Empfehlungen bzgl. körperlicher Aktivität angeboten wird und welche Sportarten sich außerhalb dieser Gruppen noch anbieten.

So wirkt Sport auf das Immunsystem

Sport kann die Stressresistenz, besonders bei Lebensumständen, die mit starkem Stress verbunden sind, erhöhen. In besonderen Stress-Situationen, wie etwa einer Krebserkrankung, werden Systeme in unserem Körper aktiviert, die Stresshormone freisetzen und das Immunsystem schwächen. Dabei ist das Immunsystem meist nicht nur krankheitsbedingt, sondern auch durch die notwendigen Therapiemaßnahmen bereits deutlich geschwächt. Hier sind dann Stabilisierungsstrategien erforderlich, und gerade der Sport kann diesbezüglich einen ganz entscheidenden Beitrag liefern. Er wirkt sich sowohl auf die psychischen als auch auf die physischen Abwehrkräfte positiv aus und fördert somit unsere Widerstandskraft gegenüber mentalem Stress und körperlicher Leistungsschwäche.

Durch Sport wird in den ersten Wochen des Trainings eine Masse von Immunzellen »ohne Klasse« mobilisiert. In den folgenden Wochen werden dann bei regelmäßigem, moderat aufbauendem Training (mit Pulskontrollen) weniger Immunzellen produziert, die jedoch eine größere »Klasse« (Funktionstüchtigkeit) besitzen und für bestimmte Aufgaben produziert werden. Hierauf lässt sich der Krebs vorbeugende Effekt von regelmäßigem Sport zurückführen. Durch den Ausdauersport werden zudem antientzündliche Prozesse hoch reguliert, die ebenfalls dem Krebs entgegenwirken.

Sport sorgt also für eine gewisse Stressresistenz, die sich vor allem bei einem moderaten und nicht übertriebenen Ausdauertraining entwickelt. Ein solches Bewegungstraining und sportliche Betätigungen stabilisieren vor allem die Immunabwehr, erzeugen eine gewisse Stressresistenz und stärken das subjektive psychische Wohlbefinden, was sich wiederum positiv auf die Immunabwehr auswirkt.

Sport kann noch mehr

Sport ist aber nicht nur bei Krebserkrankungen sinnvoll, sondern senkt gleichzeitig auch das Risiko für andere Erkrankungen:
- Herz-Kreislauf-Erkrankungen (Herzinfarkt, Schlaganfall)
- Infekte und Alterungsprozesse (zwischen beiden gibt es enge Beziehungen)
- Stoffwechselstörungen (Diabetes Typ II)
- Osteoporose
- Autoimmunerkrankungen

Im Mittelpunkt dieser Erkrankungen stehen sich negativ auswirkende Entzündungsvorgänge, von denen man heute annimmt, dass sie auch bei Alterungsprozessen und bei der Arteriosklerose eine zentrale Rolle spielen. Ganz im Gegensatz dazu »trainieren« leichte Infekte und moderates Ausdauertraining unser Immunsystem. Dies kann also als günstiger Effekt eines »positiven« Entzündungsprozesses angesehen werden. Bei schweren und chronischen Infekten ist das Immunsystem jedoch überfordert. Auch die Beziehungen zwischen Krebs und Infektionen sind interessant: Während kleinere Infekte die Immunabwehr stärken, scheinen chronische Infekte, die mit ständigen Entzündungen einhergehen, die Krebsentstehung zu begünstigen (z. B. Prostatakrebs, Magenkrebs, bei Letzterem spielt die Infektion mit dem Bakterium *Helicobacter pylori* eine entscheidende Rolle).

Auch Stoffwechselstörungen wie Übergewicht und das sogenannte metabolische Syndrom (eine Kombination aus Bluthochdruck, Arteriosklerose, Fettstoffwechselstörung und Diabetes) können die Entstehung und den Verlauf einer Krebserkrankung negativ beeinflussen. So können Insulin und verwandte Wachstumshormone Krebszellen zu vermehrtem Wachstum anregen und dazu führen, dass im Fettgewebe vermehrt fettlösliche Krebs auslösende Substanzen (Karzinogene) gespeichert werden oder entstehen.

Die Beobachtungen über die Zusammenhänge von Übergewicht, Immunabwehr und körperlicher Aktivität scheinen auch für den Sport in der Nachbehandlung einer Krebserkrankung zu gelten. Allerdings ist allzu viel ungesund, d. h., zu viel Training kann das Immunsystem überfordern und somit krankheitsfördernd wirken.

Beurteilung: Sport

Regelmäßiges sportliches Ausdauertraining verringert nachweislich das Risiko für einzelne Krebsarten, z. B. Brust-, Darm-, Prostata-, Hoden-, Lungenkrebs und verschiedene Krebsarten des weiblichen Genitalbereichs.

Folgende Auswirkungen auf unser Immunsystem sind bei Sport zu beobachten und wissenschaftlich belegt:
- Die natürlichen Killerzellen (Immunzellen, die entartete Zellen und andere Fremdzellen angreifen), werden aktiviert. Ihre abtötende Wirkung auf Krebszellen verbessert sich deutlich.
- Die Makrophagen (Fresszellen) werden aktiviert, auch sie spielen eine Rolle bei der Tumorabwehr.
- Die antibakteriellen Eigenschaften bestimmter Immunzellen verbessern sich, wodurch sich die Infektanfälligkeit verringert.
- Insgesamt verbessert sich der Trainingszustand des Immunsystems (Immunfitness).
- Darüber hinaus werden Medikamente, wie Beruhigungs-, Schlaf- und Schmerzmittel eingespart, die geistige Leistungsfähigkeit verbessert sich, und die Eingliederung in berufliche oder familiäre Kreise wird erleichtert.

Sport als krebspräventiver Lebensstil

Sport wirkt über verschiedene Mechanismen krebsvorbeugend. Hierzu gehören:
- Die Immunabwehr wird trainiert und gestärkt, antientzündliche Prozesse werden aktiviert – das wirkt vorbeugend gegen Krebs.
- Es entwickelt sich eine höhere Widerstandskraft gegenüber Stress.
- Antientzündliche Regulationsmechanismen werden aktiviert, von denen bekannt ist, dass sie gegen Krebszellen gerichtet sind.
- Ängste nehmen ab, das Wohlbefinden steigert sich und Erfolgserlebnisse setzen ein.
- Die Lebensweise verändert sich: Die Ernährung wird umgestellt, Übergewicht wird vermieden und der Schlaf bessert sich. Man lebt intensiver und fühlt sich wohler.

Sport während der Krebsbehandlung

Während der Krebsstandardtherapien (Chemo-, Strahlentherapie) kann ein der individuellen Situation angepasstes Bewegungstraining u. a.
- das Müdigkeitssyndrom (Fatigue) (Seite 48) verhindern bzw. dessen Schweregrad reduzieren,
- das Vertrauen in die Funktionen des eigenen Körpers festigen, das Selbstwertgefühl und die Lebensqualität steigern,
- die Funktionen der körpereigenen Systeme (z. B. Immunsystem, Hormonsystem, Stoffwechsel) stabilisieren bzw. aufrechterhalten,
- über die Freisetzung von Endorphinen (Glückshormonen) die Stimmungslage verbessern sowie das Schmerzempfinden verringern und damit die Lebensqualität steigern.

Sport in der Krebsnachsorge

Sport kann auch im Rahmen der Krebsnachsorge positive Effekte entfalten:
- Die Immunabwehr verbessert sich, weil die natürlichen Killerzellen (NK-Zellen), aber auch andere Immunzellen (Lymphozyten und Fresszellen) aktiviert werden.
- Auch die psychosozialen Effekte innerhalb der Gruppe, wie Kontakte, Aussprachemöglichkeiten und gemeinsame Unternehmungen, wirken sich positiv aus.
- Die regelmäßige sportliche Aktivität führt zu einer besseren Körperakzeptanz. Das Selbstwertgefühl steigt und auch die Sexualität kann wieder besser erlebt werden. Es entsteht ein Fitnessgefühl.

Sport als Krebs auslösender oder Krebs fördernder Faktor

Sport besitzt in der Vorbeugung und bei der Nachsorge von Krebserkrankungen einen eindeutig positiven Effekt auf das Immunsystem, der therapeutisch nutzbar gemacht werden kann. Aber es gibt auch ein »Zuviel des Guten«:

- Es gibt Hinweise, wonach der Lymphdrüsenkrebs (Hodgkin'sche Erkrankung) vermehrt bei jungen, leistungsmotivierten Sportlern vorkommt.
- Ein durch Hochleistungssport permanent geschwächtes Immunsystem kann u. U. der Krebsentstehung Vorschub leisten.
- Psychischer Stress durch vermehrten Leidensdruck, Leistungsstress und Überforderung kann sich negativ auf die Immunabwehr auswirken.

Fazit

Moderater Sport gibt uns eine aktive Strategie zur Krankheitsbewältigung an die Hand, die auch noch Spaß macht. Sport kann unser Leben nicht unbedingt verlängern, aber ganz sicher ist, dass Sport unsere Lebensqualität verbessert, und gerade dieser Aspekt ist besonders für Krebserkrankte von nicht zu unterschätzender Bedeutung. Dabei ist es von großem Nutzen, wenn die Umgebung der Patienten für den »Lebens-Wandel« Verständnis zeigt und ihnen in dieser Hinsicht jede Unterstützung zukommen lässt.

Sport besitzt eine wichtige Funktion für die Vorbeugung und Nachsorge einer Krebserkrankung. Aber zu viel ist ungesund, d. h. zu viel Training kann das Immunsystem auch überfordern, anstatt es zu fördern, was bei der ohnehin bereits vorhandenen Stressbelastung durch die Krankheit zu berücksichtigen ist.

Was Sie beachten sollten, bevor Sie Sport treiben

Sporttauglichkeitszeugnis. Bevor Sie mit dem Sport beginnen, sollten Sie sich von Ihrem Hausarzt ein entsprechendes Sporttauglichkeitszeugnis (Belastungs-EKG, Blutdruck und Blutbild) ausstellen lassen. Dies ist für alle Erwachsenen ab einem Alter von 35 Jahren zu empfehlen, vor allem, wenn sie seit längerer Zeit keinen Sport mehr getrieben haben.

Trainingsintensität. Die Trainingsintensität kann über den sogenannten Trainingspuls ermittelt werden. Dies ist der Pulswert pro Minute, der während der Belastung erreicht werden soll. Im breitensportlichen Bereich sollte dieser Wert etwa 180 Pulsschläge in der Minute minus Lebensalter erreichen (50-Jährige sollten demnach 180 minus 50 = Trainingspuls von 130 Schlägen in der Minute während des Ausdauertrainings erreichen). Wird der Wert um mehr als 10 Schläge unterschritten, ist die Trainingsintensität zu niedrig. Bei einer dauerhaften, deutlichen Überschreitung des Wertes hingegen ist die Ausdauerbelastung zu hoch und es kommt in aller Regel zu einigen negativen Einflüssen auf die Gesundheit.

Trainingshäufigkeit. Für alle Ausdauersportarten gilt, dass pro Woche mindestens zwei, besser noch drei Trainingseinheiten à 45–60 Minuten durchgeführt werden sollten. Für ein Training des Immunsystems genügt es, sich dreimal wöchentlich eine Stunde lang ausdauernd zu belasten (Puls: 180 minus Lebensalter) oder 4 × 45 Minuten, wobei man die Sportart wählen sollte, die einem Spaß macht (Joggen, Wandern, Schwimmen, Radfahren, Tennis, Inline-Skaten usw.). Bei »Sport in der Krebsnachsorge« gibt es einmal pro Woche eine »Pflicht« von 1–1½ Stunden. Nach Beratung und Absprache mit den Teilnehmenden sollte dann die sogenannte Kür mindestens noch zwei zusätzliche Trainingseinheiten umfassen.

Kalorienverbrauch. Insgesamt sollten etwa 2000 Kalorien durch Sport pro Woche verbraucht werden (eine Minute Joggen = 10 Kalorien). Wichtig ist die Regelmäßigkeit ausdauernder Belastung. In den von lizensierten Übungsleitern (Ausbildung im Rahmen von Landessportbund-Seminaren und Wochenendkursen) durchgeführten Kursen werden in der Regel folgende Trainingseinheiten angeboten: Funktionsgymnastik, Ausdauertraining, Sport und Spiel sowie Entspannungsübungen.

Sport in speziellen Gruppen

Seit beinahe zwei Jahrzehnten besteht für Krebspatienten die Möglichkeit, an speziellen Angeboten für ihre Erkrankungsgruppe teilzunehmen, wie dies auch schon seit längerer Zeit z. B. für Herzkranke selbstverständlich ist. In Deutschland gibt es mehr als 500 Sportgruppen für Krebspatienten. Die Programme werden von den jeweiligen Landessportbünden initiiert. Das sportliche Bewegungstraining wird in das »neue« Leben integriert und als Bewältigungsstrategie angenommen. Wichtig dabei ist, dass der Spaß am Sport, das Gruppengefühl und die Erfolgserlebnisse (gesteigerte Fitness, größeres Wohlbefinden usw.) dazu führen, dass die Aktivitäten nicht nur aus Vernunftgründen, sondern aus innerer Überzeugung heraus in den Alltag aufgenommen werden.

Im Regelfall kommen betroffene Frauen oder Männer nach entsprechender Diagnose, Therapie und Anschlussheilbehandlung (Reha-Maßnahme) in eine ihrem Wohnort nahe gelegene Sportgruppe. Viele der Teilnehmenden haben die Information über das Sportangebot in den Reha-Kliniken erhalten, oder sie wurden von Beratungsstellen, Ärzten, Tageszeitungen oder durch Öffentlichkeitsarbeit, die jede Gruppe vor Ort betreibt, auf das Angebot aufmerksam gemacht.

Vielleicht haben Sie bereits Vorerfahrungen im Sport, vielleicht möchten Sie auch nur über einen begrenzten Zeitraum Ihren Körper neu kennenlernen und nach entsprechender Aufbauphase wieder zu der ursprünglich ausgeübten Sportart oder Sportgruppe zurückkehren. Dies ist kein Problem, wenn die Sportart sich nicht ungünstig auswirkt. Abzuraten ist

z. B. nach einer Brustkrebserkrankung im Hinblick auf die Entstehung eines Armlymphödems von Sportarten, die unkalkulierbare Belastungsspitzen für die Arme aufweisen wie z. B. Handball, Basketball, Volleyball und Kampfsportarten, vor allem wenn sie zudem noch wettkampfmäßig betrieben werden. Sportarten wie Gymnastik, Wassergymnastik, Dauerlauf, Walking oder Schwimmen können aber problemlos wiederaufgenommen werden. Fragen Sie am besten Ihren Arzt oder den Leiter der Krebsnachsorgesportgruppe, welche Sportart sich für Sie eignet.

Alle Übungsleiter und Sportlehrer, die eine Krebsnachsorgesportgruppe leiten, erscheinen in einer Liste des entsprechenden Landessportbundes. Alle haben eine spezielle Fachausbildung erfolgreich abgeschlossen und sind zu regelmäßiger Fortbildung verpflichtet. Nur so können neuere Erkenntnisse aus Krebsforschung, Sportwissenschaft und Sportimmunologie über die Übungsleiter an die Gruppenteilnehmer weitergegeben werden, damit diese stets auf dem neuesten Erkenntnisstand sind.

Vorbereitungen auf den Sport in einer Gruppe

Bevor Sie an einer offiziellen Sportgruppe in der Krebsnachsorge teilnehmen können, ist eine Eingangsuntersuchung durch den behandelnden Arzt notwendig, um eventuelle Ausschlusskriterien und Zweiterkrankungen, die sich auf das Bewegungstraining beziehen, zu identifizieren.

Der Arzt führt die Begleiterkrankungen auf, die für die Sportausübung von Bedeutung sind:
- Stoffwechselerkrankungen wie Diabetes oder Gicht,
- Herz-Kreislauf-Erkrankungen wie Bluthochdruck, Herzinfarkt, Herzrhythmusstörungen,
- orthopädische Erkrankungen wie Arthrosen, Bandscheibenschädigungen,
- osteoporotische Veränderungen,
- tumorrelevante Erkrankungen wie Knochenmetastasierung, Implantate, Stomata.

Individuelles Sportprogramm

Der Übungsleiter bekommt einen Bericht des Arztes, der ihm als Entscheidungshilfe zur Auswahl der Stundeninhalte und zur Dosierung der Belastung dient. Bezüglich einer Krebserkrankung interessieren hier vor allem:
- die Dauer der Erkrankung
- die Klassifizierung des Tumors
- eventuelle Metastasenbildung
- bisherige Therapien.

Selbstverständlich unterliegen die Gruppenleiter ebenso der Schweigepflicht im Hinblick auf Ihre Erkrankung wie Ihr Arzt.

Verordnung von Sport

Verordnet wird der Sport in der Krebsnachsorge auf einem speziellen Formular für den Rehabilitationssport, welches der Gruppenleiter den Teilnehmenden in der Halle aushändigt oder das beim Arzt vorrätig ist. Jede Gruppe hat über dieses Papier die Möglichkeit, neben dem Vereinsbeitrag oder der Kursgebühr einen Zuschuss von der entsprechenden Krankenkasse auf das Vereinskonto zu erhalten. Einzige Voraussetzung ist, dass die Krankenkasse durch einen Stempel auf dem Formular die Kostenübernahme bestätigt. Dieser Zuschuss wird für insgesamt 50 Teilnahmestunden bewilligt. Im Anschluss kann unter gewissen, klar definierten Voraussetzungen eine Folgeverordnung ausgestellt werden. Spätestens danach fällt die Bezuschussung durch die gesetzlichen Krankenkassen weg und die Teilnehmer suchen sich eine andere Sportgruppe oder verbleiben auf eigene Rechnung in der Gruppe.

Dauer Sport wird ein- bis zweimal wöchentlich verordnet, in der Regel 50 Einheiten von 60 bis 90 Minuten Dauer. Die verordneten Sporteinheiten sollten in einem Zeitraum von 30 Monaten absolviert sein. Wird eine sogenannte Folgeverordnung (Verordnungsbogen) bewilligt, können nochmals 50 Stunden in 30 Monaten absolviert werden.

Trainingsfrequenz Die meisten Sportgruppen in der Krebsnachsorge treffen sich einmal wöchentlich für 1–1,5 Stunden in einem Gymnastikraum, einer Sporthalle oder im Schwimmbad. Darüber hinaus werden die Gruppenmitglieder von den Therapeuten angeleitet und aufgefordert, zusätzliche Bewegungseinheiten in den Bereichen Ausdauer, Gymnastik und anderes in ihren Tagesablauf zu integrieren.

Was brauche ich? Neben bequemer Sportbekleidung bringen Sie die Verordnung Ihres behandelnden Arztes mit in die Halle, auf welcher der »Sport in der Krebsnachsorge« als Rehabilitationsmaßnahme verordnet wurde und auf der die Krankenkasse die Kostenübernahme bestätigt hat.

Vorgespräch Vor der ersten Übungsstunde führt der Übungsleiter wie mit jedem neuen Gruppenmitglied auch mit Ihnen ein Gespräch, in dem geklärt wird, ob z. B. neben der Krebserkrankung noch weitere körperliche Einschränkungen das Sporttreiben beeinflussen können.

Adressen Die Adressen der Ansprechpartner in Ihrer Nähe erhalten Sie von Ihrem Landessportbund (siehe Service).

Kontraindikationen und Einschränkungen

Wenn Sie neu in einer solchen Gruppe sind, sollten Sie grundsätzlich in den ersten Übungsstunden mit entsprechender Vorsicht an dem Übungsprogramm teilnehmen und sich erst allmählich an die eigene Leistungsgrenze herantasten. Außerdem sollten in den unterschiedlichen Phasen der Krebstherapie bzw. bei unterschiedlichen Krebserkrankungen noch einige Besonderheiten beachtet werden.

Nehmen Sie – auch im ambulanten Bereich – nur an fachlich betreuten Sportgruppen teil, insbesondere dann, wenn Ihre Krebstherapie noch nicht abgeschlossen ist. Wohnortnahe Sportgruppen mit fachlicher Betreuung können über die Landessportbünde abgefragt werden.

Strahlentherapie. Bei der Strahlentherapie sollte das bestrahlte Hautareal keiner zusätzlichen mechanischen Belastung ausgesetzt werden. Außerdem würde es auch zu hygienischen Problemen führen, da das bestrahlte Hautgebiet nicht mit Seife gewaschen werden sollte. Es wird daher empfohlen, erst nach Beendigung der Therapie mit dem Sport zu beginnen.

Chemotherapie. Bei der Chemotherapie sind die Voraussetzungen für die Teilnahme am Übungsprogramm weniger eindeutig. Wenn Sie zum ersten Mal eine Chemotherapie erhalten haben, sollten Sie das Ende dieser Therapie abwarten, bevor Sie mit dem ambulanten Bewegungsprogramm (in einer Sportgruppe) beginnen. Wenn Sie schon längere Zeit in einer Sportgruppe aktiv waren und sich erneut einer Chemotherapie unterziehen müssen, wissen Sie wahrscheinlich sehr genau, ob Sie in dieser Zeit von Bewegung profitieren. Sie bestimmen selbst, an welchen Tagen welche Übungsabschnitte Ihr Wohlbefinden steigern. Dies sind meist die weniger bewegungsintensiven Stundenteile wie Atemgymnastik, Entspannungsübungen, Funktionsgymnastik oder Wahrnehmungsübungen. Im klinischen Bereich wird derzeit die Möglichkeit erprobt, durch ein moderates Muskel- und Ausdauertraining, z. B. auf einem Fahrradergometer oder Laufband, sowohl die Nebenwirkungen der Therapie zu mindern als auch den Erfolg der Behandlung zu unterstützen. Auf jeden Fall sollten Sie vor jeglicher Art Sport den behandelnden Onkologen befragen. Bestimmte Chemotherapeutika können schwere Nebenwirkungen, beispielsweise am Herzen, verursachen. Unter diesen Voraussetzungen ist das Sporttreiben absolut kontraindiziert.

Lymphödem. Falls Sie an einem Armlymphödem leiden, tragen Sie bei den Bewegungsübungen einen Kompressionsstrumpf. Ausnahme hierbei sind natürlich die Übungen und Bewegungen im Wasser, da sich hier der Wasserdruck positiv auf den lymphatischen Rückfluss auswirkt. Grundsätzlich sollten Frauen nach einer Brustoperation, bei der auch Lymphknoten zur Untersuchung entfernt werden mussten, keine Ringe, Armbänder oder Uhren auf der betroffenen Seite tragen, um den Rückstrom der Lymphflüssigkeit nicht durch den Schmuck zu behindern. In den Rehabilitationssportgruppen ist aus diesem Grunde und natürlich auch, weil Schmuckstücke bei anderen und sich selbst Verletzungen verursachen können, grundsätzlich das Tragen von Schmuck beim Sport nicht gestattet.

Erkrankungen des lymphatischen Systems. Eine Stimulation des Immunsystems ist bei Erkrankungen des lymphatischen oder blutbildenden Systems nicht auszuschließen, daher sollte das Training bis zum Abschluss aller Therapien und nach Rücksprache mit dem behandelnden Onkologen moderat durchgeführt werden. Gegen das Sporttreiben nach überstandener Knochenmarktransplantation ist nichts einzuwenden.

Trainingszustand. Durch die vermehrte Durchblutung und die erhöhte Sauerstoffversorgung von Muskulatur und Geweben während der sportlichen Betätigung kann es bei den im Textkasten genannten Zuständen zu akuten, ggf. auch lebensbedrohlichen Verschlechterungen kommen. Es ist daher sehr wichtig, dass ein Training nur bei körperlichem Wohlergehen aufgenommen wird.

Wann Sie auf Sport besser verzichten sollten

Bei folgenden Situationen sollten Sie keinen bzw. noch keinen Sport treiben:
- Knochenmetastasen der Wirbel (erhöhte Gefahr für Knochenbrüche; Aquajogging, Schwimmen, Ergometer-Radfahren sind meist möglich)
- schwere Grunderkrankungen, die den Kreislauf belasten (z. B. Herzinsuffizienz)
- akute allergische Reaktionen (schlechte Lungenfunktion)
- stark geschwächtes Immunsystem (Infektgefahr)
- fieberhafte Erkrankungen und Infektionen (grippaler Infekt, auch Zahnherde)
- schlecht eingestellter Diabetes
- Antibiotikatherapie

Was mache ich, wenn ich in meiner Nähe keine Krebsnachsorgegruppen finde?

Trotz der zahlreichen offiziellen Sportgruppen in der Krebsnachsorge gibt es auf der Landkarte noch einige »weiße Flecken«. Viele an speziellen Sportangeboten interessierte Krebspatienten, finden daher leider noch kein adäquates Angebot in ihrer näheren Umgebung. Wenn Sie dazugehören sollten, sollten Sie sich einer Sportgruppe anschließen, die eine individuell angemessene und ungefährliche Sportart anbietet.

Zur Auswahl der geeigneten Sportart sollten Sie sich nicht scheuen, zunächst dem Übungsleiter der favorisierten Sportart kurz ihre gesundheitliche Vorgeschichte zu schildern. Im gemeinsamen Gespräch lassen sich kritische Übungen dadurch wahrscheinlich bereits im Vorfeld erkennen. Gut ausgebildete Trainer, egal in welcher Sportart, werden zumindest versuchen, die richtigen Übungen anzubieten, und vor schädigenden Übungen warnen.

Hierzu ist dem Trainer mitzuteilen, dass z. B. der betroffene Arm bei Frauen nach Brustkrebs auf keinen Fall überlastet, überdehnt oder in irgendeiner Form verletzt werden darf. Bei Enterostomaträgern werden teilweise keine Übungen in der Bauchlage und keine Überstreckungen des Rumpfes nach hinten vertragen. Ebenso kann es zu Schwierigkeiten bei der Ausführung einiger Bauchmuskelübungen kommen. Betroffene meiden am besten auch alle Spiele, bei denen das Übungsgerät unkontrolliert und mit großer Geschwindigkeit auf das Stoma treffen könnte.

Sportarten

In diesem Kapitel geben wir Ihnen eine Einschätzung über Sportarten, die während oder nach einer Tumortherapie empfohlen werden können oder welche Einschränkungen eventuell zu beachten sind.

Wassergymnastik

Eine sehr zu empfehlende sportliche Betätigung zur Krebsnachsorge ist die Wassergymnastik. Im Gegensatz zu Bewegungen an »Land« wirken im Wasser besondere physikalische Gesetze. Dies ist vor allem durch die höhere Dichte des Wassers gegenüber Luft zu erklären. Durch den Auftrieb verringert sich das Eigengewicht des Körpers auf etwa $1/7$ des Körpergewichtes an Land. Dies ist eine besonders günstige Ausgangslage, da sowohl Kraft als auch Ausdauer trainiert werden können, ohne die Gelenke zu überlasten. Dies ist für Teilnehmende mit Vorschädigungen an den Gelenken und auch für Übergewichtige ein ideales Trainingsmedium. Durch den Wasserwiderstand sind die Bewegungen im Wasser deutlich schwerer auszuführen als an Land. Je dynamischer eine Übung ausgeführt wird, desto deutlicher wirkt die Bremskraft. Der im Wasser herrschende Druck bewirkt zudem eine sanfte Massage der Haut und der darunterliegenden Gewebe. Dadurch entsteht eine der Lymphdrainage ähnliche Wirkung, die von Frauen nach einer Brustkrebsoperation als besonders angenehm empfunden wird. Zudem bremst das Wasser durch seine spezifischen Eigenschaften jede Bewegung, sodass z. B. Schwungformen, die an Land das Blut und die Lymphe bis in die Extremitäten bewegen würden, im Wasser unmöglich durchzuführen sind.

Die Verletzungsgefahr im Wasser ist denkbar gering, weil Stürze quasi ausgeschlossen sind. Dennoch bietet die Bewegung im Wasser die Möglichkeit, die motorischen Grundeigenschaften des menschlichen Körpers wie Kraft, Ausdauer, Beweglichkeit und Gewandtheit zu verbessern. Neben vielfältigen Organisationsformen wie Einzel-, Partner- und Gruppenarbeit bieten sich verschiedenste Übungsschwerpunkte an, sodass das Training eine hohe Variationsbreite haben kann.

Eine Vielzahl speziell für die Arbeit im Wasser entwickelter Sportgeräte, wie Schwimmbretter, Bälle, »Pool-Noodles«, Hanteln, und die große Auswahl an Zubehör aus dem Bereich Aqua-Fitness garantieren abwechslungsreiche Übungen.

Auch Entspannungsübungen lassen sich sehr gut im Wasser durchführen, wenn die Wassertemperatur dies zulässt. Besonders beliebt sind Übungen, bei denen ein Partner auf dem Rücken liegt und vom anderen durchs Wasser gezogen oder geschoben wird. Vor allem im Aqua-Fitnessbereich ist der Einsatz von Musik obligatorisch.

Eine Bewegungseinheit dauert zwischen 30 und 60 Minuten. Günstig ist eine Wassertemperatur von 28–30 °C. Anbieter sind Schwimmvereine, die DLRG, Städte und Gemeinden in ihren öffentlichen Bädern und freie Anbieter.

Schwimmen

Das Schwimmen trainiert den gesamten Körper und kann ebenfalls als empfehlenswertes Bewegungstraining angesehen werden. Wie im Abschnitt Wassergymnastik erwähnt, unterstützt auch hier das Element Wasser durch seinen hydrostatischen Druck den Lymphabfluss. Ein Verletzungsrisiko ist nahezu ausgeschlossen. Wird das Schwimmtraining als Ausdauersport über eine längere Zeit betrieben, stellen sich eine Vielzahl positiver gesundheitlicher Effekte ein.

Tracheostomaträger. Das Schwimmen hat für Tracheostomaträger (nach einer Kehlkopftotalentfernung operativ an-

---

Positive Folgen von regelmäßigem Schwimmtraining

- Sie kräftigen Ihre Rumpf-, Bein- und Armmuskulatur; je nach Schwimmlage werden unterschiedliche Muskelgruppen besonders trainiert.
- Ihr Herz-Kreislauf-System und Ihr Blutdruck regulieren sich.
- Ihre Kondition verbessert sich.
- Ihre Atmung und Ihr Atemvolumen bessern sich.
- Weil die Schwerkraft teilweise aufgehoben ist, werden Ihre Gelenke kaum belastet.
- Durch den regelmäßigen Kältereiz des Wassers werden Sie gegen Erkältungskrankheiten immer widerstandsfähiger und härten sich ab.

gelegte Öffnung an der Vorderseite des Halses, um das Atmen ohne Verschlucken zu ermöglichen) einen besonders günstigen gesundheitlichen Effekt. Die feuchte und relativ staubfreie Luft im Schwimmbad, die beim Schwimmen trainierte Atemmuskulatur sowie die notwendigen kräftigen Schulter- und Armbewegungen bieten ideale Trainingsreize. Tracheostomaträger benötigen zum Schwimmen ein spezielles Schnorchelgerät (Aquamat). Die Landesverbände der Kehlkopflosen geben Informationen darüber, wo Schulungen in der Schnorcheltechnik angeboten werden. Schwimmen mit dem Aquamaten ist ausschließlich in brusttiefem Wasser erlaubt, damit im Falle von Ermüdung oder Verschluckens jederzeit Bodenkontakt möglich ist. So durchgeführt, bietet das Schwimmen mit dem Aquamaten einen hohen Trainingseffekt und größtmögliche Sicherheit.

Brustschwimmen Die sicherlich am häufigsten beherrschte Schwimmlage ist das Brustschwimmen, das auch die Brustmuskulatur gut trainiert. Da die Bewegung mit der rechten und linken Körperhälfte jeweils symmetrisch ausgeführt wird, belasten Sie bei diesem Schwimmstil die Brust, Arm- und Schultermuskeln gleichmäßig. Davon profitieren Frauen nach Brustkrebs, selbst wenn durch eine radikale Operationsmethode Teile oder der ganze große Brustmuskel entfernt worden sind. Nach Möglichkeit sollte in der Brustlage nicht mit erhobenem Kopf geschwommen werden, um eine Daueranspannung der Hals- und Nackenmuskulatur zu verhindern. Besser ist es, den Kopf bei der Zugbewegung der Arme ins Wasser zu tauchen, unter Wasser auszuatmen und den Kopf nur zum Einatmen zu heben. Auf diese Weise werden Verspannungen vermieden. Durch das Eintauchen des Kopfes verbessert sich auch die flache Wasserlage, und Arme und Beine treiben den Körper kraftvoller voran. Der Fachhandel bietet bewährte und gut sitzende Schwimmbrillen, auch mit optischen Gläsern, um die roten »Chloraugen« zu vermeiden.

Kraulschwimmen Das Kraulschwimmen in der Bauchlage ist eine Bewegungsform, bei der die Arme wechselseitig über Wasser nach vorn eingetaucht werden, um dann unter Wasser den Körper vorwärts zu ziehen. Dabei entstehen jeweils eine Entspannungsphase, wenn der Arm über Wasser nach vorn geführt wird und eine Anspannungsphase, wenn der Arm unter Wasser zieht. Die Beine bewegen sich ebenfalls wechselseitig in kleinen Auf- und Abbewegungen und unterstützen so den Vortrieb. Die Ausatmung findet unter Wasser statt, die Einatmung wird abwechselnd jeweils zu einer Seite unter dem erhobenen Ellbogen des rechten oder linken Armes durchgeführt. Diese recht anspruchsvolle Schwimmtechnik eignet sich besonders gut zum ausdauernden Schwimmen über längere Zeit. Sie können sie, wie auch die folgenden Schwimmstile, im Wechsel mit dem Brustschwimmen einsetzen.

Rückenschwimmen In Rückenlage gibt es im Breitensport zwei Möglichkeiten. Beim Rückenschwimmen werden, ähnlich wie in der Brustlage, die Beine symmetrisch angezogen und in schwunghafter Form über außen nach innen zusammengezogen. Die Bewegung endet in einer Körperstreckung. Die Arme unterstützen die Fortbewegung dadurch, dass sie sich ebenfalls symmetrisch neben dem Körper öffnen und seitlich durch das Wasser bis zu den Oberschenkeln heranziehen. Diese Technik schont besonders den Rücken und ist relativ einfach zu erlernen. Das Rückenkraulschwimmen ähnelt in der wechselseitigen Armbewegung, mit je einer über und einer unter Wasser ausgeführten Bewegung und dem Wechselbeinschlag, dem Kraulschwimmen in der Brustlage. Vorteil der Rückenlage ist jedoch, dass die Atmung nicht behindert wird. Nachteil bei allen nach rückwärts ausgeführten Schwimmarten ist die eingeschränkte Sicht und damit die Gefahr der Kollision mit anderen Schwimmbadnutzern oder der Beckenwand.

Delfinschwimmen Das Delfinschwimmen ist wegen seiner anspruchsvollen Technik und des dabei notwendigen hohen Energieaufwands und der erforderlichen großen Schulter-Armbeweglichkeit für ein breitensportliches Training in der Krebsnachsorge nicht geeignet.

Aquajogging

Das Aquajogging mit Auftriebshilfe (Aquajogginggürtel) ist eine Fortbewegungs- und Trainingsform im Tiefwasser (1,80 m und tiefer). Dabei wird ein Auftrieb gebender Gürtel eng um die Taille getragen. Dieser Gürtel ermöglicht Lauf- und Gymnastikübungen im tiefen Wasser, ohne dass der Körper Bodenkontakt hat.

Aquajogging ist sehr gelenkfreundlich, sodass auch Übergewichtige, sogenannte schlechte Schwimmer und sogar Menschen mit künstlichem Hüft- oder Kniegelenk (Endoprothesen) an diesem Sport teilnehmen können.

Bei Menschen, die ein Enterostoma tragen (Darmstoma, operativ angelegte Öffnung im Bauchraum), kann der Gürtel Druckschmerzen verursachen. In diesen Fällen sollte der Sitz des Gürtels in Ruhe an Land ausprobiert werden. Auf jeden Fall ist zu vermeiden, dass die Gürtelschnalle auf das Stoma drückt. Weiche, originale Aquajogginggürtel werden meist jedoch gut toleriert. Des Weiteren ist das Aquajoggen auf einer sogenannten Poolnoodle oder mit den sogenannten Aqua-Twins (Wassertrainingssandalen) möglich, falls sich Druckbeschwerden am Stoma nicht vermeiden lassen.

Übungseinheit zur Krebsnachsorge

Über Deutschland verteilt gibt es Krebsnachsorgesportgruppen, in denen eigens geschulte Übungsleiter Krebsbetroffenen ein regelmäßiges, auf die Erkrankung abgestimmtes Training anbieten.

Eine typische Übungseinheit in der Sporthalle folgt in der Regel einem grob strukturierten Aufbau:
- Einstimmung und Aufwärmen
- Funktionsgymnastik
- Themenschwerpunkt
- Ausklang der Stunde
- Erfahrungsaustausch
- Gruppengespräch
- Freizeitaktivitäten

Einstimmung

Zur Einstimmung werden die Stundeninhalte bekannt gegeben. An die Gruppe geht die Frage, ob alle an den Inhalten der geplanten Sportstunde teilnehmen können oder ob individuell abgewandelte Übungen oder Positionen angeboten werden müssen. Die Übungsgeräte oder Sporttechniken werden dann erläutert, der Übungsleiter macht auf eventuelle Gefahrenpunkte aufmerksam und erklärt, wie diese zu meiden sind.

Aufwärmen

Danach erfolgt die körperliche Aufwärmung durch Laufspiele, Gymnastik, Koordinationsaufgaben, leichte Dehnübungen usw. Dabei können klassische Handgeräte aus der Gymnastik (Ball, Keule, Seil, Stab) oder auch Alltagsgegenstände wie Handtücher, Zeitungen und Tücher eingesetzt werden. Mit etwas Musik im Hintergrund entsteht ein zusätzlicher Ansporn.

Funktionsgymnastik

Innerhalb des Stundenteils Funktionsgymnastik stehen Dehn- und Kräftigungsübungen im Mittelpunkt. Dies sind vor allem Übungen für die großen Muskelgruppen der Extremitäten und der Rumpfmuskulatur. Da in vielen Gruppen die überwiegende Anzahl der Teilnehmerinnen an Brustkrebs erkrankt sind und teilweise Bewegungseinschränkungen auf der betroffenen Seite im Bereich der Schulter und des Arms aufweisen, ist die Schulter-Arm-Gymnastik ein wesentlicher Bestandteil dieses Übungsabschnitts. In diesem Teil der Stunde stehen auch Übungen auf dem Programm, die den Lymphabfluss verbessern. Diese an Pump- und Lockerungsübungen erinnernden Bewegungen sollen die Lymphpumpe aktivieren und vermehrt Lymphflüssigkeit aus dem Gewebe in den venösen Blutstrom zurückleiten. Um diesen Effekt durch die Schwerkraft zu unterstützen, werden die Lockerungsübungen der Arme immer über Kopf ausgeführt. Für Prostatakrebspatienten wird eine Beckenbodengymnastik empfohlen, welche sowohl der Inkontinenz entgegenwirkt als auch eine verbesserte Körperwahrnehmung mit sich bringt.

Themenschwerpunkt

Im Themenschwerpunkt jeder Stunde wird ein klar definierter Bereich geschult oder verbessert. Im Hinblick auf die Ausdauer trainieren Sie vielleicht Walking. Es geht dann z. B. darum, die Technik einzuüben und zu erfahren, wie und wann Sie den Puls richtig fühlen, um die Trainingsbelastung richtig abzuschätzen.

Ausklang

Zum Ausklang der Stunde wird dann nicht selten etwas geübt, das dem Hauptteil der Sportstunde entgegengesetzt ist, z. B. ein ruhiger Bewegungsteil wie Stretching oder Igelball-Massage nach einer Herz-Kreislauf-Belastung.

Erfahrungsaustausch

Im Vordergrund der Stunde steht die gemeinsame Bewegungserfahrung, die Stress abbaut und Ängste löst. Vielleicht ist es für Sie die erste Gelegenheit, sich an Gesprächen über das Thema Krebs zu beteiligen und Ihre eigenen Erfahrungen einzubringen. Durch das einschneidende Erlebnis der Krebsoperation und der sich anschließenden Therapien haben viele Patienten den Wunsch, ihre Erfahrungen mit anderen Betroffenen auszutauschen. In einer solchen Sportgruppe erhalten Sie dazu ausreichend Gelegenheit in einem unverfänglichen Rahmen.

Gruppengespräch

Selbstverständlich begleitet die Gruppe Sie auch, wenn Sie sich erneut in Therapie begeben müssen oder wegen eines Fortschreitens der Erkrankung nicht mehr am Sport teilnehmen können. Ob in jeder Sportstunde, gelegentlich oder nur bei gegebenem Anlass ein Gruppengespräch stattfindet, liegt im Ermessen der Teilnehmenden und der Gruppenleitung. Die Gruppe bestimmt, ob Gesprächsbedarf besteht und wie viel Zeit ihm eingeräumt werden soll.

Freizeitaktivitäten

Je nach Zusammenhalt und Verständnis innerhalb der Gruppe sind auch gemeinsame Freizeitaktivitäten möglich.

Gymnastik

Unter den Begriff »Gymnastik« werden viele unterschiedliche Bewegungsformen zusammengefasst:
- klassische Gymnastik im Stand und in der Fortbewegung mit und ohne Handgeräte (z. B. Stab, Reifen, Ball, Seil und Keulen)
- Dehnungsgymnastik oder Stretching
- Kräftigungsgymnastik und sogenannte Problemzonengymnastik
- Wirbelsäulengymnastik
- Funktionsgymnastik
- tänzerische Gymnastik
- Trendgymnastik mit Pezziball, Tubes oder Thera-Band.

Die meisten dieser Gymnastikformen lassen sich nach einer Krebsoperation ohne besondere Schwierigkeiten wieder aufnehmen oder neu beginnen.

Nach einer Brustkrebsoperation. Es ist jedoch darauf zu achten, dass Frauen nach einer Brustkrebsoperation (insbesondere wenn Lymphknoten der Achselhöhle entfernt wurden) alle Bewegungsformen vermeiden, bei denen sie die Arme schwunghaft bewegen, weil dadurch Blut und Lymphe in die Extremitäten (also in Arme und Beine) gelangen und die Gefahr besteht, dass sich ein Lymphödem ausbildet. Aerobic- und Step-Aerobic-Übungen sind vor allem bei jungen Frauen eine beliebte Trainingsform. Von Sportvereinen oder gesundheitlich orientierten Fitnessstudios angeboten, sind die Übungen prinzipiell auch für Frauen nach einer Brustkrebsoperation geeignet. Es ist hierbei entscheidend, dass die Bewegungen nicht zu schnell durchgeführt werden (Low-Impact-Kurse) und dass Sie die wichtigen Lockerungsübungen möglichst oft selbstständig durchführen. Dies ist für Frauen mit wenig Sporterfahrung jedoch nicht einfach. Daher ist diese Trainingsform eher erfahrenen Sportlerinnen vorbehalten. Viele Sportgruppen in der Krebsnachsorge bieten in den Übungsstunden abgewandelte Aerobic-Teilprogramme, ganz auf die Bedürfnisse der jeweiligen Gruppe abgestimmt.

Darmstoma. Bauchmuskelübungen und Übungen in Bauchlage können für Menschen mit einem Darmstoma problematisch sein. Es ist in einem solchen Fall sinnvoll, vor Beginn des Trainings mit dem Kursleiter nach Alternativübungen zu suchen.

Ballsportarten

Die bei uns bekannten Ballsportarten wie Handball, Basketball, Volleyball und Fußball eignen sich nur bedingt zur Krebsnachsorge. Diese Spiele zeichnen sich durch eine hohe Dynamik und körperbetonte Spielweise aus. Es ist weder auszuschließen, dass einzelne Bewegungen über persönliche Dehnungsgrenzen hinaus ausgeführt werden, noch ist durch den Körperkontakt mit anderen Mitspielern auszuschließen, dass Sie sich im operierten Bereich verletzen. Besonders trifft dies auf Kehlkopf- und Darmstoma-Betroffene zu. Aber auch Frauen nach Brustkrebs, die eine Strahlentherapie erhalten haben, sollten das bestrahlte Areal solch unkontrollierten Belastungen nicht aussetzen.

In abgewandelter Form lassen sich jedoch auch die großen Ballsportspiele in den »Sportgruppen in der Krebsnachsorge« durchführen. Dort ist zum Beispiel Volleyball sehr beliebt, wenn es mit einem leichten Schaumstoffball oder einem Wasserball gespielt wird. Bei entsprechender Modifikation der Spielregeln und der Sportgeräte ist auch die Durchführung der anderen großen Ballsportspiele möglich, was allerdings eine erfahrene Übungsleitung voraussetzt.

Rückschlagspiele
Bei Rückschlagspielen wie Tennis, Tischtennis oder Badminton wird der Schläger meist nur in einer Hand geführt (Ausnahme ist die beidhändig geschlagene Rück- und Vorhand beim Tennis).

Nach einer Brustkrebsoperation ist es natürlich entscheidend, ob die schlägerführende Seite operiert wurde, da es in diesem Fall durch das Gewicht des Schlägers und die schnellen und kräftigen Bewegungen zu Schmerzen und Überlastungen kommen kann. Führt jedoch die »gesunde« Seite den Schläger, wird die Sportart in der Regel gut toleriert. Wegen seiner leicht zu erlernenden Technik ist

Schützen Sie die Haut
Während bzw. unmittelbar nach einer Bestrahlung sollten Sie auf Sportarten verzichten, die die vorgeschädigte Haut sowie Narben verletzen könnten. Da Strahlentherapie zu Hautverletzungen führen kann, in die sich Infektionserreger einnisten können, sollten Wassersportarten in dieser Zeit vermieden werden.

deas »Federballspiel« mit seinem hohen Freizeitwert zu empfehlen. Allerdings muss selbst bei diesem leichten Schläger zunächst vorsichtig erprobt werden, ob die Bewegungen Probleme im Bereich von Arm und Schulter auslösen.

Kampfsportarten
Judo, Ju-Jutzu, Jiu-Jitzu, Karate, Taekwondo u. a. sind körperbetonte Sportarten, in denen kraftvolle, schnell und kräftig ausgeführte Techniken das Ziel haben, den gegnerischen Gegenüber mithilfe von sportartspezifischen Griffen, Hebelungen, Tritten, Schlägen oder Würfen zu übervorteilen. Weder für Frauen nach Brustkrebs noch für Stomaträger sind solche Sportarten geeignet.

Auch bekannt unter dem Begriff »chinesisches Schattenboxen«, ist das Tai-Chi eine sanfte, ruhig fließende Bewegungs-

> ### Wie Sie ein Armlymphödem vermeiden
>
> Um ein Armlymphödem zu vermeiden, sollten Sie auf zu enge, einschnürende Bekleidung verzichten. Rucksäcke sind nur dann geeignet, wenn sie nicht zu schwer bepackt sind und über bequeme breite Träger verfügen. Da auch eine Unterkühlung die Entstehung eines Armlymphödems begünstigen kann, sollten Sie besondere Sicherheitsvorkehrungen treffen, um diese Komplikation zu vermeiden.

folge. Körpervorgänge wie die Atmung werden harmonisiert, das Gleichgewicht wird geschult und die Gelenke sanft bewegt. Darüber hinaus können Meditationsformen das Angebot ergänzen. Ein übergeordnetes Ziel ist die Harmonisierung von Körper und Geist, um dadurch eine Optimierung des Qi-Flusses, der Lebensenergie, zu erreichen. Daraus folgt, dass das Tai-Chi wie auch Formen des Qi-Gong hervorragend geeignet sind, um in der Krebsnachsorge eingesetzt zu werden. Angeboten werden solche Kurse von Sportvereinen, Volkshochschulen oder privaten Anbietern.

Wintersport

Der alpine Skisport birgt für Frauen nach Brustkrebs hauptsächlich zwei Gefahren: Durch das Verkanten der Skistöcke kann es zu Schmerzen und Verletzungen des Schulter-Arm-Bereichs kommen. Gleiches gilt bei Stürzen, die sich nicht immer vermeiden lassen.

Besser zu tolerieren ist dagegen der Skilanglauf oder das Skiwandern. Allerdings sollten Sie sich hauptsächlich mithilfe der Beine vorwärtsbewegen, die Arme werden nur unterstützend eingesetzt. Die Lauf- und Bremstechnik können Sie in jeder Skilanglaufschule erlernen.

Wandern

Das Wandern ist uneingeschränkt zu empfehlen, da es wenig gelenkbelastend und verletzungsträchtig ist und auch Menschen in höherem Lebensalter anspricht. Zudem kann Wandern ein sehr erlebnisreicher Sport sein, weil in landschaftlich schöner Umgebung alle Sinne angeregt werden. Auch der gesellige Aspekt dieser Sportart ist positiv zu bewerten.

Wegen Brustkrebs operierte Frauen sollten auf einengende Kleidungsstücke (eng anliegende Bündchen an Handgelenken) verzichten. Ein nicht zu schwer gepackter kleiner Rucksack, mit gut gepolsterten breiten Trägern dient zum Einhängen der Daumen beim Gehen. Dadurch sammelt sich weniger Lymphe in Unterarmen und Händen an. Dies ist daran zu merken, dass die Finger nicht anschwellen. Aus besagtem Grund ist auf das Tragen von Schmuck (Ringe, Armbänder und Uhren) auf der betroffenen Seite zu verzichten. Es ist auch sinnvoll, die Arme gelegentlich über Schulter hoch zu heben und zu lockern, sowie immer mal wieder Pumpübungen durchzuführen.

Neben dem Tragen von gut sitzenden Wanderschuhen und adäquater Bekleidung ist bei dieser Sportart ein sicherer Sonnenschutz besonders wichtig. Nicht nur brustoperierte Frauen sollten die betroffene Armseite vor zu viel UV-Bestrahlung schützen. Ein Übermaß an Sonne wirkt hemmend auf das Immunsystem, fördert bösartige Hauttumoren und kann die Entstehung eines Armlymphödems bei Brustkrebspatientinnen begünstigen. Daher dürfen auch Kopfbedeckung und Sonnenbrille bei längeren Wanderungen nicht fehlen.

Walking
Unter Walking versteht man ein ausdauerndes sportliches Gehen, das sich wegen seiner geringen Gelenkbelastung als ausgezeichnete Ausdauersportart auch für ältere Menschen und für Menschen mit Beschwerden an den Gelenken der Beine und der Wirbelsäule eignet.

Im Gegensatz zum Dauerlauf befindet sich beim Walking immer ein Bein am Boden, wodurch sich eine geringere Stauchung der Wirbelsäule und eine Schonung der Beingelenke erklärt. Indem man die Schritte größer macht und schneller geht, bestimmt man selbst, wie sehr man sich belasten kann und will. Wer zusätzlich den Oberkörper belasten möchte, kann kleine Hanteln in den Händen tragen (Power-Walking). Dabei sollte man mit geringem Hantelgewicht (500 g) beginnen. Beim Nordic-Walking sorgen Walking-Stöcke für eine ganzheitliche Körperbelastung. An Brustkrebs operierte Frauen sollten mit den beiden letztgenannten Walking-Techniken sehr behutsam beginnen, um Überlastungen zu vermeiden.

Dauerlauf
Der Dauerlauf oder auch Jogging ist eine einfache und effektive Form des Ausdauertrainings, bei dem nicht nur Herz, Kreislauf und Atmung, sondern auch das Immunsystem trainiert werden. Am einfachsten kann das Laufen erlernt werden, indem sich Interessierte einem sogenannten Lauftreff eines Sportvereins anschließen, in dem es unterschiedliche Leistungsgruppen gibt. Die Lauftreffleiter geben Hinweise zum richtigen Laufstil, zum Schuhwerk und führen die Gymnastik durch.

Wer das Dauerlaufen alleine trainieren möchte, sollte zunächst ein sehr langsames Tempo wählen, bei dem es möglich ist, sich während des Laufens bequem zu unterhalten. Zunächst können die Dauerlaufphasen mit Phasen zügigen Gehens abwechseln. Mit zunehmender Ausdauerfähigkeit werden die Gehphasen zugunsten der Laufzeit verkürzt.

Übersicht über Sportarten, die für bestimmte Krebserkrankungen geeignet oder ungeeignet sind

Sportart	Mamma-karzinom	Kehlkopf/ Stomaträger	Darmkrebs/ Stomaträger	Ältere/ Ungeübte
Wassergymnastik	ja	nein	ja	ja
Brustschwimmen	ja	nur mit Schnorchel	ja	ja
Kraulschwimmen	ja	nur mit Schnorchel	ja	nein
Rückenkraulschwimmen	ja	nur mit Schnorchel	ja	nein
Rückenschwimmen	ja	nur mir Schnorchel	ja	ja
Aquajogging	ja	nein	mit Einschränkung ja	ja
große Ballsportspiele: Handball, Basketball, Fußball, Volleyball	nein	nein	nein	nein
	jedoch können alle Sportspiele abgewandelt, auf breitensportliche Art betrieben werden (z. B. im kleineren Spielfeld, mit leichteren Bällen, mit abgewandelten Regeln usw.)			
Rückschlagspiele	nur breitensportlich			
Kampfsportarten	nein	nein	nein	nein
Tai-Chi, Qi-Gong	ja	ja	ja	ja
Wandern	ja	bei passender Distanz	ja	ja
Walking	ja	ja	ja	ja
Dauerlauf	ja	nein	ja	mit Einschränkung
Skilanglauf	ja	nein	ja	ja
Gymnastik	ja	ja	ja	ja
Aerobic	nur breitensportlich			

Sauna

Regelmäßige Saunabesuche stärken die Gesundheit, denn der Wechsel zwischen Hitze und Abkühlung trainiert das Herz-Kreislaufsystem, aktiviert das Immunsystem und den Stoffwechsel und mindert den Alltagsstress. Dies gilt selbstverständlich auch für Krebspatientinnen und Krebspatienten nach abgeschlossener Akuttherapie (Operation, Chemo-, Strahlentherapie).

Achtung: Kein Saunabesuch während der akuten Therapie! Vereinzelte Chemotherapien beeinträchtigen das Herz-Kreislaufsystem. Zudem besteht in der Sauna erhöhte Infektionsgefahr durch das geschwächte Immunsystem.

Nach abgeschlossener Behandlung (ca. 10–12 Wochen nach Beendigung der akuten Therapie) muss jedoch kein Krebspatient auf das »Wohlfühlbad« verzichten. Saunabesuche sind grundsätzlich auch bei Dauertherapien (z. B. Hormon- oder Antikörpertherapien) erlaubt. Klären Sie aber immer mit Ihrem Arzt ab, ob ein Saunabesuch für Sie individuell unbedenklich ist! Bei Kombinationstherapien (z. B. Hormon- und Antikörpertherapie) sollten vor dem ersten Saunabesuch und später in regelmäßigen Abständen (optimal alle drei Monate) Herz-Kreislauffunktionen überprüft werden. Intakte Körperfunktionen schützen vor Komplikationen und machen den Saunabesuch zum Genuss.

Tipps

Damit Ihr Saunabesuch zum Wohlbefinden beiträgt, sollten Sie beachten:
- Die ersten Saunagänge in einer Dampfsauna oder bei Temperaturen von 50–70 °C durchführen (optimal ca. 2–3 Minuten). Dabei zunächst die unteren Bänke benutzen, da es dort am kühlsten ist.
- Angemessene Pausen einlegen (optimal nach jedem Saunabesuch etwa 30 Minuten).
- Bei regelmäßigen Saunabesuchen können die Temperatur (optimal nicht über 80 °C) und die Dauer (optimal ca. 15 Minuten) langsam gesteigert werden.
- Auf angemessene Abkühlung achten. Sie sollte gleichmäßig und nicht zu plötzlich erfolgen und an Armen und Beinen beginnen. Nach Brustoperationen auch den Arm der operierten Seite einbeziehen.

Sauna bei Lymphödem

Generell ist ein Saunabesuch (unter Beachtung der genannten Vorsichtsmaßnahmen) auch mit Lymphödem (z. B. nach Brustkrebsbehandlung) möglich. Bei auftretenden Schwellungen (z. B. im Arm), Schmerzen oder Schwindel sollte der Saunagang sofort abgebrochen werden! Der betroffene Arm sollt ausgestreckt, hochgelegt und gekühlt werden und gegebenenfalls sollte eine Kompressionsbandage angelegt werden.

Unterstützende Übungen

Gymnastik- und Sportübungen können und sollten Sie natürlich auch zu Hause weiterführen. Wir stellen Ihnen hier einige Übungen vor, die Sie bequem durchführen können und zu denen Sie auch keine aufwändigen Sportgeräte benötigen. Außerdem geben wir Ihnen Tipps zum Verhalten bei bestimmten Komplikationen wie etwa dem Lymphödem.

Übungen und Verhalten beim Lymphödem

Auch wenn sich die Operationstechniken in den vergangenen Jahren so weit verbessert haben, dass der »dicke Arm« (Lymphödem) nach einer Brustkrebsoperation immer seltener wird, gibt es doch keine Gewähr dafür, dass Sie nicht doch darunter leiden. Sie können jedoch einiges tun, um das Dickwerden des Armes zu verhindern oder in Grenzen zu halten.

Das Lymphödem kann entstehen, wenn durch die Operation die normalen Abflusswege der Lymphe unterbunden sind. Lymphe ist Gewebeflüssigkeit, die – ähnlich wie das Blut – in einem Kreislauf durch den Körper fließt. Wenn Sie Ihre Muskulatur sehr belasten, wird mehr Blut herangeführt und es fällt mehr Lymphflüssigkeit an, die wegen der durch die Operation teilweise zerstörten Abflüsse nur langsam abtransportiert werden kann. Die Flüssigkeit staut sich und drückt auf das umliegende Gewebe. Dort wird durch den Druck der Blutkreislauf gestört und das Gewebe leidet.

Der normale Transportmechanismus für die Lymphe ist die Muskelpumpe. Leichte Muskelarbeit drückt die Lymphgefäße zusammen und die darin befindliche Flüssigkeit weiter. Durch ventilartige Klappen in den Gefäßen wird die richtige Richtung vorgegeben – zum Herzen.

Die Muskelpumpe unterstützen

- Wenn der Arm hoch gelagert ist, schließen Sie die Faust und spannen die Armmuskulatur an.
- Diese Spannung halten Sie für 3–4 Sekunden, bevor Sie sie wieder lösen.
- Diesen Vorgang wiederholen Sie 7- bis 10-mal.
- Täglich können Sie diese Übung drei- oder viermal durchführen.

Achtung: Wenn Sie sie häufiger durchführen, geraten Sie wieder in den Bereich von zu viel Muskelarbeit. Achten Sie also stets auf die richtige Dosis. Das mag sich zunächst widersprüchlich anhören, aber es geht bei der Muskelarbeit in Ihrem Fall um das richtige Maß – nicht zu viel und nicht zu wenig.

Auf Folgendes sollten Sie bei einem Lymphödem achten

- Vermeiden Sie es, viel Muskelkraft mit dem Arm aufbringen zu müssen. Also heben oder tragen Sie nicht schwer.

- Leichte Bewegungen in Haushalt und Beruf und krankengymnastische Übungen sind hingegen gut gegen das Lymphödem.
- Lagern Sie den betroffenen Arm regelmäßig z. B. auf einem Kissen hoch, d. h. über das Niveau des Herzens. Dabei sollten Sie den gesamten Arm hoch lagern, nicht allein den Unterarm. Senkrechtes Hochstrecken des Arms ist eher ungünstig.
- Tragen Sie Taschen und Schultertaschen stets auf der gesunden Seite. Wenn Ihnen Schultertaschen auf der gesunden Seite jedoch Schmerzen verursachen, verzichten Sie lieber ganz auf sie.
- Ihre Kleidung darf keine engen Armausschnitte aufweisen. Auch der Träger des Büstenhalters und Schmuck (z. B. Ringe, Armreifen, Armbanduhren) dürfen nicht einschneidend und beengend sein. Eventuell kann der Büstenhalterträger unterpolstert werden.
- Vermeiden Sie große Hitze für den betroffenen Arm, wie z. B. heißes Baden, Sonnenbäder, langes Spülen, denn Wärme führt dazu, dass sich die Blut- und Lymphgefäße weit stellen und die Flüssigkeiten »versacken«. Auch Wechselbäder, also abwechselnd kalte und warme Anwendungen, haben diesen Effekt. Es erscheint logisch, dass kalte Wasseranwendungen Ihnen dann guttun. Das ist auch so, allerdings nur in einem bestimmten Maß: Die Armbäder sollten etwa 2 Minuten bei einer Wassertemperatur von 20 °C durchgeführt werden. Kältere Bäder lassen die Blutgefäße zu eng werden und verschlechtern die Versorgung. Außerdem kommt es bald als Reaktion auf die Kälte zu einer übergroßen Erwärmung, also ähnlich der Wirkung von Wechselbädern.
- Weil der Arm der operierten Seite insgesamt schlechter versorgt wird, müssen Sie sich besonders um ihn sorgen. Kleinere Verletzungen heilen nicht nur schlechter, sondern stellen auch ein größeres Risiko für Infektionen dar. Tragen Sie also oft Arbeitshandschuhe und seien Sie vorsichtig bei der Maniküre. Auch Blutentnahmen, insbesondere aber Injektionen, sollten möglichst an dem Arm der nicht operierten Seite durchgeführt werden. Ebenso sollen Blutdruckmessungen wegen der Manschette, die stark aufgepumpt wird, auf der gesunden Seite erfolgen.

Übungen bei Inkontinenz – Beckenbodengymnastik

Wenn Sie an der Prostata operiert wurden, kann es sein, dass Sie den Harn nicht mehr richtig halten können (Harninkontinenz), oder nach einer Darmoperation ergibt sich dieses Problem für den Stuhl (Stuhlinkontinenz). Oft bildet sich diese Störung nach einigen Wochen oder Monaten zurück. Sie kann jedoch auch dauerhaft bestehen bleiben, vor allem wenn man nicht früh genug mit geeigneten Übungen gegensteuert.

Bei einer Inkontinenz treten geringe Urin- oder Stuhlmengen unkontrolliert aus. Ursache dafür ist, dass der Verschlussmechanismus am Blasenausgang bzw. am After nicht mehr richtig funktioniert. Besonders wenn der Druck im Bauchraum erhöht ist wie beim Husten, Niesen und Pressen und bei bestimmten körperlichen Belastungen (z. B. schweres Heben), kann ungewollt Urin abgehen (Stress- oder Belastungsinkontinenz). Für die Inkontinenz ist die teilweise oder vollständige Schwäche der Beckenbodenmuskulatur verantwortlich. Wie auch bei anderen Muskeln können Sie hier durch Training einiges bewirken. Wesentlich dabei ist eine konsequente Beckenbodengymnastik.

Normalerweise erlernen Sie die Übungen unter Anleitung eines Krankengymnasten und führen sie dann später selbstständig aus.

Übungsbeispiel

Hier ein Beispiel für eine Übung im Rahmen der Beckenbodengymnastik:
- Suchen Sie sich einen Stuhl mit harter Sitzfläche.
- Setzen Sie sich auf das vordere Drittel.
- Erfassen Sie beidseits Ihre Hüftknochen.
- Kippen Sie nun das Becken vor und zurück. Sie bewegen sich also abwechselnd ins Hohlkreuz und in einen Rundrücken.
- Dabei spüren Sie deutlich die beiden Knochen (Sitzbeinhöcker), auf denen Sie sitzen.
- Kippen Sie das Becken nun nach rechts und links. Wieder spüren Sie die beiden Sitzbeinhöcker.
- Kreisen Sie jetzt mit dem Becken. Innerhalb dieses Kreises befindet sich die Beckenbodenmuskulatur. Es bewegt sich nur das Becken vor und zurück.
- Wenn Sie sich jetzt zu dieser Übung z. B. auf ein Kirschkernkissen setzen, spüren Sie Ihren Beckenbodenbereich noch deutlicher. Stellen Sie sich nun vor, dass Sie die Sitzbeinhöcker zusammenziehen und die Kirschkerne durch die Beckenbodenmuskulatur »hochziehen«. Wenn Sie diesen inneren Spannungsaufbau deutlich gespürt haben, sollten Sie dieses Gefühl mit in den Alltag nehmen und ganz bewusst in alltäglichen Situationen einsetzen, wie z. B. beim Heben, Bücken, Husten usw.
- Verbleiben Sie in dieser aufrecht sitzenden Position. Bewegen Sie sich mit dem ganzen Oberkörper auf den Sitzknochen vor und zurück und halten Sie den Rücken dabei gerade. Diese Bewegungen kräftigen Ihre Rücken- und Bauchmuskulatur. Wenn Sie jetzt in der Rückwärtsbewegung ganz bewusst ausatmen, stimulieren Sie durch die Spannung des Bauchs und den Sogeffekt des Zwerchfells die Beckenbodenmuskulatur.
- Verstärken Sie nun langsam Ihre Vor- und Rückwärtsbewegungen.

- In der Rückwärtsbewegung heben Sie nun abwechselnd die Beine vom Boden ab, was die Bauchmuskulatur zusätzlich fordert.
- Vergrößern Sie diesen Schwung so weit, dass das Gesäß den Kontakt zu dem Stuhl verliert. Sie können sich zu Beginn mit den Händen auf den Oberschenkeln abstützen. Denken Sie stets daran, weiterzuatmen, weil dies den stimulierenden Effekt auf die Beckenbodenmuskulatur ausmacht.
- Zur Erholung können Sie sich jetzt hinknien und vornüber auf den Unterarmen abstützen. In dieser Position unterstützen Zwerchfell und Schwerkraft deutlich die Bewegung des Beckenbodens.

Der Erfolg stellt sich erst nach 4–6 Wochen intensiven Trainings ein. Sie sollten dafür täglich einige Minuten Zeit erübrigen. Wichtig ist es, dass Sie auch danach konsequent weitertrainieren, denn wie andere Muskeln auch erschlafft die Beckenbodenmuskulatur wieder, wenn sie nicht eingesetzt wird.

Übung für zwischendurch

Betätigen Sie bei jeder Gelegenheit den Schließmuskel für den Darm und die Blase. Halten Sie die Spannung, während Sie bis 10 (oder weiter) zählen, und lassen Sie wieder los. Diese Übung können Sie bei jeder alltäglichen Gelegenheit durchführen.

Atemgymnastik

Wenn Sie z. B. durch eine Operation oder eine Bestrahlung einen Teil Ihrer Lungenfunktion eingebüßt haben, kann Ihnen die Atemgymnastik helfen, diesen Verlust auszugleichen oder zumindest zu lindern.

Wie jeder andere Muskel auch kann die Atemmuskulatur, d. h. das Zwerchfell und die Muskeln zwischen den Rippen, durch gezielte Übungen trainiert werden. Dadurch lässt sich das Lungenvolumen vergrößern und es kann tiefer und mehr eingeatmet werden. Um das Zwerchfell wirkungsvoll zu trainieren, muss jedoch immer »in den Bauch« geatmet werden.

Ein Sportler hat z. B. ein größeres Lungenvolumen als ein sportlich nur wenig aktiver Mensch. Untersuchungen an Ruderern ergaben ein Lungenvolumen von 8–9 Litern, womit diese Sportgruppe an der Spitze liegt. Radprofis kommen auf etwa 6 Liter. Da das normale Lungenvolumen eines gesunden, untrainierten Menschen bei 2,5–3 Litern liegt, wird schnell ersichtlich, welche Kapazität die Lunge hat, wenn sie nur richtig trainiert wird.

Übungsbeispiel

- Legen Sie sich auf eine relativ harte Unterlage, wie z. B. eine Gymnastikmatte.
- Legen Sie sich auf die nicht operierte Seite. Das untere Bein ist gestreckt und bildet eine gerade Linie mit dem

Körper. Das obere Bein ist gebeugt, wobei der Fuß hinter dem unteren Bein liegt. Das Knie befindet sich auf der Unterlage. Der Kopf liegt auf dem unteren Arm.
- Setzen Sie die Handfläche des oberen Arms mit angewinkeltem Unterarm in Höhe der Schulter auf.
- Atmen Sie dreimal hintereinander ein (ohne Gewalt), ohne zwischendurch wieder auszuatmen (»schnupfen«).
- Dann atmen Sie langsam wieder aus, wobei Sie die Lippen so schürzen, dass beinahe ein »Pups«-Geräusch entsteht. Diesen erhöhten Widerstand bei der Ausatmung bezeichnet man als Lippenbremse.
- Strecken Sie jetzt den oberen gestreckten Arm nach schräg, oben, vorne (diagonal). Die Handfläche liegt wieder auf.
- »Schnupfen« Sie wieder dreimal und strecken Sie dabei den Arm noch weiter vom Körper fort, während die Handfläche weiter aufliegt.
- Lockern Sie diese Spannung bei der Ausatmung wieder.
- Strecken Sie jetzt den oberen gestreckten Arm über den Kopf.
- »Schnupfen« Sie wieder dreimal und strecken Sie dabei den Arm noch weiter über den Kopf.
- Lockern Sie diese Spannung bei der Ausatmung wieder.
- Jetzt verfahren Sie nach diesem Schema auch mit der Streckung des Arms nach schräg, oben, hinten.
- Schließlich legen Sie die Hand des oberen Arms in den Nacken und dehnen den Arm dabei so weit wie möglich nach hinten, bevor Sie wie jetzt gewohnt »schnupfen« und ausatmen.

Seelische Bewältigung und Psychoonkologie

Unser Denken und Fühlen beeinflusst die Gesundheit und das Immunsystem. Die Verbindung zwischen Körper und Geist ist enger, als früher angenommen wurde.

Hormon-, Nerven- und Immunsystem hemmen oder fördern sich wechselseitig durch unterschiedliche spezifische Signalstoffe.

Es ist messbar, dass Freude, Lachen und eine positive Stimmungslage die Aktivität des Immunsystems stärken, während Trauer und Niedergeschlagenheit den gegenteiligen Effekt haben. Bei einer Krebserkrankung, die zunächst Angst, Trauer und Depression hervorrufen kann, droht ein Teufelskreis, da gerade jetzt die ganze Kraft der Abwehr benötigt wird.

Es konnte gezeigt werden, dass eine ausgeglichene seelische Balance Krankheitsverlauf und Lebensqualität positiv beeinflussen kann.

Menschen reagieren unterschiedlich auf Krebs

Eine Krebserkrankung wird nicht selten als schwere traumatische Lebenskrise empfunden. Ähnlich wie bei einem unvorhersehbaren Unglück befindet sich der vielleicht eben noch subjektiv gesunde Mensch plötzlich in einer lebensbedrohlichen Situation, die einen Kampf oder die Flucht scheinbar unmöglich machen. Begreift man die Diagnose mit all ihren Konsequenzen als Trauma, ergibt sich daraus die Möglichkeit einer gezielten Psychotherapie bzw. Beratung für den Betroffenen, wie sie auch für Menschen nach anderen schweren körperlichen oder psychischen Traumen (z. B. einem Unfall oder als Opfer eines Verbrechens) hilfreich sein kann.

Aber nicht alle krebskranken Menschen sind im klassischen Sinne »traumatisiert« und therapiebedürftig. Etwa ein Drittel aller Patienten ist nach einer kurzen Schockphase in der Lage, wieder das »alte Leben« aufzunehmen. Die Betroffenen leiden auch später nicht an seelischen Folgen ihrer Erkrankung.

Ein weiteres Drittel der Patienten schafft es mehr oder weniger gut, durch unbewusste Abwehrstrategien wie Verleugnung und Vermeidung ihr Leben relativ normal weiterzuführen, wenn keine zusätzlichen Belastungen hinzukommen. Leichte Depressionen, Abgeschlagenheit und Müdigkeit können noch relativ gut in das Leben integriert werden und behindern selten in besonderem Maße die Lebensqualität. Sie sind oft Teile des Überbleibsels »Ich hatte Krebs«.

Das letzte Drittel der Patienten schließlich behält oder bekommt oft noch bis zu Jahren nach der Krebserkrankung psychische Symptome wie etwa schwerere Depressionen, starke Abgeschlagenheit, Müdigkeit, Interesselosigkeit und Rückzug aus sozialen Bindungen mit Vereinsamung als Folge. Diese Patienten berichten über häufig wiederkehrende Erinnerungen, auf die sie keinen Einfluss haben (Flashbacks), Albträume, Übererregbarkeit und das Auftauchen von bruchstückhaften Erinnerungen an die Krebserkrankung (z. B. Gerüche, ein bestimmter Geschmack, Geräusche, Körperempfindungen). Ein Ergebnis ist häufig

Psychotherapie bei Krebs = Psychoonkologie

Die Psychoonkologie behandelt die Auswirkungen und Belastungen, die mit einer Krebserkrankung verbunden sind. Wichtige Themen in der Psychoonkologie sind die Frage nach einer psychischen Mitursache des Krebses und die Suche nach Faktoren in der Psyche und auch im sozialen Umfeld, die den Krankheitsverlauf positiv oder negativ beeinflussen. Dementsprechend gilt es dann, die eine Seite zu fördern und die andere zu beseitigen.

Nach der Diagnose treten rasch existenzielle Fragen auf wie z. B.:
- Was bedeutet es, mit dieser lebensbedrohlichen Krankheit konfrontiert zu sein?
- Wie kann ich diesen Schock verarbeiten?
- Wie verhalte ich mich auf dem Weg durch die Behandlungs- und Heilungszeit am besten zu mir selbst und zu meiner Umwelt?
- Welche Bewältigungsmechanismen stehen mir zur Verfügung?
- Welche Antwort gebe ich mir auf die Frage »Warum ich«?
- Wie kann ich mit meiner Todesangst leben?

ein zunehmendes Vermeidungsverhalten wie beispielsweise die Vermeidung notwendiger Kontrolluntersuchungen, oder es werden die Kontakte zu Freunden und Bekannten abgebrochen.

Die andauernde Übererregung führt zu einer inneren und äußeren Anspannung, die körperlich und psychisch anstrengend ist und auch in eine Erschöpfung münden kann. Es können daraus verschiedene körperliche Symptome entstehen, die auf die psychische Anspannung zurückzuführen sind (psychosomatische Störungen), wie z. B. anhaltende Schlafstörungen, Kopfschmerzen, muskuläre Verspannungen.

Brauchen Sie Unterstützung?

Unmittelbar nach dem Schockerlebnis der Diagnose Krebs sind die genannten Symptome »normal«. Bleiben sie jedoch länger als etwa einen Monat bestehen oder setzen erst viel später ein (auch Jahre danach), handelt es sich um behandlungsbedürftige Krankheitssymptome. Auch andere Beschwerden wie z. B. depressive Verstimmungen oder Schmerzzustände unklarer Herkunft sowie dauerhafte Erschöpfung ohne äußere Beanspruchung können noch Spätfolgen unbearbeiteter seelischer Probleme im Zusammenhang mit der Krebserkrankung sein und sollten angesprochen werden.

Das Erleben der Diagnose Krebs

So unterschiedlich wie die Menschen, so unterschiedlich sind auch ihre Bewältigungsstrategien, mit denen Lebenskrisen gemeistert werden. »Patentlösungen« zum Umgang mit der Diagnose gibt es genauso wenig wie »Wundertherapien« gegen die Erkrankung. Viel eher geht es darum, die eigenen Selbstheilungskräfte zu fördern und sie mithilfe von Familie, Freunden und Psychoonkologen für die Heilung zu nutzen.

Die Krebsdiagnose wird häufig als ein massives Trauma erlebt. Die schreckliche Bedeutung der möglichen Todesbedrohung, das unmittelbare Erleben der Todesnähe zerstört abrupt das Selbst- und Weltverständnis und desillusioniert radikal. Die Illusion des ewigen »Heilseins«, des eigenen körperlichen Unversehrtseins (Integrität) und der schier unbegrenzt erscheinenden Lebensperspektive wird schlagartig hinweggefegt. Das Verleugnen der eigenen Sterblichkeit und des Todes ist nicht mehr möglich. Der Tod wird plötzlich zu einer denkbaren und nahen Realität. Hoffnungslosigkeit, Ohnmacht, Panik und Depression drohen einen zu überfluten.

Der Mensch verfügt in solchen kritischen Lebenssituationen und im Erleben traumatischer Ereignisse über reflexartige Hilfs- und Schutzmechanismen, die zunächst einem Nachdenken, Innehalten und rationalem Entscheiden nicht einfach zugänglich sind. Die Psyche scheint beinahe selbstständig zu handeln und nutzt dabei die ihr gegebenen Möglichkeiten, das Trauma zu bewältigen (Bewältigungsstrategien). Diese Strategien sind für die Umwelt und mitunter auch für den Patienten selbst nicht immer gleich zu verstehen, z. B.: viel Schlaf, wenig Schlaf, viel Essen, wenig Essen, Schweigen, rastloses Arbeiten, hektische Betriebsamkeit.

Ingrid, 52 Jahre
»Ich habe gedacht, ich bin verrückt«

>> *Ich hörte die Diagnose »Sie haben Krebs«. Solange ich im Krankenhaus war, konnte ich damit relativ gut umgehen. Später, zu Hause, konnte ich die Normalität nicht aushalten. Plötzlich hatte ich ein unwirkliches Gefühl. Vielleicht ist alles auch nur ein Traum. Gleich wache ich auf, alles ist wie vorher, und dann bin auch ich wieder normal. Ich habe gedacht, ich bin verrückt. Ich habe mich nicht getraut, meinem Mann und meinen Freunden von meinen Gefühlen und Erinnerungen zu erzählen. Ich dachte, sie würden denken, dass ich verrückt geworden bin.* <<

Solange diese Strategien Sie nicht entkräften und Ihnen schaden, können sie dabei helfen, sich an besondere Lebensumstände anzupassen und das innere Gleichgewicht wiederzufinden.

Nicht selten wählt die Psyche jedoch die »falsche« Strategie. Die Folge kann z. B. sein, dass Sie sich verausgaben und so letztlich sich selbst schaden. Die Ursachen solcher »Fehlentscheidungen« sind meistens in der individuellen Lebensgeschichte zu finden. An diesem Punkt ist die Unterstützung durch eine traumapsychotherapeutische Begleitung hilfreich und sinnvoll, um neue heilsame Entscheidungsmöglichkeiten zu finden.

Beurteilung: Psychoonkologische Therapie

Körper und Psyche sind auf vielfältige Weise miteinander verbunden. Gedanken und Gefühle beeinflussen die körperlichen Reaktionen und umgekehrt.

Stress und Depression schwächen die Abwehr

Im Blickpunkt der aktuellen Forschung stehen die Natürlichen Killerzellen (NK-Zellen), die bei der Zerstörung von Krebszellen eine große Rolle spielen. Die bisherigen Untersuchungsergebnisse weisen darauf hin, dass sich auch das psychische Befinden auf den Aktivitätszustand dieser Zellen auswirkt.

Sowohl Stress als auch eine Depression scheinen die Aktivitäten dieser Zellen zu schwächen. Ob auf diese Weise Metastasierungen gefördert werden, wird noch erforscht.

Kann Psychotherapie das Leben verlängern?

Eine Untersuchung zeigte, dass Brustkrebspatientinnen, die an einer wöchentlichen Gruppentherapie teilnahmen, doppelt so lange überlebten wie Patientinnen ohne psychotherapeutische Begleitung. Ein anderer Untersucher widersprach dem Ergebnis jedoch und machte einen Fehler bei der Form und Auswertung der Untersuchung für das deutlich positive Resultat verantwortlich. Die Frage ist nicht endgültig geklärt.

Auch Untersuchungen über eine Veränderung der Bewältigungsstrategien bei Krebs und eine damit verbundene verlängerte Überlebenszeit oder verbesserte Heilungschancen bieten noch kein einheiliges Bild. Bei Patientinnen, die an einer Gruppentherapie teilnahmen, ließ einer Studie zufolge das Angst- und Depressionsverhalten nach, während das Ärgerverhalten zunahm. Nach fünf bis sechs Jahren zeigte sich, dass diese Gruppe länger als die unbehandelte Kontrollgruppe lebte und dass die Gruppenteilnehmerinnen ihr neues Verhalten beibehalten hatten. Die verlängerte Überlebenszeit resultierte offensichtlich aus der aktiven Krankheitsbewältigung, aus der Auseinandersetzung mit der Erkrankung und aus der guten (aktiven) Mitarbeit, nicht aber aus der Zunahme der Aktivität der NK-Zellen.

Aktive Krankheitsbewältigung wirkt positiv

Diese Studie veranschaulicht die Komplexität des Zusammenspiels von Körper und Psyche. Eine Änderung der psychischen Einstellung, wie z. B. Verminderung von Angst und Depression und das Ansteigen des Aggressionsverhaltens, hatten zwar auf zellulärer Ebene zu keiner messbaren Veränderung geführt, aber die Lebenszeit verlängert und die Lebensqualität verbessert.

Der Einfluss psychologischer Faktoren auf die Überlebenszeit wird auch im Rahmen der Zusammenarbeit zwischen Arzt und Patient deutlich. Wenn der Patient gut mitarbeitet, verlaufen die notwendigen medizinischen Behandlungen und auch die psychologische Kooperation zwischen den beiden »Behandlern«, Arzt und Patient, besser.

Fazit

Man kann also noch nicht völlig sicher davon ausgehen, dass eine psychoonkologische Behandlung den Krankheitsverlauf beeinflusst. Sicher ist jedoch, dass sie einen eindeutigen Einfluss darauf hat, wie man als Patient die Krankheit erlebt und wie man versucht, sie zu bewältigen.

Bewältigungsanforderung an Krebskranke

Ein krebskranker Patient sieht sich mit ganz verschiedenen schweren Belastungen konfrontiert. Neben dem Schock, sich plötzlich mit dem Sterben und dem Tod auseinandersetzen zu müssen, Todesangst zu erleiden und körperlich geschwächt zu sein, findet man sich bald in einer Reihe neuer und nicht frei gewählter Beziehungen wieder. So ist man selbst plötzlich abhängig vom Arzt, von der Schwester, den Angehörigen usw. Neben der Unsicherheit, der Angst und den vielen offenen Fragen ist man so gezwungen, Vertrauen in diese neuen Beziehungen, in medizinische Therapien, in die Operateure usw. zu setzen. Als Patient reagiert man auf diese hohen Anforderungen unterschiedlich und auch der einzelne Patient verhält sich nicht immer gleich: mal sich vertrauend überlassen können, dann erstarrt sein und alles über sich ergehen lassen, in Depression und Verzweiflung versinken oder kämpferisch-aggressiv agieren. Oft wechseln diese Stimmungslagen rasch einander ab, was für die Betroffenen selbst und auch für ihre Umwelt verwirrend sein kann.

Die Diagnose Krebs wird meist als Todesurteil empfunden. Die sonst durchaus sinnvolle Verleugnung der menschlichen Sterblichkeit ist bei Krebspatienten nur schwer möglich. Plötzlich ist das »Sterbenmüssen« zur Realität geworden. Auch wenn die Krebserkrankung überwunden ist, leiden viele ehemalige Krebspatienten noch jahrelang an angstbesetzten Wiederholungsträumen oder körperlichen Reaktionen. Immer wieder taucht das letztlich nicht überwundene Krebstrauma auf und der traumatische Bewältigungsprozess beginnt erneut – das Trauma war nur unzureichend integriert.

Ebenso belastet die Tatsache der körperlichen Verletzung, der Verlust der körperlichen Integrität sehr stark. Die konkreten körperlichen Beeinträchtigungen wie etwa Schmerzen, Lymphödeme, Narben, Verlust von Körperteilen, Müdigkeit, Übelkeit, Geruchsempfindlichkeit usw. wecken immer wieder die Erinnerung an die Erkrankung.

Man ist unfreiwillig abhängig und auf andere Menschen angewiesen. Diese Erfahrung ruft zusammen mit Medikamenten, Prothesen u. Ä. unterschiedlichste, teils auch widersprüchliche Gefühle hervor. Von »Ich brauche nichts und niemanden«, bei gleichzeitig hohem Bedürfnis nach Geborgenheit und Zuwendung bis hin zu ständigen Forderungen nach mehr Aufmerksamkeit und der Idee »Ich tue etwas für mich« sind alle Reaktionen möglich. Oft liegt der Ursprung dieser Verhaltensweisen in einem Gefühl der Enttäuschung über sich selbst und in der Wut auf die »Gesunden«. »Ich war so bitter enttäuscht über mein Versagen. Mein Körper hat versagt und ich versage, obwohl ich doch immer so stark war und alles alleine regeln wollte.« Es kommt zur

»Ent-Täuschung«, zur Desillusionierung über sich selbst (das Eigenbild) und den eigenen Lebensentwurf. Einsicht und Zustimmung können mit Wut, Zorn und Auflehnung wechseln. Oft hat man Angst, sozial isoliert, ausgegrenzt, stigmatisiert und allein gelassen zu werden. Man traut sich nicht, die unguten, zweifelnden und bedürftigen Wünsche, Gedanken und Gefühle zu äußern oder gar einzufordern.

Petra, 58 Jahre

»Ich gehöre nicht mehr dazu«

>> *Ich habe die Unsicherheit meiner Familie und meiner Freunde gespürt. Niemand sprach mit mir über meine Krankheit. Alles, was damit zu tun hatte, wurde tabuisiert. Mein Haarausfall wurde genauso ignoriert wie meine starke Gewichtsabnahme. Ich wurde nur noch schnell und vorsichtig umarmt und ich überlegte, ob sie sich vor Ansteckung fürchteten oder ob sie Angst hatten, mich zu zerbrechen oder mir weh zu tun. Ich konnte über vieles nicht reden und die anderen auch nicht. Was blieb, war panische Angst, die anderen könnten mich alleine lassen – ich gehöre nicht mehr dazu. Ich habe mich zusammen gerissen. Irgendwann schlug die Angst um in Wut, dann in Trauer und jetzt fühle ich mich nur noch alleine und achte darauf, niemandem zur Last zu fallen.* <<

Das Selbstwertgefühl und die soziale Identität werden ebenfalls nachhaltig infrage gestellt. Neben der Bewältigung der bisher genannten Faktoren muss die berufliche Perspektive neu überdacht werden und eine Auseinandersetzung mit der Belastbarkeit in Familie und Alltag erfolgen. Aufmunterungsversuche werden oft als Überforderung verstanden, Ignoranz oft als Verstärkung der Tabuisierung und Isolierung.

Etwa 25 Prozent der Krebskranken leiden an Depressionen, Niedergeschlagenheit, Hoffnungslosigkeit und Mutlosigkeit sowie an dem Verlust von Lebensfreude, Energie und Interessen. Hinzu kommen körperliche Symptome wie Müdigkeit, Appetitlosigkeit und Abgeschlagenheit, die Folge der Erkrankung oder der medizinischen Therapie sein können. Hier muss allerdings unterschieden werden zwischen der Depression und einer angemessenen und normalen Trauerreaktion.

Ebenso wie nicht alle Krebskranke Depressionen entwickeln, müssen Krebskranke nicht unbedingt trauern. Mit Abschluss der Trauerarbeit, der Neugestaltung des Lebensentwurfs und des Lebenssinns ist das Trauma Krebs überwunden und integriert.

Wie »funktioniert« ein Trauma?

Ein Trauma und seine Verarbeitung kann in drei wesentliche Phasen eingeteilt werden: Schockphase (Seite 90), Einwirkungsphase (Seite 90) und Erholungsphase (Seite 90).

Schockphase

In dieser Phase ereignet sich das Trauma. Bei manchen Betroffenen ist es die Diagnose, die sie vom Arzt mitgeteilt bekommen, bei anderen die anstehende Operation und die Frage, ob z. B. die Brust abgenommen werden muss. Zunächst mobilisiert die Seele die Hilfs- und Schutzprogramme unter Nutzung aller Kraftreserven: Neurohormone bewirken, dass – zumindest kurzfristig – keine Schmerzen verspürt werden. Die Muskeln sind angespannt, die Atmung ist schnell und flach, das Herz rast, die Finger werden kühl – dies alles sind Zeichen einer Alarmreaktion. Die Wahrnehmung von Zeit und Raum kann sich verändern, manchmal auch die Selbstwahrnehmung. Die Zeit wird als »rasend« oder »wie in Zeitlupe erlebt«, Geräusche oder Stimmen werden als besonders laut, besonders leise oder als gar nicht vorhanden erlebt. Manche Menschen treten gewissermaßen aus ihrem Körper heraus und erleben sich als äußerer Beobachter ihrer selbst. Andere erzählen von einer Wahrnehmung wie »in einem bösen Traum«. Diese Phase kann bis zu einer Woche andauern.

Einwirkungsphase

Sie schließt sich an die Schockphase an. Die Betroffenen sind innerlich zwar ruhiger geworden, aber ganz und gar mit dem Trauma oder seinen Folgen beschäftigt. Viele Betroffene entwickeln eine geradezu zwanghafte Vorstellung, sich immer wieder über ihre Erkrankung unterhalten zu müssen. Es erleichtert sie, nicht untätig zu sein, sondern auf diesem Weg nach einer Lösung zu suchen. Andere ziehen sich zurück, sind verzweifelt und fühlen sich hoffnungslos und ohnmächtig. Nicht selten treten depressive Symptome hinzu, wie Schlaflosigkeit, häufiges Weinen, Appetitlosigkeit und starke Selbstzweifel. Man fragt sich immer wieder, wie der eigene Körper sich gegen sich selbst wenden konnte und verliert das Vertrauen in diejenigen, die helfen können oder sollen. In dieser Zeit kann auch eine Art »Überwachheit« auftreten, ein Versuch der Psyche, alles zu kontrollieren, was mit einem selbst geschieht. Zudem erlebt man oft großen Ärger auf die Ärzte oder Angehörigen, die in Wutanfällen und heftigen Anklagen gegen diese, manchmal gegen sich selbst, münden können. Gedächtnisstörungen, Konzentrationsschwäche, Albträume und Nachhallerinnerungen können hinzukommen.

Erholungsphase

Diese Phase tritt nach etwa 14 Tagen, manchmal aber auch erst nach mehreren Wochen auf. Kommen zu der erlebten traumatischen Situation weitere belastende Umstände hinzu, verzögert sich die Erholungsphase oder bleibt sogar ganz aus. In günstigen Fällen sinkt in dieser Phase die Dauererregung und nicht jeder Gedanke an das Ereignis löst den vollständigen Schrecken wieder aus. Das Interesse am Leben kehrt zurück und Zukunftspläne werden geschmiedet. Dies ist auch der Zeitpunkt, an dem die meisten Patienten zu kämpfen beginnen und sich nicht unterkriegen lassen wollen. Noch immer ist das Ereignis von großer Bedeutung und es kann lange dauern, bis die Erkrankung wieder in den Hintergrund tritt.

Für viele sind der Krebs und das Trauma Gründe, sich mit dem bisherigen Leben zu beschäftigen. Fragen nach eigenen Versäumnissen tauchen auf:
- Was habe ich falsch gemacht, was kann ich in Zukunft vielleicht besser machen?
- Was muss ich in den nächsten Tagen, Monaten oder Jahren berücksichtigen?
- Muss ich meine persönliche Zukunft vielleicht neu überdenken und neu planen?

Für solche Fragen muss jedoch genügend Kraft vorhanden sein. Deshalb ist es wichtig, das Trauma zu bewältigen.

Wenn Sie betroffen sind und die hier genannten Anzeichen an sich entdecken, hat sich die Erholungsphase angekündigt und Sie haben bereits den ersten Schritt zur Bewältigung des Traumas gemacht.

Was kann ich tun, wenn die Erholungsphase ausbleibt?

Viele an Krebs erkrankte Menschen erholen sich nicht so rasch von diesem Schock. In vielen Fällen werden mit der Krebserkrankung Lebensplanungen durchkreuzt und sie werden immer wieder daran erinnert, dass »es nicht mehr so ist wie früher«. Nach einer Operation müssen sie Ihre Kräfte schonen, der Haushalt geht z. B. nicht mehr so gut voran wie früher. Das Fensterwischen bereitet Schmerzen, weil der Arm zu sehr belastet wird, vielleicht staut sich die Lymphflüssigkeit und lässt den Arm anschwellen. Möglicherweise hat die Konzentrationsfähigkeit nachgelassen, was in manchen Berufen schwerwiegende Konsequenzen haben kann.

Es gibt keinen festen Zeitplan für die Heilung eines Traumas. Allerdings kann der Zeitpunkt gekommen sein, an dem Sie sich fachliche Hilfe holen sollten, denn wenn die Traumasymptome länger als vier Wochen bestehen bleiben oder immer wiederkehren, ist es wahrscheinlich, dass der Selbstheilungsprozess blockiert ist.

Verlauf der psychoonkologischen Traumatherapie?

In der Schockphase (erste Phase) sollten Sie sich bereits am Krankenbett psychoonkologisch begleiten lassen (wenn möglich von der Diagnosestellung an).

Erste Anlaufstelle ist das Krankenhaus selbst (z. B. das Brustzentrum). Hier sollte vor der Aufnahme angefragt werden, ob eine psychoonkologische Betreuung von entsprechend ausgebildeten Fachkräften angeboten wird.

Beruhigung und Trost

Je nachdem wie groß Ihr persönliches Bedürfnis nach Informationen, Besprechung der Diagnose und Erläuterungen zum weiteren Behandlungsprozess ist, vermittelt Ihnen der Psychoonkologe Techniken zur Selbstberuhigung und Selbsttröstung. Sie können Übungen erlernen, mit deren Hilfe Sie Ihre Gefühle und Erinnerungsbilder dosieren und sich selbst von ihnen distanzieren und »in Sicherheit bringen« können.

Bitte achten Sie darauf, dass Ihre Gefühle und Wünsche das Maß aller therapeutischen Interventionen bestimmen! Ein Zuviel an Information kann Ihnen Angst einflößen, Sie überfordern und verwirren. Vielleicht ist es Ihr Bedürfnis, eher vorsichtig und langsam Vertrauen in diese neue Beziehung zu fassen, die Beruhigung und den Trost in dieser Zweisamkeit zu erfahren und so an innerer Ruhe zu gewinnen. Scheuen Sie sich nicht, Ihre Vorstellungen zu äußern. Die Stabilität und das Vertrauen in diese Beziehung bilden den Grundstock für die Bearbeitung Ihrer belastenden Erkrankung.

Traumreisen und innere »Helfer«

In dieser Phase ist es sinnvoll, Bekanntschaft mit Methoden wie z. B. Tagträumen oder Traumreisen zu machen. Hierbei können Sie sich angenehm entspannen, Kräfte sammeln und innere »Helfer« für den anstehenden Heilungsprozess gewinnen.

Tagträume müssen nicht ausdrücklich erlernt werden. Ein wenig Training oder etwas Anleitung in einer ambulanten Therapieeinrichtung reichen in der Regel aus. Nehmen Sie sich etwas Zeit und stellen Sie sich z. B. den positiven Ausgang der Erkrankung oder eine schöne Umgebung vor. Träumen Sie einfach und entspannen Sie sich dabei.

Auseinandersetzung mit drängenden Fragen

Nach der Phase der Stabilisierung können Sie sich, unterstützt durch das therapeutische Gespräch, den Themen zuwenden, die Sie bedrängen, z. B. der Frage »Warum ich?«. Vielleicht tauchen Erinnerungs- und Gefühlsfetzen aus Ihrer Vergangenheit auf, die – bezogen auf Ihre Krebserkrankung – gemeinsam besprochen und eingeordnet werden können. Durch die aktive Beschäftigung mit den eigenen Gefühlen und Gedanken verändern sich die Selbstwahrnehmung. Gedanken, Gefühle, Beziehungen und das Verhältnis zu Ihrer beruflichen Tätigkeit werden deutlicher und bewusster wahrgenommen. Neue Bedürfnisse entstehen und auch Wünsche nach Veränderung, Ideen, eventuell auch Trauer, Abwendungen oder das Bedürfnis, von etwas oder jemandem Abschied zu nehmen.

Welche Gedanken und Verhaltensweisen sind heilsam für Sie?

Wenn eine Überflutung mit schrecklichen Gefühlen oder Bildern droht, können Sie »Ihre« Techniken einsetzen, um die Kontrolle zurückzugewinnen. Sie lernen Ihre eigenen Abwehrstrategien zum Selbstschutz kennen und erörtern mit Ihrem Therapeuten das Sinnvolle dieser Handlungen und Gedanken. Nach und nach können Sie auf diese Weise weniger hilfreiche Mechanismen gegen heilsamere austauschen und gewinnen somit an Kompetenz und Kontrolle. Aktiv gestalten Sie Ihre Behandlung und auch Ihre Selbstheilung.

Neben den therapeutischen Gesprächen können Sie immer wieder auf Ihre erlernten Techniken zurückgreifen, um sich zu stabilisieren, zu schützen und sich etwas Gutes zu tun. Die Therapie begleitet Sie in eine sichere und kompetente Neugestaltung Ihres Lebens. »Wie kann ich meinem Alltag, meinen Beziehungen, meiner Ehe, meiner Sexualität gerecht werden? Was kann ich nicht mehr, was gilt es zu verabschieden oder zu betrauern?« Für Fragen nach Ihrer Spiritualität ist in der Therapie Zeit und Raum. Gemeinsam mit Ihrem Therapeuten finden Sie Antworten und Lösungen, die Ihnen weiterhelfen.

> **Wichtig**
> Im Unterschied zu anderen Bezugspersonen ist die therapeutische Beziehung eine Verbindung, in der Sie keine Ressentiments und keine Strafe zu befürchten haben. Sie können sich hier mit Ihren negativen Gedanken und Gefühlen äußern, ohne bestraft oder alleingelassen zu werden. Ihr Therapeut ist nicht Ihr Freund, sondern Ihr professioneller Begleiter in einem schwierigen Lebensabschnitt.

Die Kontrolle zurückerlangen

Im Verlaufe der Therapie werden Sie die Erfahrung machen, dass Ihre inneren Bilder und Albträume an Kraft verlieren. Sie kontrollieren selbst, wann welche Bilder wie lange auftauchen. Sie werden vom Opfer zum Überlebenden und erleben, dass aus Ihrer Ohnmacht kompetentes Handeln entsteht. Im Rahmen der Trauerarbeit spüren Sie den Schmerz des Verlustes und lernen, ihn zu tragen.

Am Ende Ihrer erfolgreichen Therapie steht, dass Sie die Gedanken an Ihre Krebserkrankung nicht verleugnen und verdrängen müssen, sondern dass Sie sich kontrolliert erinnern können und über sich und Ihre Erfahrungen sprechen können, ohne dabei Angst vor überflutenden Gefühlen zu haben. Abschließend wird Ihr Therapeut mit Ihnen Maßnahmen besprechen, die Sie im Falle eines körperlichen oder seelischen »Rückfalls« anwenden können. Auch wenn Sie Ihre Therapie abgeschlossen haben, wird Ihr Therapeut Ihnen jederzeit weiterhin zur Verfügung stehen.

Körperpsychotherapien

Ihr Körper hat vielleicht Sehnsucht nach Berührung und körperlichen Empfindungen, die »guttun« und Ihre Heilung fördern. Neben Tai-Chi, Qi-Gong und Yoga können bei Verspannung und Schmerzen Akupunktur, Akupressur und sanfte Massagen unterstützend helfen. Fast alle körpertherapeutischen Verfahren nutzen Ihren Atem als Quelle von Lebensenergie. Sie lernen, mit Ihrem Atem eine Verbindung zwischen Körper und Geist herzustellen und Ihre Atemfunktion durch bestimmte Techniken zu verbessern. In Kombination mit bestimmten Bewegungsabläufen, wie sie in den erwähnten Verfahren vermittelt werden, stellen Sie eine aktive Verbindung zwischen Atem und Bewegung, Anspannung und Entspannung her.

Psychosoziale Unterstützung

Neben der psychoonkologischen Unterstützung stehen Ihnen diverse psychosoziale Unterstützungsmaßnahmen

Das Simonton-Training

Ob alleine oder in der Gruppe, körpertherapeutische Verfahren in Kombination mit Visualisierungs- oder Imaginationstechniken, wie sie z. B. in den Simonton-Gruppen angeboten werden, empfinden viele Betroffene als angenehm und nützlich. Weitere Informationen erhalten Sie über die im Anhang aufgeführten Fachverbände oder über www.simonton.de.
Simonton entwickelte die Technik der Imagination/Visualisierung. Sie unterstützt mithilfe der Vorstellungskraft Ihre körperliche Genesung und auch die Behandlungsmethoden. Es gibt noch weitere Techniken, durch die Heilungsressourcen in Ihnen selbst, wie z. B. Frieden, Zuversicht, Freude und Hoffnung, erschlossen werden können (siehe Service).

zur Verfügung. In den meisten Krankenhäusern gibt es eine psychosoziale Beratungsstelle, also zumeist eine Sozialarbeiterin, die Sie bei Fragen nach Reha-Maßnahmen, Schwerbehindertenanträgen usw. berät und Ihnen bei der Bearbeitung entsprechender Anträge hilft.

Darüber hinaus gibt es verschiedene Selbsthilfegruppen, in denen Betroffene

Seelische Bewältigung und Psychoonkologie

sich teils mit, teils ohne professionelle Leitung regelmäßig treffen, um sich auszutauschen und einander zu unterstützen. Sie sollten eine professionell geleitete Selbsthilfegruppe bevorzugen, um eine Re-Traumatisierung der Gruppenteilnehmer untereinander auszuschließen. Die Informationsweitergabe, das gemeinsame Einüben von Entspannungs- und Beruhigungsverfahren sind jedoch sinnvoll und unterstützen den Heilungsprozess. Achten Sie darauf, sich allen Situationen zu entziehen, die bei Ihnen unkontrollierbare Gefühle und Bilder hervorrufen.

Übungen, die Ihnen guttun

Körperliche Beruhigung
Die folgende Übung (frei nach Jeanne Achterberg, 1996) können Sie durchführen, um von einem Zustand der Übererregtheit in einen Zustand der Ruhe zu gelangen. Am besten sprechen Sie die Übung auf ein Band und hören sie mehrmals täglich an, jedoch keinesfalls während des Autofahrens oder wenn Sie sich auf sonstige Dinge konzentrieren müssen, die Ihre vollständige Aufmerksamkeit verlangen.

Zur Erläuterung: Das in der Übung erwähnte Adrenalin ist das Hormon, das in unserem Körper Stressreaktionen auslöst.

»Atmen Sie einige Male ein und aus und konzentrieren Sie sich auf Ihre Mitte.

Reisen Sie nun mit Ihrer entspannten Vorstellung zu den Adrenalin produzierenden Nebennieren, die sich am oberen Ende Ihrer Nieren befinden und wie kleine rosafarbene Hauben aussehen. Sie könnten sich vorstellen, dass jede dieser beiden Drüsen einen Hahn besitzt, ähnlich wie ein Wasserhahn. Dieser Hahn lässt sich auf- und zu drehen, um mehr oder weniger Adrenalin in den Körper fließen zu lassen. Machen Sie einen tiefen und langsamen Atemstoß und zeigen Sie so Ihrem Körper, dass er sich nun gefahrlos entspannen kann und es für ihn heilsam ist, sich zu entspannen.

Sehen Sie vor Ihrem inneren Auge, wie sich der Adrenalinhahn langsam schließt, ganz langsam, bis der Botenstoff nur noch langsam tropft ... tropf ... tropf ... tropf ... gerade so, wie er es für einen entspannten Rhythmus benötigt.

Spüren Sie, wie sich Ihr Körper erlaubt, ganz langsam zu entspannen, Ihr Atem ruhiger und langsamer wird, während Sie sich weiterhin in einem angenehmen und entspannten Zustand befinden. Sie fühlen, wie die Gesichtsmuskeln weich geworden sind und langsam alle Anspannung verschwindet, während Ihre Hände sich angenehm erwärmen.

Fühlen Sie den Zustand von Ruhe, der durch Ihren Körper fließt, während Sie die Kontrolle über Ihren inneren Raum gewinnen und sich darüber freuen, Ihre Reaktionen auf Ihre Gedanken so fein abstimmen zu können.

Und jedes Mal, wenn Sie diese Reise in Ihren Körper machen, wird es Ihnen gelingen, noch ruhiger und gelassener zu werden. Und wenn Sie mögen, können Sie jederzeit mit der Erinnerung an diesen angenehmen Zustand – ob Sie nun später allein sind oder in Gesellschaft – dieses Gefühl von innerer Ruhe und Kontrolle wieder hervorrufen.«

Fantasiereise an einen sicheren Ort

Manche Menschen müssen erst einige Hemmungen abbauen, um sich auf eine Fantasiereise zu begeben.

Die wichtigste Hemmung ist der Realitätssinn. Als Erwachsener ist man es gewohnt, nur noch Realitäten wahrzunehmen oder vorzufinden. Sich jedoch eine Fantasiewelt auszudenken und auszugestalten wie in Kindertagen, beherrschen Erwachsene oftmals nicht mehr so gut.

Konzentrieren Sie sich nun wieder auf diese Möglichkeit und entdecken Sie wieder die Kraft der Fantasie. Wenn es gelingt, gewinnen viele aus dieser Übung heraus einen Abstand auch zu den äußerst unangenehmen Erlebnissen und Erinnerungen des Traumas. Kommen die Erinnerungen wieder hoch, buchen Sie einfach Ihre Fantasiereise und machen Sie einen »Kurzurlaub«.

Setzen Sie sich bequem und möglichst entspannt auf einen Stuhl oder legen Sie sich bequem auf Ihr Bett. Wenn es Ihnen hilft, sich zu beruhigen, machen Sie eine Atem- oder auch Entspannungsübung.

Stellen Sie sich jetzt in Ihrer Fantasie einen Ort vor, an dem Sie sich vollkommen sicher und wohl fühlen. Dort gibt es keinen Menschen außer Ihnen. Niemand sonst hat Zutritt. Versetzen Sie sich innerlich an diesen Ort. Spüren Sie die Luft, die sich dort bewegt, nehmen Sie die Gerüche wahr. Erfreuen Sie sich an den Farben und genießen Sie einen angenehmen Geschmack. Geben Sie Ihrer Freude über den angenehmen Ort durch ein Lächeln Ausdruck.

Wenn Sie an Ihrem sicheren Ort angekommen sind, können Sie ihn noch weiter ausgestalten. Sie können ihn weiter gegen störende Einflüsse absichern. Sie können eine Höhle bauen, ein Haus oder auch die Landschaft verändern, bis alles optimal schön und sicher ist. Auch das Wetter können Sie bestimmen.

Verbleiben Sie nun, so lange Sie möchten und so lange es Ihnen angenehm ist, an Ihrem sicheren Ort. Erst wenn Sie sich genügend erfrischt und ausgeruht haben, geben Sie sich das Zeichen zum »Aufwachen«. Lassen Sie sich aber auch jetzt noch Zeit damit. Achten Sie auf Ihren eigenen Rhythmus und kehren Sie in Ihr Wachbewusstsein erst allmählich wieder in dem Tempo zurück, das Ihnen entspricht und Ihnen angenehm ist.

Manche Menschen können sehr gut mit Bildern arbeiten, andere eher mit Zahlen oder Worten. Beinahe alle Personen, die ein Trauma erlitten haben, versuchen sich abzulenken. Sie wollen nicht ständig an die traumatischen Ereignisse erinnert werden. Viele versuchen, »einfach nicht mehr daran zu denken«. Aber gelingt das auch? Versuchen Sie einmal eine kleine Gedankenübung: Stellen Sie sich einen großen roten Bären vor. Malen Sie sich sein Bild in Ihrer Vorstellung aus. Geben Sie sich jetzt selbst die Anweisung, nicht mehr an den roten Bären zu denken ... was Ihnen nicht gelingen wird. Sich vorzunehmen, an etwas Bestimmtes nicht zu denken, führt genau zum Gegenteil. Sie denken immer mehr daran.

Mein Körper und ich im Hier und Jetzt

Diese Übung stammt aus der Körperpsychotherapie. Sie können sie einsetzen, wenn Sie von negativen Gedanken gefangen sind und von Ihren Sorgen und Ängsten weg möchten. Gleichzeitig hat die Übung eine energetisierende Wirkung, d. h., dass Sie sich danach entspannter und erfrischt fühlen.

Die Übung wird im Stehen und nach Möglichkeit in bequemer Kleidung durchgeführt. Nehmen Sie sich etwa 15 Minuten Zeit und Ruhe.

Stellen Sie sich hin und nehmen eine aufrechte Haltung ein.

Atmen Sie einmal tief ein und aus.

Klopfen Sie mit der linken Hand leicht auf den Rücken Ihrer rechten Hand. Schauen sie sich dabei zu. Klopfen Sie weiter, den Unterarm entlang über den Oberarm, die Schulter, den Hals und übers Gesicht hoch zum Kopf und nun mit der anderen Hand auf der anderen Seite wieder bis zur linken Hand herunter.

Klopfen Sie dann mit beiden Händen auf Ihre Füße, die Beine nach oben entlang der Knie über die Oberschenkel auf den Po und soweit den Rücken hinauf, wie es geht. Dann wieder nach unten bis zum Po und über die Hüften nach vorne.

Klopfen Sie dort mit beiden Händen leicht über den Bauch und seitlich zu den Schultern nach oben und spüren Sie, dass Sie sich mit Ihrem Körper in einer sicheren Situation befinden.

Zupfen Sie noch einmal an der einen oder anderen Stelle des Körpers, die sich vielleicht noch nicht ganz in unserer jetzigen Zeit befindet.

Medikamente

Neben Sport, Ernährung und psychoonkologischer Unterstützung gibt es Medikamente, die komplementär zu einer Krebsstandardtherapie empfohlen werden.

Hierzu gehören u. a. Selen, eiweißspaltende Enzyme, bedarfsangepasste Vitamine und Spurenelemente sowie Extrakte aus Linsen, Mistel oder Cannabis. Jede dieser Substanzen wird bei Bedarf und mit unterschiedlichen Zielsetzungen verabreicht. So erhalten Selen und Linsenextrakt die Funktion von Haut und Schleimhäuten, Cannabisextrakte lindern Übelkeit und Erbrechen und wirken so einem ungewollten und oft sogar gefährlichen Gewichtsverlust entgegen, Enzyme wirken entzündungshemmend und abschwellend.

Selen

Selen ist ein lebensnotwendiges (essenzielles) Spurenelement, das dem Körper zugeführt werden muss. Selen hat im Stoffwechsel des menschlichen Körpers vielfältige Aufgaben. Verschiedene Enzyme funktionieren nur mit Selen, u. a. Enzyme, die freie Radikale unschädlich machen, das Gleichgewicht von Schilddrüsenhormonen regulieren oder Abwehrfunktionen stabilisieren.

Die Hauptquellen für Selen sind tierisches und pflanzliches Nahrungseiweiß (u. a. Fisch, Fleisch, Hülsenfrüchte, Weizen, Pilze, Nüsse). Die Konzentration des Selens in Nahrungsmitteln hängt u. a. von bestimmten Umweltbedingungen ab, z. B. der Schwermetallbelastung und Ansäuerung der Böden. Da die Böden in Mitteleuropa (also auch in Deutschland) durch Auswaschung, intensive landwirtschaftliche Nutzung und zunehmende Umweltbelastung arm an Selen sind, deckt die Aufnahme zwar den Bedarf, für eine Krebsvorbeugung oder Krebstherapieoptimierung ist sie aber nicht ausreichend.

In Deutschland nehmen die Menschen durchschnittlich 35 µg (Mikrogramm) Selen täglich auf, was im internationalen Vergleich wenig ist. Eindeutige Zeichen eines Selenmangels sind unter den in Deutschland üblichen Verzehrgewohnheiten nicht bekannt. Die Zufuhrwerte liegen allerdings im unteren Bereich der Empfehlung der DGE (Deutsche Gesellschaft für Ernährung), die für Erwachsene 30–70 µg pro Tag als Bedarf ansieht.

Selenmangel

Verschiedene Erkrankungen sind mit einem Selenmangel verbunden, wie z. B. eine allgemeine Schwächung des Immunsystems, Herz-Kreislauf-Erkrankungen, chronische Entzündungen des Magen-Darm-Traktes oder der Gelenke sowie Krebserkrankungen. Der Zusammenhang zwischen Selenmangel und diesen Erkrankungen besteht im Wesentlichen in einer erhöhten Belastung mit freien Radikalen bzw. reaktiven Sauerstoffverbindungen, die zu Zellschäden führen. So können freie Radikale das zelluläre Erbgut derart verändern, dass die Zellen ihr Wachstum nicht mehr kontrollieren können und zur Krebszelle entarten.

Zu einem Mangel an Selen kann es aus verschiedenen Gründen kommen:

- Unterversorgung infolge einseitiger oder selenarmer Ernährung
- bei künstlicher Ernährung
- in Schwangerschaft und Stillzeit
- bei Schwermetallbelastung
- bei Alkoholmissbrauch
- bei Dialyse
- bei verschiedenen Erkrankungen (wie etwa Tumorerkrankungen)

Selenvorkommen in ausgesuchten Nahrungsmitteln

Fisch	75 µg pro 100 g
Weizenvollkorn	35 µg pro 100 g
Eier	15–20 µg pro 100 g (ein Ei wiegt ca. 50 g)
Rind- und Schweinefleisch	10–35 µg pro 100 g

Selen und Krebs

Bereits bei der Krebsvorbeugung spielt Selen eine bedeutende Rolle, da es den Schutz vor freien Radikalen erhöht, das Immunsystem stärkt und bestimmte Krebs erregende Stoffe unschädlich macht.

Ursache für die Entstehung von freien Radikalen sind u. a. der Tumorstoffwechsel und die entzündlichen Prozesse, die bei Krebspatienten häufig sind. Auch Arzneimittel zur Krebsbekämpfung (Zytostatika) erzeugen verstärkt freie Radikale, weil diese auch aus abgetöteten

Zellen freigesetzt werden. Sie schädigen besonders Herz und Nieren. Die Gabe von Selen hilft dabei, diese freien Radikale zu neutralisieren und die damit verbundenen Nebenwirkungen der Therapie zu lindern.

Ähnliches gilt für die Strahlentherapie. Auch hier entstehen freie Radikale, die am Ort der Bestrahlung die Krebszellen abtöten sollen. Gelangen diese freien Radikale aber in gesunde Zellen, können sie diese schädigen.

Mehrere Studien haben gezeigt, dass die rechtzeitige Gabe von Natriumselenit als Ergänzung zu physikalischen Maßnahmen die Entwicklung und den Verlauf eines Lymphödems günstig beeinflusst sowie entzündliche Komplikationen erheblich reduziert. Auf dieser Grundlage wurde die Gabe von Natriumselenit in die onkologische Basistherapie integriert. Natriumselenit ist demnach in bestimmten Phasen der Krebserkrankung und deren Therapie als wirksamkeitsgeprüfte Maßnahme empfehlenswert.

Fazit
Die vorbeugende Wirkung normaler Selenblutwerte konnte in klinischen Studien für Brust-, Prostata-, Speiseröhren- und Magenkrebs aufgezeigt werden. Nachgewiesene Selenmangelzustände sollten durch bedarfsangepasste Selengaben ausgeglichen werden. Zur Natriumselenit-Therapie als komplementärer Maßnahme während Chemo- und Strahlentherapie liegen kontrollierte klinische Studien vor, die den Wirksamkeitsnachweis belegen.

Selendosierungen in den verschiedenen Phasen der Erkrankung

Erkrankungsphase	Selendosierung
Prävention	über die Nahrung bei Bedarf 100–300 µg/Tag Natriumselenit (Tabletten oder Trinkampullen)
präoperative Phase	100–300 µg Natriumselenit pro Tag (Tabletten oder Trinkampullen)
am Operationstag	300–1000 µg Natriumselenit als Infusion
während einer Chemo-/Strahlentherapie	300–1000 µg Natriumselenit pro Tag (Tabletten oder Trinkampullen)
Nachsorgephase	über die Nahrung bei Bedarf 100–300 µg/Tag als Natriumselenit (Tabletten oder Trinkampullen)

Die aktuelle interdiziplinäre S3-Leitlinie für die Diagnostik, Therapie und Nachsorge des Mammakarzinoms konstatiert bezüglich der komplementären Selentherapie:
- Verbesserung der Verträglichkeit von Chemo- und Strahlentherapie
- keine Abschwächung der Wirkung antitumoraler Therapien
- kurzfristig auch hochdosierter Einsatz ohne Nebenwirkungen

Bei einer Krebserkrankung sollte Selen (in Form von Natriumselenit) wegen des erhöhten Bedarfs in der akuten Therapiephase verabreicht werden, in der Nachsorgephase insbesondere dann, wenn ein Selenmangel vorliegt.

Krebspatienten weisen niedrigere Blutselenwerte auf als Gesunde. Dies deutet auf einen erhöhten Selenverbrauch hin.

Selenpräparate

Selenpräparate gibt es in zwei Variationen: mit organisch und anorganisch gebundenem Selen. Präparate mit organisch gebundenem Selen enthalten Selen an die Aminosäuren Methionin oder Cystein (Selenomethionin, Selenocystein) oder an Hefe (Selenhefe) gebunden.

Mit organisch gebundenem Selen, können beispielsweise Mangelzustände ausgeglichen werden. Selenomethionin hat den Nachteil, dass es in Körpereiweiß anstelle der Aminosäure Methionin unspezifisch eingebaut wird. Diese Eiweiße werden über die Zeit vom Körper immer wieder um- und abgebaut, sodass Selen aus diesem »Selenpool« (Selenspeicher) über eine lange Zeit zur Verfügung steht und in das Blut abgegeben wird. Das Bundesinstitut für Risikobewertung hat daher Vorbehalte gegen die Anwendung von Selenomethionin geäußert, da zu befürchten sei, dass teils sehr hohe, gesundheitlich bedenkliche Selenblutspiegel entstehen könnten. Selenocystein wird hingegen nicht anstelle von Cystein in Eiweiße eingebaut – bildet also auch keinen »Selenpool« und es steht nicht zu befürchten, dass es zu sehr stark schwankenden oder zu hohen Blutspiegeln kommen kann.

Bei den Selenhefe-Präparaten können die Selenkonzentrationen oft nicht genau angegeben werden, da die Aufnahme von Selen durch die Hefen während der Herstellung dieser Produkte nicht beeinflusst werden kann. Die Selenkonzentrationen in Selenhefe unterliegen daher gewissen Schwankungen.

Bei Präparaten mit anorganischem Selen ist das Selen in der Regel an Natrium gebunden (Natriumselenit). Natriumselenit hat den Vorteil, dass das in ihm vorhandene Selen leichter und direkt vom Körper verwertet werden kann und direkt den spezifischen Selenoproteinen (unter anderem auch als Radikalenfänger) zur Verfügung steht. Außerdem sind die in der Apotheke erhältlichen Produkte standardisiert: Die enthaltene Selenmenge ist klar definiert und wird weder unter- noch überschritten. Für therapeutische Anwendungen wird daher derzeit Selen als Natriumselenit bevorzugt.

Was Sie bei der Einnahme beachten sollten

Bei der Einnahme von Selenpräparaten sollten Sie folgende Punkte beachten:

- Wenn Sie langfristig (organische) Selenocystein- oder Selenhefe-Präparate zur Nahrungsergänzung einnehmen, sollte die Dosierung 100 µg pro Tag nicht überschreiten.
- Nehmen Sie Natriumselenit-Präparate nicht zusammen mit Vitamin-C-haltigen Präparaten, Speisen oder Getränken ein. Das Natriumselenit wird durch Vitamin C in eine für den Organismus nicht verwertbare Form umgewandelt. Aus diesem Grunde sollte zwischen der Aufnahme von Natriumselenit und Vitamin C mindestens eine Stunde Abstand eingehalten werden. Am besten nehmen Sie das Präparat gleich morgens nach dem Wachwerden, wenn Ihr Tagesablauf einen einstündigen Abstand z. B. zu Vitamin-C-haltigen Frühstücksgetränken erlaubt.
- Eine Überdosierung von Selen, insbesondere von Natriumselenit, ist äußerst selten und tritt nur bei nicht vorschriftsmäßiger Anwendung auf. Anzeichen, die auf eine akute Überdosierung hinweisen sind u. a. knoblauchartiger Atemgeruch, Übelkeit, Durchfall und Bauchschmerzen. In diesem Fall muss das Selenpräparat sofort abgesetzt werden. Konsultieren Sie dann Ihren Hausarzt.

Auswahl von Selenpräparaten (Natriumselenit) zur komplementärmedizinischen Anwendung (Rote Liste 2013)

Produktname (Hersteller)	Darreichungsform	enthaltene Selendosis
Cefasel® (Cefak)	Tabletten	50, 100, 300 µg
selen-loges® (Dr. Loges)	Tabletten	50, 100, 300 µg
selenase® (biosyn)	Tabletten	50, 100, 300 µg
Cefasel® (Cefak)	Trinkampullen	100 µg
selen-loges® (Dr. Loges)	Trinkampullen	100 µg
selenase® (biosyn)	Trinkampullen	50, 100, 500 µg

Beurteilung: Selen

Wenn Selen in der anorganischen Form als Natriumselenit aufgenommen wird, kann es freie Radikale neutralisieren und so gesunde Zellen schützen, ohne die Tumortherapie abzuschwächen. Die Wirksamkeit einer Chemo- und Strahlentherapie wird durch Gabe von Natriumselenit also nicht reduziert, sondern verstärkt, was in mehreren experimentellen Versuchsanordnungen und in klinischen Studien eindeutig nachgewiesen wurde.

Durch eine Natriumselenitgabe wird im Bedarfsfall der Selenspiegel normalisiert und schafft damit optimale Voraussetzungen, um gesundheitsgefährdenden oxidativen Stress zu neutralisieren. Auch eine Operation versetzt den Körper in einen massiven oxidativen Stress, der eine Natriumselenitgabe sinnvoll macht. Ebenso ist z. B. ein nach einer Operation entstandenes Lymphödem mit seinen veränderten Stoffwechselprozessen ein Herd für freie Radikale, deren Entstehung es einzudämmen gilt.

Proteolytische Enzyme

Nahezu alle Stoffwechselprozesse im Körper werden von Enzymen gesteuert. Proteolytische (= eiweißspaltende) Enzyme sind dazu da, Eiweißmoleküle zu spalten und umzubauen, um sie zu aktivieren oder zu inaktivieren, je nachdem, was der Körper gerade benötigt. Enzyme, die Eiweiße auf diese Weise beeinflussen, nennt man Proteasen oder auch proteolytische Enzyme.

Die Verabreichung von proteolytischen Enzymen (= systemische Enzymtherapie) hat ihren Ursprung in der Naturheilkunde und kann, je nach Kulturkreis, auf jahrtausendealte Traditionen zurückblicken. Proteasen steuern viele Prozesse, wie z. B.:
- die Blutgerinnung oder auch deren Hemmung,
- die Auflösung von Blutgerinnseln,
- den Auf- und Abbau von Molekülen, die das Zusammenspiel von Zellen regeln.

Proteolytische Enzyme und Krebs

Eine wichtige Funktion der Proteasen ist, dass sie auf das Immunsystem einwirken können. Vor etwa 40 Jahren entwickelte Max Wolf für die Krebsbehandlung das Konzept der systemischen Enzymtherapie. Grundlage war die Beobachtung, dass das Blutserum von Krebspatienten die Tumorzellen nicht ausreichend abtöten konnte. Als man erkannte, dass mit zunehmendem Lebensalter Krebserkrankungen häufiger werden und gleichzeitig die Produktion und Aktivität von Enzymen z. B. der Bauchspeicheldrüse, aber auch von Enzymen im Blutserum nachlässt, überlegte Wolf, ob er nicht proteolytische Enzymgemische verabreichen könne, um dadurch die Tumorzellen abtötende Kraft des Serums wiederherzustellen.

Erste Untersuchungen im Labor zeigten, dass eine systemische Enzymtherapie die Tumoren langsamer wachsen ließ und dass sich die Tumorzellen abtötende Aktivität des Serums wieder normalisierte. Damals wurde auch die Rolle der proteolytischen Enzyme bei der Blutgerinnung aufgeklärt. Die Ansiedlung von Metastasen (Tochtergeschwülsten) erklärte man sich über die Klebrigkeit der Tumorzellen, die die Fähigkeit haben, sich in anderen Organen anzusiedeln und der Überwachung durch das Immunsystem zu entgehen.

Andere Studien ergaben, dass Tumorzellen Faktoren freisetzen, die das Immunsystem blockieren. Normalerweise heften sich Antikörper, die von unserem Immunsystem zur Abwehr fremdartiger Zellen produziert werden, an die Oberflächenstrukturen von Tumorzellen an und markieren sie auf diese Weise. Die Abwehrzellen folgen dann dieser Markierung und eliminieren alle Zellen, die Antikörper auf ihrer Oberfläche tragen. Tumorzellen können aber die Oberflächenstrukturen (Antigene) abstoßen, die sie als fremdartig kennzeichnen, und schützen sich so vor der Markierung mit Antikörpern und vor dem Angriff der Abwehrzellen. Die Antigene schwimmen jetzt frei herum und werden von den Antikörpern im Blut abgefangen. Es entstehen dadurch sogenannte Immunkomplexe (= Antigen-Antikörper-Verbindungen), welche die Abwehrzellen (u. a. natürliche Killerzellen, Fresszellen) beschäftigen,

ohne dass es zu einer Wirkung gegen Tumorzellen kommt. Die systemische Enzymtherapie soll diese Faktoren der Tumorzellen reduzieren, damit sie nicht länger die Abwehr blockieren.

Die therapeutisch am häufigsten verabreichten Enzyme sind pflanzlichen (Bromelain aus Ananas; Papain aus Papaya) oder tierischen Ursprungs (Trypsin; Chymotrypsin).

Was Sie bei der Einnahme beachten sollten

- Während einer Chemo- oder Strahlentherapie hat sich die tägliche Einnahme von 600–800 mg proteolytischer Enzymkonzentrate bewährt.
- Jeweils eine Stunde vor und eine Stunde nach der Einnahme von proteolytischen Enzymkonzentraten sollten Sie nichts essen. Deshalb hat sich die morgendliche Einnahme des Präparates etwa eine Stunde vor dem Frühstück auf nüchternen Magen bewährt.
- Mögliche Nebenwirkungen der Behandlung sind:
  – Blähungen
  – Durchfall
  – Bauchschmerzen
  – selten Übelkeit

Sie bedürfen jedoch keiner speziellen Therapie. In schwereren Fällen brechen Sie die Einnahme der Enzyme ab.

Beurteilung: Enzymtherapie

Die Wirksamkeit der Enzymtherapie konnte experimentell belegt werden. Dabei verringerten sich im Tierversuch die Anzahl und die Größe von Metastasen deutlich im Vergleich zu unbehandelten Kontrollen. Dementsprechend war die Überlebenszeit verlängert. Außerdem stellte sich bei diesen Untersuchungen heraus, dass die Nebenwirkungen der Chemo- oder Strahlentherapie durch die Verabreichung von Enzymen reduziert werden konnten. Weitere Auswirkungen der Gabe von definierten Enzymgemischen (sowie für Bromelain) waren Immunmodulation sowie antientzündliche und antiinfektiöse Wirkungen.

Mehrere gut dokumentierte Anwendungsbeobachtungen zeigen, dass die Gabe proteolytischer Enzyme bei Krebspatienten die Nebenwirkungen der Krebsstandardtherapie mildern kann. Da Anwendungsbeobachtungen wichtige Tendenzen aufzeigen, jedoch für sich keine Beweiskraft haben, wurden wis-

Auswahl von Enzympräparaten zur komplementärmedizinischen Anwendung

Präparat	Hersteller	Komponenten
Bromelain POS®	Ursapharm	Bromelain
Phlogenzym mono®	Mucos	Bromelain
Proteozym®	Wiedemann	Bromelain
Traumanase®	Klosterfrau	Bromelain
Wobenzym plus*®	Mucos	Bromelain, Trypsin, Rutosid*

* Enthält Nicht-Enzym-Komponenten

Auswahl von Enzym-Selen-lektinhaltigen Linsenextraktpräparaten zur komplementärmedizinischen Anwendung

Präparat	Hersteller	Komponenten
Equinovo*®	Kyberg	pflanzliche, eiweißspaltende Enzyme, Natriumselenit, lektinhaltiger Linsenextrakt
Equizym MCA*®	Kyberg	pflanzliche, eiweißspaltende Enzyme, Natriumselenit, lektinhaltiger Linsenextrakt

senschaftlich fundierte Studien durchgeführt. Die Verabreichung proteolytischer Enzyme konnte bei Patienten, die an Brust-, Dickdarmkrebs oder an Plasmozytom litten, die unerwünschten Nebenwirkungen der Chemo- oder Strahlentherapie deutlich mildern, insbesondere Übelkeit, Erbrechen, Durchfall, Gewichtsverlust, Hautreaktionen und Infektionen.

Eine Enzymtherapie ist in bestimmten Phasen einer Krebserkrankung sinnvoll und empfehlenswert, insbesondere während einer Chemo- oder Strahlentherapie.

Die aktuelle interdisziplinäre S3-Leitlinie für die Diagnostik, Therapie und Nachsorge des Mammakarzinoms konstatiert bezüglich der komplementären Enzymtherapie:
- Verbesserung der Verträglichkeit von Chemo- und Strahlentherapie
- keine Interaktionen mit Standardtherapien.

Mistelextrakte

Die Misteltherapie ist in Deutschland die am häufigsten angewandte komplementärmedizinische Maßnahme in der Onkologie. Viele Krebspatienten werden im Gefolge von Krebs-Standardtherapien (Chemo- und Strahlentherapie) bzw. in der Nachsorgephase mit standardisierten Mistelextrakten der anthroposophischen Therapierichtung oder mit phytotherapeutischen/pflanzentherapeutischen (Mistellektin-I/ML-I normierten) Mistelextrakten behandelt.

Inhaltsstoffe

Mistelextrakte enthalten verschiedene Stoffe, von denen seit den 1950er-Jahren u. a. Lektine, Viscotoxine oder Flavonoide isoliert werden konnten. Die Analysemethoden wurden zu Beginn der 1980er-Jahre weiterentwickelt, sodass es möglich wurde, Bestandteile der Mistel zu isolieren, zu charakterisieren und auf ihre Wirkweise hin zu untersuchen. Bei diesen Untersuchungen stellte sich heraus, dass u. a. der Gehalt an sogenannten Lektinen (z. B. Mistellektin-I; ML-I; ML-II) für die tumorzellabtötenden und das Immunsystem aktivierenden Wirkungen der Mistelextrakte verantwortlich sind. Diese Lektine sind weit verbreitete Eiweißverbindungen, die in Pflanzen, Menschen, Tieren und Mikroorganismen zu finden sind.

Anwendung

Bei den Anwendungen wird zwischen der Misteltherapie der anthroposophischen Therapierichtung und der phytotherapeutischen Misteltherapie mit Mistellektin-I standardisierten Präparaten unterschieden.

Mistelpräparate

Zurzeit sind mehrere Mistelextraktpräparate in Deutschland erhältlich, die nach

Auswahl von Mistelpräparaten zur komplementärmedizinischen Anwendung (Rote Liste 2013)

Mistelpräparat	Hersteller
standardisiert, anthroposophisch	
AbnobaVISCUM®	Abnoba
Helixor®	Helixor
Iscador®	Weleda
Gesamtlektin-standardisiert, anthroposophisch	
Iscador Spezial®	Weleda
Mistellektin-I-normiert	
EURIXOR biosyn®	biosyn
Lektinol®	Rottapharm/Madaus

definierten Verfahren hergestellt werden. Dabei werden die Misteln von unterschiedlichen Wirtsbäumen zu verschiedenen Jahreszeiten geerntet und verarbeitet. Alle Mistelextraktpräparate sind den arzneimittelrechtlichen Vorschriften entsprechend standardisiert.

Mistelextrakte der anthroposophischen Therapierichtung

Für die anthroposophische Misteltherapie gibt es mehrere Präparate (u. a. AbnobaVISCUM, Helixor, Iscador), die aus Misteln von unterschiedlichen Wirtsbäumen hergestellt werden. Die Präparate unterscheiden sich analytisch und pharmakologisch (in Zusammensetzung und Wirkung) deutlich und werden je nach Tumorart und Tumorlokalisation sowie nach Geschlecht und Allgemeinzustand des Patienten individuell verabreicht.

Die Präparate werden entsprechend der anthroposophischen Therapieempfehlung 2–3-mal pro Woche an wechselnde Stellen (z. B. Bauchhaut, Oberschenkel, Oberarm) subkutan injiziert (unter die Haut gespritzt). Bei vorhandenen Tumoren bzw. Rezidiven oder Metastasen wird das Präparat möglichst in Tumornähe gespritzt.

Die Dosierung ist grundsätzlich individuell, entsprechend der unterschiedlichen immunologischen Reaktionslage (Abwehrlage). Die zunächst niedrige Anfangsdosis wird schrittweise gesteigert, bis die erwünschten Reaktionen, wie etwa lokale Rötung bzw. Entzündung an der Injektionsstelle, Temperaturanstieg, Verbesserung der Abwehrleistung und/oder des Allgemeinbefindens, erfolgen. Mit der so ermittelten optimalen Dosierung wird dann die »Erhaltungstherapie« durchgeführt. Ermöglicht wird dieses individuelle Vorgehen durch Präparate, die in verschiedenen Dosierungen bzw. Verdünnungsstufen vorliegen.

Die Behandlungsdauer richtet sich ebenfalls nach dem individuellen Bedarf. Zur Stabilisierung der Lebensqualität sowie zur Rezidivprophylaxe (Vorbeugung eines Rückfalls) werden die anthroposophischen Mistelpräparate bis zum fünften Jahr nach der Operation empfohlen, mit zunehmend längeren Therapiepausen. Die derzeitigen Empfehlungen basieren insbesondere auf langjährigen Erfahrungen sowie auf klinischen Studien, die allerdings gravierende Mängel aufweisen.

Phytotherapeutische Mistelextrakte (Mistellektin-I normierte Präparate)
Die phytotherapeutischen (= pflanzentherapeutischen), auf Mistellektin-I (ML-I) normierten Mistelextrakte, u. a. Eurixor, Lektinol, sind auf Pappeln (Wirtsbaum) gewachsen und enthalten pro Ampulle eine gleich bleibende ML-I-Dosis. Sie werden in der Regel zur Austestung einer allergischen Reaktion in die oberste Hautschicht gespritzt. Kommt es nicht zu einer Reaktion auf die Substanz, kann mit der Therapie begonnen werden. Hierzu wird das Mistelpräparat subkutan (unter die Haut) in die Bauchhaut oder in einen Oberschenkel bzw. in den Oberarm injiziert. Rötung (ca. 1–2 cm Durchmesser), Schwellung oder leichter Juckreiz sind Reaktionen, die keiner Therapie bedürfen, sondern auf die immunologische Wirksamkeit hindeuten.

Die Verabreichung ML-I-normierter phytotherapeutischer Mistelextrakte erfolgt in Anlehnung an Dosisfindungsstudien 2–3-mal pro Woche mit gleich bleibenden, auf das Körpergewicht bezogenen Dosierungen. Die Behandlungsdauer beträgt meist 3–4 Monate, gefolgt von 1–2 Monaten Therapiepause und einem erneuten Behandlungszyklus bei Bedarf, z. B bei anhaltender Abwehrschwäche bzw. anhaltend eingeschränkter Lebensqualität. Wissenschaftlich fundierte klinische Studien zur optimalen Behandlungsdauer liegen nicht vor.

Beurteilung: Mistelextrakte
Klinische Studien zeigten Krebsart- und Krebsstadium abhängig Reduktionen von Nebenwirkungen der Krebsstandardtherapie, damit einhergehende Steigerung der Lebensqualität sowie Normalisierung von Immunfunktionen unter standardisierter Mistelextrakttherapie. Alle Studien weisen allerdings gravierende methodische Mängel auf und bedürfen der Bestätigung.

Zu beachten sind neben der Indikation (palliative Maßnahme bei reduzierter Lebensqualität im Gefolge fortgeschrittener Krebserkrankungen) insbesondere die Abhängigkeit von Krebsart und Krebsstadium.

Die komplementäre Mistelextrakttherapie hat sich in klinischen Studien bislang ausschließlich zur Verbesserung der Lebensqualität in der palliativen Therapie von Krebserkrankungen als wirksam erwiesen. Für alle anderen Indikationen liegen unbedenklichkeits- und wirksamkeitsbeweisende Studien bislang nicht vor, sodass eine Empfehlung nicht erfolgen kann.

Medikamente

> **Wichtig**
>
> Bei bösartigen systemischen Erkrankungen (u. a. Lymphome, Leukämien) sollten Mistelextrakte mangels kontrollierter klinischer Studien zur Unbedenklichkeit und Wirksamkeit zurzeit ausschließlich unter strenger Indikationsstellung (im Rahmen von Studien) verabreicht werden!

Cannabis (Hanf)

Cannabis sativa (Hanf) wird als traditionelle Arzneipflanze seit Jahrtausenden bei einer Vielzahl von Beschwerden eingesetzt. Überlieferungen belegen den medizinischen Einsatz von Hanf in Asien, Ägypten und insbesondere Assyrien bereits in vorchristlicher Zeit. Bis ins Mittelalter war Hanf ein fester Bestandteil der Medizin, bis Anfang des 19. Jahrhunderts waren Tinkturen aus Hanf in deutschen Apotheken für Arzneizwecke frei erhältlich. Im Jahr 1961 wurden Anbau, Handel und Konsum von Hanf durch ein internationales Abkommen stark eingeschränkt bzw. verboten. Der wissenschaftlich fundierte Nachweis therapeutisch nutzbarer Eigenschaften des Hanf-Inhaltsstoffes Dronabinol führte schließlich in Deutschland im Jahr 1998 zur Freigabe des Dronabinols für medizinische Zwecke.

Anwendung

Dronabinol kann entsprechend dem hinreichend erforschten, breiten Wirkungsspektrum bei einer Vielzahl von Erkrankungen und Symptomen eingesetzt werden, u. a. als entzündungshemmende (antiphlogistische), Brechreiz hemmende (antiemetische), betäubende (sedierende), Schmerz hemmende (analgetische), Angst lösende (anxiolytische) und Appetit anregende Arznei.

Die Einnahme von Dronabinol (optimal morgens und abends) erfolgt auf Anweisung des verordnenden Arztes. Da jeder Patient unterschiedlich auf den Wirkstoff reagiert, stellt der Arzt die Dosis individuell ein. Die Phase der Dosisanpassung kann sich bis zu 4 Wochen hinziehen und bedarf der engen Abstimmung mit dem Arzt.

Wie bei jedem Arzneimittel sind auch bei Dronabinol Nebenwirkungen möglich, insbesondere bei zu hoher Dosierung bzw. zu kurzen Einnahmeintervallen (vor allem in der Phase der Dosisfindung). Nebenwirkungen können u. a. sein: Müdigkeit, Schwindel, Benommenheit, Mundtrockenheit, Blutdruckabfall, Durchfall, Angst oder Stimmungsschwankungen.

Äußerst wichtig ist, dass Sie vor Beginn einer Dronabinoltherapie Ihren Arzt informieren über
- Vorerkrankungen, z. B. Herzerkrankungen, Schizophrenie, Psychose, Depression,

- Medikamenteneinnahme, da Wechselwirkungen (= gegenseitige Beeinträchtigung) auftreten können, z. B. bei Schmerzmitteln, Antidepressiva, nicht steroidalen Antirheumatika, Alkohol.

Beurteilung: Dronabinol

Die Wirksamkeit von Dronabinol bei Erbrechen, Gewichtsverlust und Kachexie (insbesondere auch unter Krebsstandardtherapie – also Chemo- oder Strahlentherapie) ist in wissenschaftlich fundierten klinischen Studien belegt. Die Wirksamkeit bei Schmerzen bzw. chronischen Schmerzsyndromen (insbesondere auch bei therapieresistenten Tumorschmerzen) konnte in ersten wissenschaftlich fundierten klinischen (Pilot-)Studien aufgezeigt werden, bedarf aber der Bestätigung im Rahmen von kontrollierten Studien.

Rezeptierung und Kostenerstattung

Dronabinol kann von Ärzten auf einem Betäubungsmittelrezept verordnet werden. In Apotheken wird gemäß Verordnung individuell für den Patienten Dronabinol als Rezepturarzneimittel in Tropfen- oder Kapselform hergestellt.

Obwohl Dronabinol durch Ärzte verordnungsfähig ist, ist dieses Arzneimittel nur für einen kleinen Teil der Patienten tatsächlich verfügbar. Während im Rahmen der privaten Krankenversicherungen (PKV) aufgrund der Entscheidungen zur Wissenschaftsklausel Dronabinol auf Indikation in der Regel erstattet wird, ist die Erstattungslage bei Versicherten der gesetzlichen Krankenversicherungen (GKV) bislang nicht abschließend geregelt.

Narbentherapie

Narben können das physische und psychische Wohlbefinden beeinträchtigen. Häufig stören Narben aus ästhetischen Gründen, zudem können sie funktionelle Behinderungen (z. B. Einschränkung der Beweglichkeit von Gelenken) hervorrufen.

Unter ästhetischen Gesichtspunkten können insbesondere sogenannte »hypertrophe Narben« zu beträchtlichem Leidensdruck führen. Hypertrophe Narben werden treffend auch »Wulstnarben« genannt und können schon nach minimalen Verletzungen, wie z. B. Akne, Schnittwunden, leichten Verbrennungen, auftreten. Insbesondere Operationen (u. a. Krebsoperationen mit anschließenden Chemo- oder Strahlentherapien) können die Bildung der in der Regel scharf begrenzten »Wulstnarben« auslösen.

Charakteristische Begleitsymptome von hypertrophem Narbengewebe sind Juckreiz, Brennen, Rötung bzw. farbliche Veränderungen der Haut sowie Schmerzen. Spontane Rückbildungen können erfolgen, sind aber äußerst selten.

Bundesverfassungsgerichtsurteil zu alternativen Heilmethoden

Das Bundesverfassungsgericht (BVerfG) hat die Möglichkeit der Anwendung alternativer Heilmethoden in einem Beschluss vom Dezember 2005 (1 BvR 347/98) gestärkt. Die Gesetzliche Krankenversicherung muss demnach schwer erkrankten Patienten auch alternative Heilmethoden bezahlen, wenn diese eine Hoffnung auf Heilung bieten und die Schulmedizin keine Therapiemöglichkeit mehr sieht. Mit dem am 16. Dezember 2005 bekannt gegebenen Beschluss gab das BVerfG der Beschwerde eines 18-Jährigen statt, der an einer seltenen Muskelkrankheit leidet. Gerade bei einer schweren und lebensbedrohlichen Krankheit dürften die Versicherten nicht im Stich gelassen werden. Wenn die Schulmedizin diesen Kranken nicht mehr helfen könne, müsse die Krankenkasse ihnen auch alternative Methoden bezahlen, wenn diese eine Aussicht auf Heilung oder auf eine spürbare positive Einwirkung auf den Krankheitsverlauf versprächen. (Quelle: Allergie konkret – Das Magazin zu Allergien, Asthma und Neurodermitis 1/2006)

Behandlung von »Wulstnarben«

Die Behandlung von »Wulstnarben« ist äußerst problematisch (sehr häufig ohne bleibenden Heilerfolg) und umfasst u. a. die operative Entfernung plus anschließender Röntgenbestrahlung, Druckverband, Kryo(Kälte)-Therapie sowie die lokale Anwendung von Kortisonpräparaten in Form von Salben oder Injektionen.

Contractubex Gel®

Contractubex Gel zur äußeren Anwendung enthält gut erforschte Komponenten aus Zwiebelextrakt, Heparin und Allantoin in einer Salbengrundlage.

Eine wissenschaftlich fundierte klinische Studie (veröffentlicht in der internationalen Fachzeitschrift In Vivo 2006) zeigte eine deutliche Überlegenheit von Contractubex gegenüber Kortisonpräparaten (lokale Anwendung oder Injektion) hinsichtlich

- der Wirksamkeit mit hohen Heilungsraten bezüglich Juckreiz, Rötung/Hautverfärbung, Hauterhabenheit sowie schnellere Abheilung der Symptome,
- der unerwünschten Nebenwirkungen, z. B. deutlich weniger Hautnarbenbildung und Gefäßeinsprossungen bei/nach der Behandlung von hypertrophen Narben.

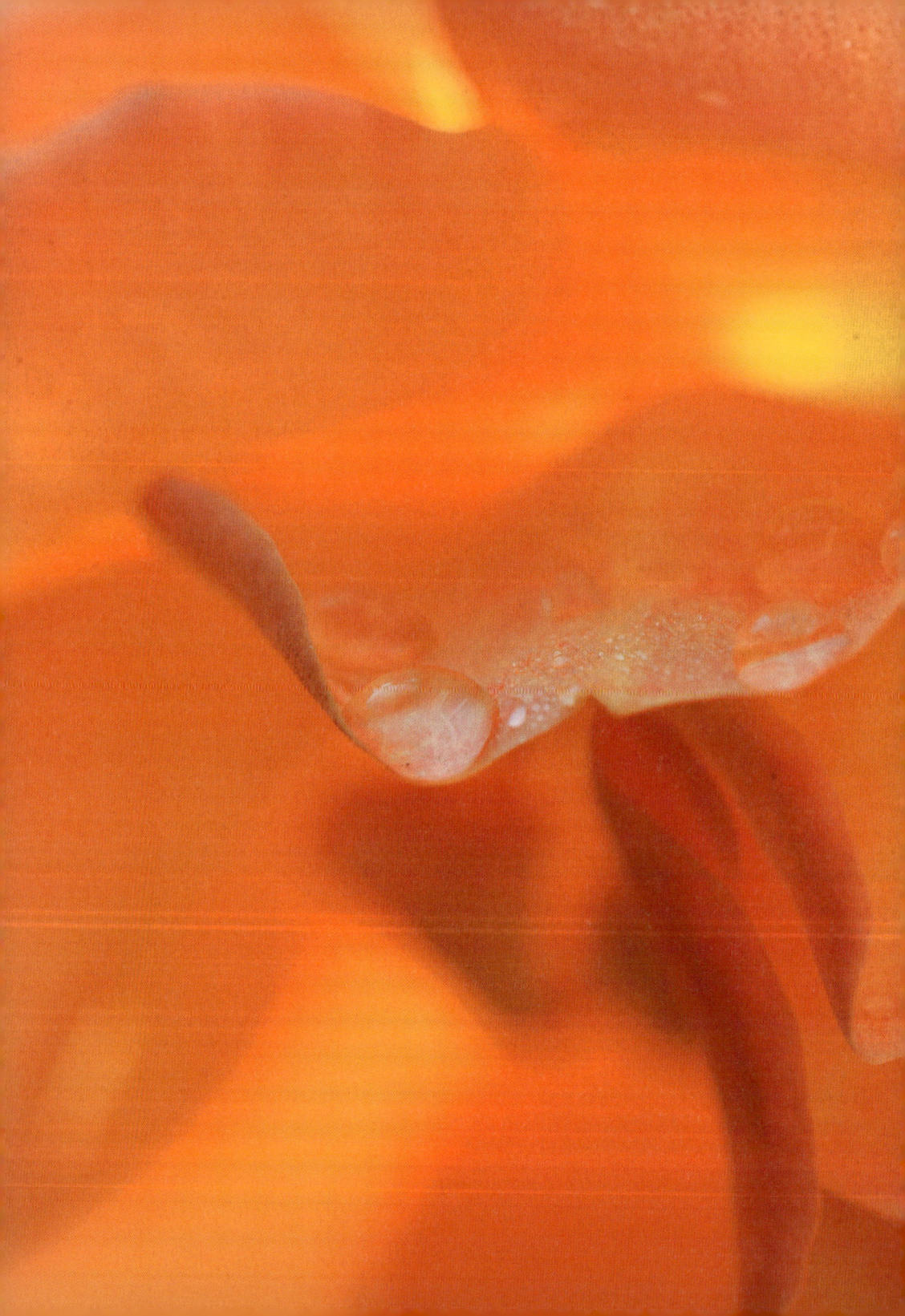

Weitere komplementäre Maßnahmen

Hyperthermie, Impfung, Vitamine und mehr: Wir stellen Ihnen weitere Therapieangebote vor, die teilweise zusätzlich sinnvoll sein können.

Vitamine und Spurenelemente

Vitamine und Spurenelemente, die sogenannten Mikronährstoffe, sind lebensnotwendig. Bei einem Mangel an Mikronährstoffen erkrankt der Mensch.

Zu den Vitaminen zählen chemisch sehr unterschiedliche Substanzen, die jedoch alle eines gemeinsam haben: Sie sind für den menschlichen Stoffwechsel unentbehrlich, aber der menschliche Körper kann sie nicht selbst produzieren, sondern ist darauf angewiesen, sie mit der Nahrung aufzunehmen.

Spurenelemente sind chemische Elemente, die für den Menschen ebenso unentbehrlich sind. Sie werden aber nur in äußerst geringen Mengen, also nur in Spuren, benötigt und sind meist Bestandteile von Enzymen und Hormonen.

Unter einer normalen Lebensführung und einer ausgewogenen Ernährung mit ausreichend Gemüse oder Obst (sowie Getreide) am Tag sind Mangelzustände an Mikronährstoffen jedoch die Ausnahme. In Belastungssituationen, z. B. bei einer Krebserkrankung, Stress oder unter der Einnahme starker Medikamente (z. B. Chemotherapeutika, Antibiotika), ist der Bedarf durch eine ausgewogene Ernährung nicht immer vollständig zu decken. Die Versorgung mit diesen Substanzen reicht nicht mehr aus und die gezielte Gabe von vitamin- und spurenelementhaltigen Ergänzungsmitteln wird notwendig.

Mikronährstoffe und Krebs

Bei Krebspatientinnen und -patienten ist der Bedarf an Mikronährstoffen durch die Ernährung alleine oft nicht zu decken, insbesondere während Chemo-/

Strahlentherapien. Bedingt durch die Erkrankung bzw. durch die im Gefolge der Therapien auftretenden Nebenwirkungen (Appetitlosigkeit, Übelkeit mit einhergehender Nahrungsunverträglichkeit, Erbrechen, Durchfall, Schwitzen, Schleimhautentzündung) kann die Aufnahme von Mikronährstoffen beeinträchtigt sein. Eine Unterversorgung kann entstehen.

Es konnte gezeigt werden, dass ein Mangel an Vitaminen und Spurenelementen
- den Körper gegenüber den belastenden Standardtherapien schwächt,
- die Wirksamkeit der Standardtherapien vermindert und
- die Nebenwirkungen der Standardtherapien verstärkt.

Dies alles führt zu mehr Komplikationen, zu einer verminderten Lebensqualität und schließlich auch zu einer reduzierten Lebenserwartung.

Vor allem die unter dem Begriff »Antioxidanzien« zusammengefassten Mikronährstoffe (insbesondere die Vitamine A, C und E sowie das Spurenelement Selen) haben eine große Bedeutung erlangt. Sie schützen den Organismus vor dem schädigenden Einfluss »freier Radikale«. Freie Radikale sind aggressive Bruchstücke organischer und anorganischer Moleküle, die unvermeidlich bereits unter ganz normalen Bedingungen als körpereigene (»endogene«) Schadstoffe entstehen. Hinzu kommen zahlreiche äußere Ursachen.

Antioxidanzien neutralisieren freie Radikale

Antioxidanzien – wie bestimmte Vitamine und Spurenelemente – wirken im Körper als »Radikalfänger«, neutralisieren die freien Radikale und verhindern somit deren negative Auswirkungen. Aus diesen Gründen sollten Krebspatienten – neben der gezielten Ernährung – bei Bedarf Vitamine und Spurenelemente in einer Dosierung aufnehmen, die dem täglichen Bedarf entspricht (bilanziertes Vitamin- und Spurenelementgemisch).

Aus den USA kommen viele Vorschläge zur Therapieverbesserung bei Krebs zu

Wichtig

- Sprechen Sie die Einnahme von Mikronährstoffen mit Ihrem Arzt ab.
- Seien Sie besonders kritisch bei Präparaten, die ausschließlich über das Internet zu beziehen sind. Einige Anbieter versuchen über diesen Weg, die strengen deutschen Zulassungsverfahren zu umgehen.
- Die Zusammensetzung von Mikronährstoffgemischen muss genau angegeben werden und nachvollziehbar sein.
- Sie sollten auf keinen Fall unkontrolliert Mikronährstoffgemische einnehmen.

Was sind freie Radikale?

Freie Radikale entstehen bei der Atmung eines jeden Organismus. Es sind kurzlebige, »hochreaktive« Sauerstoffverbindungen. Aus physikalischer Sicht fehlt freien Radikalen ein Elektron.

Um wieder stabil zu werden, entreißen sie dieses anderen Molekülen. Bei diesem Vorgang werden lebenswichtige Moleküle im Körper in ihren Strukturen verändert bzw. zerstört, insbesondere Erbsubstanz und Zellmembranen. Die geschädigten Gewebe werden durch den Elektronenverlust ihrerseits zu freien Radikalen.

Kettenreaktion

Es entsteht eine sogenannte Kettenreaktion (oxidativer Stress), die sich ungebremst fortsetzt. Freie Radikale
- wirken krebsauslösend oder krebsfördernd,
- sind Ursache verschiedenster Arzneimittelnebenwirkungen,
- können körpereigene Abwehrfunktionen hemmen und
- fördern den Alterungsprozess.

Wann nützen freie Radikale?

Bis zu einem gewissen Grad allerdings sind freie Radikale dem Menschen sogar nützlich: Sie wehren Mikroorganismen ab und vernichten Fremdsubstanzen. Auch Krebsstandardtherapien (Chemo- und Strahlentherapie) beruhen auf der zielgerichteten Anwendung und Freisetzung freier Radikale, die zum Abtöten der Krebszellen führen. Doch die meisten Menschen haben ganz einfach weitaus mehr freie Radikale in ihrem Körper, als die Schutzfunktion erfordert.

Schädliche Faktoren

Wichtige Faktoren, die zur Entstehung freier Radikale beitragen und somit das Krebsrisiko erhöhen können, sind u. a.
- Rauch: Umwelt- oder Luftverschmutzung durch Industrie- und Autoabgase; Zigarren, Zigaretten

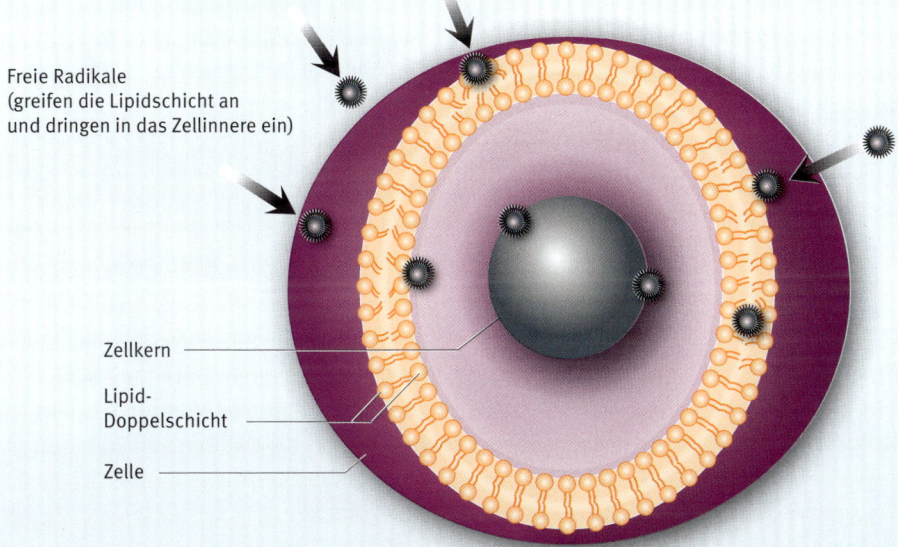

⬆ Schädigung einer Zelle durch freie Radikale.

- Strahlen: elektromagnetische Strahlen (TV, Computer, Mobiltelefon), UV-, ionisierende- und Röntgenstrahlen
- Giftstoffe: Chemikalien, Farbstoffe, Konservierungsmittel
- Nahrungs- und Genussmittel: Alkohol, Nikotin, Drogen, übermäßiger Verzehr von Fleisch und Fett (durch Schimmelpilze, Bakterien, Viren), verdorbene Lebensmittel
- Medikamente: (z. B. Zytostatika, Antibiotika)
- Entzündliche Erkrankungen: chronische Entzündungen
- Stress
- Leistungssport
- Stoffwechselstörungen: Diabetes mellitus, Gicht
- Autoimmunerkrankungen: Rheuma, Darmentzündungen

uns, auch im Hinblick auf die Versorgung mit Vitaminen und Spurenelementen. Es sollte aber stets kritisch bedacht werden, dass in Deutschland für alle Arzneimittel deren Qualität, Unbedenklichkeit und Wirksamkeit belegt werden müssen. Daher sollte jede Gabe von Vitaminen und Spurenelementgemischen von onkologisch erfahrener ärztlicher Seite überwacht werden. Während die Qualität der Präparate in der Regel gut ist, scheinen insbesondere die Unbedenklichkeit und Wirksamkeit nicht erwiesen zu sein.

Vitamin D

Vitamin D wird bei Sonneneinstrahlung in der Haut gebildet oder über die Nahrung aufgenommen und in Muskeln sowie Fettgewebe gespeichert. Bevor es seine Funktionen im menschlichen Organismus erfüllen kann, muss es in der Leber oder in den Nieren in seine aktive Form (sogenanntes Calcitrol) umgewandelt werden.

In den Sommermonaten reicht eine Stunde pro Woche milde Sonnenbestrahlung von Gesicht und Händen aus, um die benötigte Vitamin-D-Menge bereitzustellen. In den sonnenarmen Jahreszeiten muss Vitamin D über die Nahrung aufgenommen werden, z. B. als Vitamin D_3 (Cholecalciferol) mit tierischen Produkten wie Seefisch (u. a. Hering, Scholle, Makrele), Lebertran, Ei- und Milchprodukten oder als Vitamin D_2 (Ergocalciferol) mit pflanzlichen Produkten wie Pilzen (u. a. Champignons) oder Avocados. Der tägliche Bedarf beträgt 5–10 µg, ist altersabhängig (10 µg pro Tag für Säuglinge und Menschen über 60 Jahre) und wird zu ca. 80 Prozent vom Körper selbst gedeckt (Sonneneinstrahlung).

Hauptaufgabe von Vitamin D ist die Regulation des Calciumhaushaltes, d. h., es ist erforderlich für dessen Einbau in Knochen und somit für deren Stabilität. Des Weiteren ist Vitamin D unentbehrlich für die Bildung und Funktion sogenannter Knochenstammzellen und Abwehrzellen.

Vitamin-D-Mangel und dessen Folgeerscheinungen (insbesondere Osteoporose und Gelenk-/Muskelbeschwerden unterschiedlicher Schweregrade) können bei fehlendem Sonnenlicht, unausgewogener Ernährung oder Hormonentzug, z. B. im Alter (Wechseljahre) sowie im Gefolge medikamentöser Maßnahmen (Anti-Hormontherapien), insbesondere bei Brust- oder Prostatakrebs, auftreten. Bei nachgewiesenem Vitamin-D-Mangel im Blut (Normwert 25-OH-Vitamin D_3: 10–70 µg/l; 20–29 µg /l sind ausreichend; über 50 µg /l sind optimal) im Blut trotz ausreichender Sonnenbestrahlung und ausgewogener Ernährung) kann die Einnahme von 800 IE (= internationale Einheiten) Vitamin D pro Tag (zur Osteoporosebehandlung in Kombination mit 1000 mg Calcium pro Tag) den Vitamin-D-Mangel beheben und das Risiko für Folgeerkrankungen wie Knochenbrüche, Gelenk- und Muskelschmerzen mindern.

Achtung: Eine längerfristige Einnahme von 800 IE Vitamin D pro Tag sollte ärztlich angeordnet und überwacht werden.

Beurteilung: Vitamin D

Die aktuelle Studienlage zeigt, dass normale Vitamin-D-Blutspiegel u. a. Knochenstabilität sowie Gelenk- und Muskelfunktionen gewährleisten. Hochnormale Vitamin-D-Blutspiegel können die Wahrscheinlichkeit, an Dickdarmkrebs zu erkranken, signifikant reduzieren. Die Datenlage für andere Krebsarten (z. B. Brust- oder Prostatakrebs) reicht derzeit nicht aus, um eine gesicherte Schutzwirkung durch Vitamin D anzunehmen.

Vitamin E

Vitamin E ist ein fettlösliches Vitamin, das über die Nahrung (insbesondere pflanzliche Öle) aufgenommen wird. Die Hauptwirkung von Vitamin E im menschlichen Körper beruht auf dessen antioxidativer Eigenschaft, die insbesondere Zellmembranen schützt. In experimentellen Untersuchungen konnte u. a. eine Hemmung des Wachstums und der Metastasierung von Krebszellen nachgewiesen werden. In kontrollierten klinischen Studien konnte Vitamin E (2 mal 300 mg pro Tag) Schweregrad und Häufigkeit von Missempfindungen der Hände und Füße durch platin- und taxanhaltige Chemotherapien signifikant mindern. Allerdings muss die komplementäre Vitamin-E-Gabe während der entsprechenden Chemotherapien verabreicht werden, um der Entstehung von Lebensqualität mindernden Missempfindungen vorzubeugen.

Beurteilung: Vitamin E

Die Studienlage deutet darauf hin, dass eine Vitamin-E-Gabe als komplementäre Behandlungsmaßnahme während platin-/taxanhaltiger Chemotherapien die Entstehung von Missempfindungen verhindern kann.

Vitamin C

Vitamin C (Ascorbinsäure) ist ein sogenanntes essenzielles (= lebensnotwendiges), wasserlösliches Vitamin, das der Körper nicht selbst bilden kann. Es wird bei den üblichen Ernährungsgewohnheiten in unserem Kulturkreis normalerweise in ausreichender Menge mit der täglichen Nahrung aufgenommen. Es ist besonders reich in Zitrusfrüchten und frischem Obst, in Paprika, Zwiebeln und vielen Gemüsesorten vorhanden.

Wann droht ein Vitamin-C-Mangel?

Ein Mangel an Vitamin C kann auftreten
- bei unzureichender Aufnahme durch die Nahrung (Mangel- bzw. Fehlernährung),

- bei gestörter Aufnahme durch den Magen-Darm-Trakt im Gefolge von chronisch entzündlichen Darmerkrankungen bzw. von Chemo-, Strahlen- oder Antibiotika-Therapien,
- bei vermehrtem Verlust, z. B. durch Erbrechen, Durchfall, Schwitzen,
- bei vermehrtem Bedarf, z. B. in der Wachstumsphase oder der Schwangerschaft.

Vitamin-C-Mangelerscheinungen (z. B. Abwehrschwäche mit Infektanfälligkeit) und -Mangelerkrankungen (z. B. Skorbut) sind bekannt und erfordern eine gezielte Ernährungsoptimierung bzw. Therapie.

Vitamin-C-Bedarf

Der Vitamin-C-Bedarf wird bei gesunden Menschen in der Regel durch normales, abwechslungsreiches Essen gedeckt und beträgt laut DGE (Deutsche Gesellschaft für Ernährung) ca. 100 mg pro Tag. Untersuchungen der amerikanischen Bundesbehörde FDA (= Food and Drug Administration) haben ergeben, dass der Magen-Darm-Trakt des Menschen nicht mehr als ca. 400 mg aufnehmen kann. Alles, was darüber hinaus eingenommen wird, wird direkt wieder ausgeschieden. Der Sinn von Hochdosis-Vitamin-C-Gaben als Nahrungsergänzungsmittel (Kapsel, Tablette, Tropfen, Brause) ist demnach nicht erkennbar und sie sind abzulehnen. Orale Vitamin-C-Gaben (also das Schlucken von Vitamin-C-Präparaten) sollten bei Bedarf in Anlehnung an die empfohlenen täglichen Verzehrdosen der nationalen und internationalen Fachgesellschaften erfolgen!

Mögliche krebshemmende Wirkung

Immer wieder wird Vitamin C auch mit der Entstehung und dem Verlauf von Krebserkrankungen in Verbindung gebracht. Die krebshemmende Wirkung von Vitamin C ist wissenschaftlich nicht hinreichend belegt und wird insbesondere zurückgeführt auf dessen

- antioxidative Kapazität, die zur Neutralisierung von Krebs erregenden und Krebs fördernden freien Radikalen beiträgt, die Zellmembranen und die Erbsubstanz (Gene) von Zellen schädigen können,
- Fähigkeit, die Umwandlung von Krebs erregenden Nitrosaminen aus Nitrit und Nitrat aus der Nahrung zu hemmen,
- Aktivierung der körpereigenen Abwehrkräfte.

Beurteilung: Vitamin C

Es gibt nur sehr wenige fundierte Daten aus wissenschaftlichen Untersuchungen, die sich mit der Wirkung von Vitamin C in der Krebsvorbeugung und -therapie befassen. Sie geben allenfalls Hinweise darauf, dass Vitamin C die Bildung einiger krebserregender (kanzerogener) Substanzen hemmen kann und dass der Verzehr Vitamin-C-haltiger Nahrung mit einem geringeren Risiko einhergeht, an Magen- und Speiseröhrenkrebs zu erkranken.

Die Ergebnisse früherer Studien (Achtung: sie wiesen alle gravierende Mängel auf und sind demnach nicht aussagefähig!) die bei der Behandlung von Krebspatienten mit hohen Dosen an Vitamin C (10 Gramm täglich und mehr) auf einen Lebenszeit verlängernden und Krebs hemmenden Effekt hindeuteten, konnten in wissenschaftlich fundierten Studien nicht bestätigt werden. Daher wird von Hochdosis Vitamin-C-Gaben abgeraten.

Bilanzierte Diäten und Nahrungsergänzungsmittel

Neben apothekenpflichtigen Arzneimitteln, die verschreibungspflichtig oder frei verkäuflich sind, wurden die sogenannten bilanzierten Diäten (BD) entwickelt.

Diese die Ernährung optimierenden bilanzierten Diäten sollen die Versorgung mit notwendigen Nahrungsinhaltsstoffen auch in Zeiten höherer Belastung ermöglichen. In Deutschland zugelassene und offiziell erhältliche bilanzierte Diät-Präparate unterliegen einer behördlichen Qualitätsprüfung und enthalten u. a. lebensnotwendige nahrungsergänzende Mikronährstoffe (Vitamine, Spurenelemente, sekundäre Pflanzenstoffe, prebiotische Ballaststoffe). Bilanziert bedeutet in diesem Zusammenhang, dass die Konzentrationen der enthaltenen Einzelbestandteile den individuellen Bedarf decken und somit die Ernährung optimieren.

Dass die Einzelkomponenten der Mikronährstoffe in den zulässigen Konzentrationen begrenzt sind, unterscheidet bilanzierte Diät-Präparate von Arzneimitteln. Da die vorbeugende und therapeutische Wirkung von Vitaminen, Spurenelementen, sekundären Pflanzenstoffen usw. aber nicht ausschließlich von den Konzentrationen der Einzelbestandteile, sondern insbesondere auch von deren gegenseitiger Beeinflussung abhängt, könnten bilanzierte Diät-Präparate in bestimmten Lebensphasen vorteilhaft sein, zum Beispiel während Chemo- oder Strahlentherapie, um die Behandlung zu optimieren bzw. um deren Nebenwirkungen zu reduzieren.

Praktische Informationen
- Bilanzierte Vitamin- und Spurenelementgemische erhalten Sie als Kapseln oder auch als Brausetablette/-pulver, das in Wasser gelöst werden muss. Die Präparate decken bei der empfohlenen Einnahme den Tagesbedarf an lebensnotwendigen Mikronährstoffen ab.
- Nebenwirkungen treten bei den empfohlenen Dosierungen in der Regel nicht auf.
- Überdosierungen sind nur bei extremen Dosierungsfehlern möglich und führen zu Übelkeit, Bauch- und Magenschmerzen und eventuell zu Erbrechen.

Weitere komplementäre Maßnahmen

Für Krebspatienten bedarfsangepasst empfehlenswerte Präparate, die als bilanzierte Diäten bzw. Nahrungsergänzungsmittel erhältlich sind

Präparat	Klasse	Inhaltsstoffe	Bemerkungen
careimmun basic®	bedarfsdeckende Mikronährstoffe (Nahrungsergänzung)	lebensnotwendige Vitamine (z. B.: A, E, C, B-Komplex) und Spurelemente	• unbedenklich, da frei von Krebswachstum fördernden Substanzen
Equizym MCA® Equinovo®	Enzym-Selen-Linsenextrakt (bilanzierte Diäten)	Selen, pflanzliche, eiweißspaltende Enzyme, lektinhaltiger Linsenextrakt	• reduzieren Nebenwirkungen von Chemo- und Strahlentherapie • schützen Haut und Schleimhäute • reduzieren Gelenk- und Knochenschmerzen
Vitamin D®	Vitamine (Nahrungsergänzung)	Vitamin D	• stabilisiert Knochen schützt Gelenke • vorbeugend wirksam • reduziert Nebenwirkungen von Chemotherapien
Vitamin E	Vitamine (Nahrungsergänzung)	Vitamin E	• reduziert Nebenwirkungen von Chemotherapien

- Da die empfohlenen bilanzierten Mikronährstoffgemische keine für Krebspatienten gesundheitsschädlichen Komponenten und auch keine Konzentrationen von Vitaminen oder Spurenelementen enthalten, welche die Wirkung einer Standardtherapie herabsetzen, können sie mit den Standardtherapeutika kombiniert werden. Dennoch sollten Sie wenn möglich immer die zielgerichtete Ernährung vorziehen.

Beurteilung: Bilanzierte Diäten und Nahrungsergänzungsmittel

Es gibt eine Reihe von Hinweisen dafur, dass es bei Bedarf sinnvoll ist, bilanzierte bzw. definierte Vitamin- und Spurenelementgemische als Ergänzung zur Standardtherapie bei einer Krebserkrankung zu verabreichen. Um diese Maßnahme allerdings grundsätzlich bei Krebserkrankungen empfehlen zu können, fehlt es noch an den wissenschaftlichen Wirksamkeitsnachweisen.

Verschiedene Fachgesellschaften geben Empfehlungen für die Gabe von Vitaminen und Spurenelementen als Ergänzung zur Krebsstandardtherapie heraus. Darin werden besonders sogenannte bilanzierte Vitamin- und Spurenelementgemische empfohlen. Sie enthalten die empfohlenen Tagesdosen aller essenziellen Vitamine und Spurenelemente und werden bei Bedarf vor oder während einer Chemo- oder Strahlentherapie verordnet.

Indikationen zur Gabe von bilanzierten Vitaminen-Spurenelement-Gemischen in der komplementären Krebstherapie:
- verminderte Nahrungsaufnahme, insbesondere von Obst, Gemüse, Getreide,
- erhöhter Bedarf an Vitaminen und Spurenelementen, z. B. während Krebs-Standardtherapien, die mit großem Gewichtsverlust einhergehen,
- allergische Reaktion auf Bestandteile von Obst oder Gemüse,
- Vitamin- und Spurenelement-Mangelerscheinungen.

Fazit
Eine den Lebensumständen bzw. der Erkrankung angepasste Gabe von lebensnotwendigen Mikronährstoffen (= bilanziertes Vitamin-Spurenelement-Gemisch) hat sich als Ausgleich von Mangelzuständen als sinnvoll erwiesen.

Enzym-Selen-lektinhaltiger Linsenextrakt

Die derzeit während adjuvanter Chemo- oder Strahlentherapie wirksamkeitsgeprüften und empfehlenswerten komplementärmedizinischen Maßnahmen erstrecken sich auf Natriumselenit und proteolytische Enzyme. Während bislang nahezu ausschließlich frei in Apotheken verkäufliche Arzneimittel empfohlen wurden, stehen derzeit komplex zusammengesetzte bilanzierte Diätpräparate zur Verfügung, die kostengünstig u. a. Natriumselenit, pflanzliche, eiweißspaltende Enzyme sowie lektinhaltigen Linsenextrakt enthalten. Dies hat sich als patientenfreundliche und kostensparende Variante der komplementären Krebstherapie herausgestellt. Durch die Kombination der Inhaltsstoffe kann die Menge der einzunehmenden Tabletten reduziert werden – unter Beibehaltung der Wirksamkeit.

Folgende Wirkmechanismen liegen den Inhaltsstoffen zu Grunde:
- Natriumselenit wirkt antioxidativ (gegen die schädigende Wirkung freier Radikale).
- pflanzliche, eiweißspaltende Enzyme haben eine entzündungshemmende Wirkung.
- Lektinhaltiger Linsenextrakt stabilisiert und regeneriert Haut und Schleimhäute während Krebsstandardtherapien (Chemo-, Strahlen, Hormontherapien).

Weitere komplementäre Maßnahmen

Zusätzlich scheint eine Wirkungsverstärkung der Einzelkomponenten eine gesteigerte Gesamtwirkung nach sich zu ziehen.

Zur komplementären Behandlung von Krebspatienten während Chemo-, Strahlen- oder Hormontherapie eignen sich z. B. Equizym MCA bzw. Equinovo. Es handelt sich um in Apotheken frei verfügbare bilanzierte Diätprodukte, die
- Natriumselenit,
- pflanzliche, eiweißspaltende Enzyme und
- lektinhaltigen Linsenextrakt enthalten.

Tumor auslösende, Tumorwachstum fördernde, Chemo- oder Strahlentherapie hemmende oder die Gesundheit negativ beeinflussende Substanzen sind in den Präparaten nicht enthalten.

Praktische Informationen

Indikationen zur Gabe von Enzym-Selenlektinhaltigem Linsenextrakt in der komplementären Krebstherapie:
- Reduktion von Nebenwirkungen der Chemo- oder Strahlentherapie
- Wirksamkeitsverstärkung einer Chemo- oder Strahlentherapie
- Vermeidung bzw. Behandlung von Lymphödemen und Schwellungen
- Reduktion der Infektanfälligkeit von Schleimhäuten, z. B. der Nebenhöhlen oder Bronchien
- Reduktion von arthrotischen Gelenkbeschwerden

Beurteilung: Enzym-Selen-lektinhaltiger Linsenextrakt

Krebsstandardtherapien können mit massiven Nebenwirkungen einhergehen. Betroffen sind schnell wachsende Zellen, z. B. Haarwurzelzellen sowie Schleimhautzellen in Mund-Rachen-Raum, Nase, Magen-Darm-Trakt, Urogenitalbereich, Augen und Gelenken. Chemo-, Strahlen- und Hormontherapien hemmen bzw. schädigen die schnell wachsenden und stoffwechselaktiven Schleimhautzellen (insbesondere die flüssigkeitsproduzierenden Becherzellen und Schleimdrüsen). Dies führt zu Schleimhauttrockenheit und -entzündung.

Fundierte klinische Untersuchungen belegen die Wirksamkeit der Verabreichung von Selen-Enzym-lektinhaltigem Linsenextrakt während Krebsstandardtherapien (Chemo-, Strahlen-, Hormontherapien).

Brustkrebspatientinnen wurden in zertifizierten Brustzentren gemäß Leitlinie behandelt. Patientinnen der Studiengruppe erhielten komplementär einen Enzym-Selen-lektinhaltigen Linsenextrakt (Equizym MCA). Die Verträglichkeit der adjuvanten Chemo- und Strahlentherapie war in der Studiengruppe signifikant besser als in der Kontrollgruppe. Die verbesserte Verträglichkeit der Therapien war die Folge von verminderten Nebenwirkungen, insbesondere Übelkeit, Schleimhautentzündungen und arthrotischen Gelenkbeschwerden.

In zwei weiteren klinischen Untersuchungen wurden bei mehr als 800 Brustkrebspatientinnen die Ausprägungen definierter Nebenwirkungen der adjuvanten Hormontherapie untersucht. Alle Patientinnen litten zu Beginn der Untersuchung unter starken, die Lebensqualität mindernden Nebenwirkungen der Hormontherapie, insbesondere Schleimhauttrockenheit und Gelenkbeschwerden. Innerhalb einer nur vierwöchigen komplementären Behandlung mit Enzym-Selen-lektinhaltigem Linsenextrakt (Equizym MCA / Equinovo) konnten bei ca. 70 Prozent der Patientinnen Gelenkbeschwerden und trockene Schleimhäute signifikant gebessert werden.

In einer klinischen Untersuchung wurden Prostatakarzinompatienten während hormonablativer Therapie komplementär mit Enzym-Selen-lektinhaltigem Linsenextrakt behandelt. Alle Patienten litten zu Beginn der Untersuchung unter starken Nebenwirkungen der Therapie, u. a. trockene Schleimhäute, Gelenkbeschwerden, Knochenschmerzen, Hitzewallungen, Libidoverlust oder Haarausfall. Die Ausprägung der Nebenwirkungen der hormonablativen Therapie konnten durch die Verabreichung des komplementärmedizinischen Enzym-Selen-lektinhaltigen Linsenextraktes (Equinovo) signifikant reduziert werden, insbesondere Gelenk- und Knochenschmerzen sowie

Inhaltsstoff	Empfohlene Tagesmenge	Herkunft Eigenschaften
lektinhaltiger Linsenextrakt	20 mg/Tag	Lektin aus *Lens culinaris* (Linse); Linsenlektin stabilisiert das schleimhautansässige Immunsystem und reaktiviert die Flüssigkeitsfreisetzung
Natriumselenit	300 µg/Tag	Natriumselenit ist ein Antioxidanz, wirkt entzündungshemmend, abschwellend, verstärkt die Wirksamkeit und verbessert die Verträglichkeit von Chemo- und Strahlentherapie. Keine Abschwächung der Wirkung von Krebsstandardtherapien, kurzfristig auch hochdosierter Einsatz ohne Nebenwirkungen
pflanzliche, eiweißspaltende Enzyme	800 mg/Tag	entzündungshemmende und abschwellende Wirkung, Verbesserung der Verträglichkeit von Chemo- und Strahlentherapie, keine Interaktionen mit Krebsstandardtherapien

Schleimhauttrockenheit. Bezüglich Haarausfall und Libidoverlust konnte durch die komplementärmedizinische Behandlung keine Besserung erzielt werden.

Fazit
Diese Untersuchungen deuten darauf hin, dass die komplementärmedizinische Einnahme von Enzym-Selen-Linsenextrakt Nebenwirkungen der Krebsstandardtherapien reduzieren und die Verträglichkeit von Chemo-, Strahlen- und Hormontherapien verbessern kann.

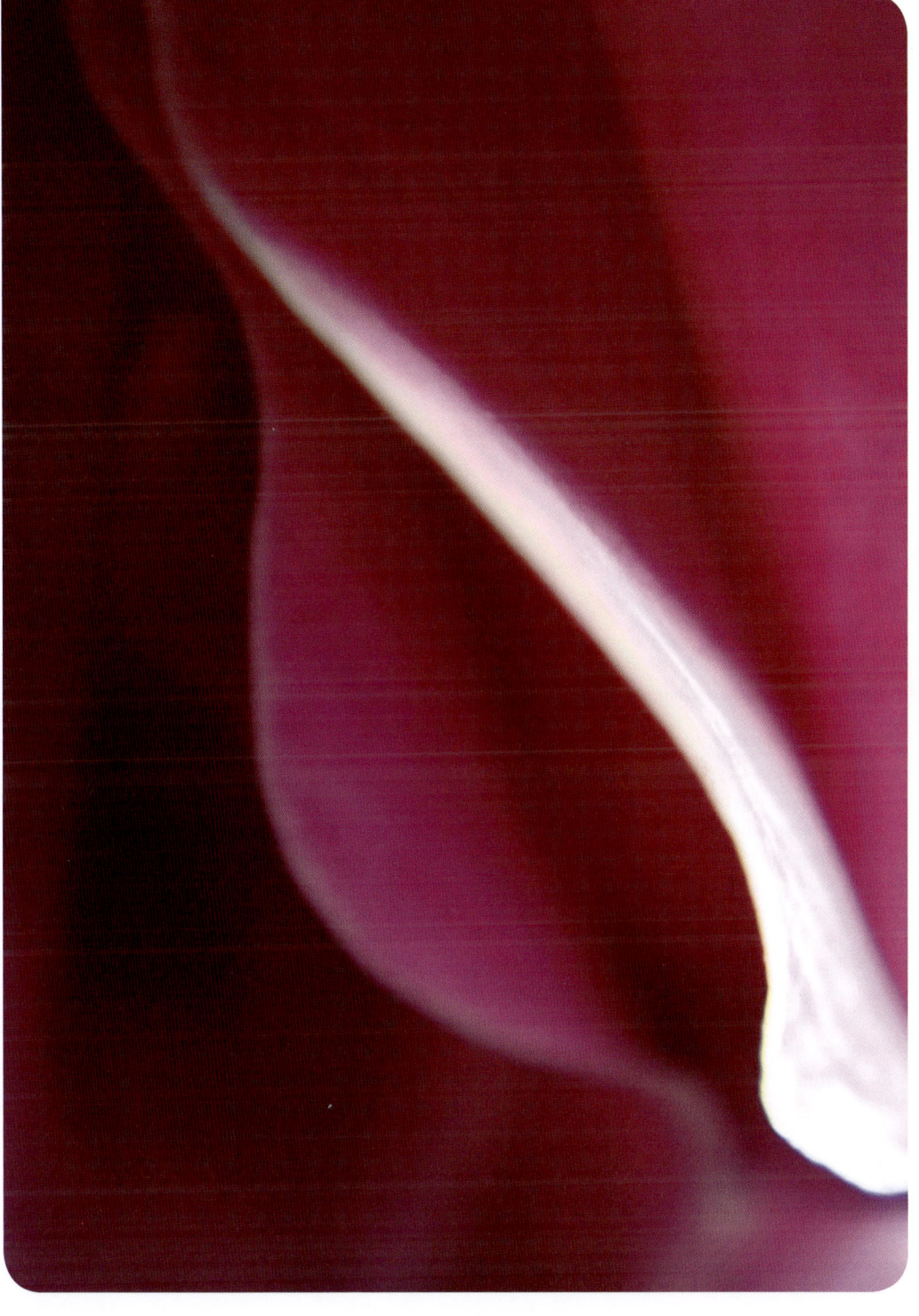

Mikrobiologische Therapie

Mit der mikrobiologischen Therapie (zuweilen auch Darmsanierung genannt) wird versucht, die Abwehrleistungen des Körpers durch sogenannte Probiotika zu optimieren.

Probiotika sind meist Bakterien. Sie entstammen der normalen Bakterienflora des Menschen und haben in experimentellen und klinischen Untersuchungen gezeigt, dass sie einen positiven Einfluss auf das Immunsystem ausüben. Man unterscheidet drei Gruppen von Probiotika:

Medizinische Probiotika. Dies sind Präparate, die lebende und/oder abgetötete Mikroorganismen (z. B. Bakterien oder Pilze) einschließlich ihrer Bestandteile und Produkte enthalten und als Arzneimittel für therapeutische Zwecke verwendet werden. Meistens handelt es sich dabei um Präparate aus Bakterien, die auf ihre Qualität, Unbedenklichkeit und Wirksamkeit sorgfältig untersucht wurden und werden.

Pharmazeutische Probiotika. Dies sind Bakterien-Präparate, die zur Herstellung von Nahrungsergänzungen dienen. Sie werden nach pharmazeutischen Vorschriften hergestellt. In der Regel enthalten sie gefriergetrocknete Mikroorganismen in hohen Konzentrationen (z. B. Milchsäurebakterien) und werden über Apotheken vertrieben.

Nahrungsprobiotika (alimentäre). Hier handelt es sich um Probiotika, die bei der Herstellung von Lebensmitteln eingesetzt werden, wie etwa Milchsäurebakterien bei der Joghurtherstellung. Nahrungsprobiotika sind meist Milchprodukte und können einen sinnvollen Beitrag zur gesunden Ernährung leisten. Trotz aller Suggestionen der Werbung ist Joghurt allerdings kein Arzneimittel.

Wie wirken Probiotika?

Die positiven Einflüsse, die bestimmte Mikroorganismen (z. B. Bakterien) auf das Immunsystem und den Stoffwechsel ausüben, lassen sich durch den therapeutischen Einsatz ausgewählter Bakterienstämme gezielt nutzen.

Gemessen an der Vielzahl der Bakterien, welche die Haut und die Schleimhäute des menschlichen Körpers besiedeln, ist nur eine kleine Auswahl dieser Bakterien von therapeutischem Nutzen. Es handelt sich dabei vor allem um normale Darmbakterien, wie Enterokokken und *Escherichia coli (E. coli)*, sowie um Milchsäurebakterien wie Bifidobakterien und Laktobazillen.

Während von Enterokokken und *E. coli* vor allem eine Wirkung auf das Immunsystem ausgeht, stabilisiert man mit Milchsäurebakterien vornehmlich das bakterielle Milieu im Darm. Führt man regelmäßig Milchsäurebakterien zu, wird das Darmmilieu angesäuert. Der pH-Wert (Messwert des Säuregehaltes) im Stuhl liegt beim gesunden Darm zwischen 5,8 und 6,5 und wird u. a. durch eine fett- und eiweißreiche Ernährung in den weniger sauren (alkalischen) Bereich verschoben, d. h., der pH-Wert wird höher. Dadurch nimmt die Zahl der Milchsäurebakterien ab, wodurch die Darmfunktionen leiden, welche von diesen Bakterien unterstützt werden. Die therapeutische Gabe von Probiotika bewirkt, dass sich die körpereigene Milchsäurebakterienflora stabilisieren und erholen kann.

Welche Bakterien werden verwendet?

Für die mikrobiologische Therapie werden hauptsächlich Bakterien der normalen menschlichen Flora verwendet. Der Einsatz derartiger Bakterien ist vor allem deshalb sinnvoll, weil sie bereits optimal an den Menschen angepasst sind. Mikroorganismen, die nicht zur menschlichen Mikroflora gehören (z. B. *Saccharomyces boulardii*), sind in der mikrobiologischen Therapie die Ausnahme.

Bifidobakterien und Laktobazillen gewährleisten das Gleichgewicht der Magen-Darm-Flora, stimulieren Abwehrleistungen der Schleimhäute des Magen-Darm-Traktes und sind wichtig für die Regeneration abgetöteter Schleim-

> **Wissen**
>
> Die wichtigsten Effekte der mikrobiologischen Therapie sind:
> - Regulation des körpereigenen Abwehrsystems,
> - Verbesserung der Stoffwechselfunktion (insbesondere des Magen-Darm-Trakts),
> - Optimierung der Zusammensetzung der bakteriellen Schleimhautflora.

hautzellen (u. a. nach Chemo-, Strahlen- und Antibiotikatherapien).

Die therapeutischen Effekte bei oral verabreichten Mikrobiologika aus Enterokokken und *E. coli* sind wesentlich stärker als bei Bifidobakterien und Laktobazillen und umfassen sämtliche Komponenten des körpereigenen Abwehrsystems.

Autovakzine

Medizinische Probiotika werden zuweilen als Autovakzine verabreicht (= Eigenimpfstoff aus körpereigenen, abgetöteten Bakterien eines Patienten, in der Regel *E. coli*). Sie scheinen optimal auf das Immunsystem des Empfängers abgestimmt. Es gibt verschiedene Darreichungsformen für Autovakzine: zum Einnehmen (oral), zum Einreiben (perkutan) und als Injektion, was am wirksamsten zu sein scheint. Dabei geraten die bakteriellen Wirkstoffe auf direktem Weg in Kontakt mit dem Abwehrsystem. Die Wirkung tritt in der Regel schneller ein als bei der oralen oder perkutanen Anwendung der Autovakzine.

Autovakzine ermöglichen eine gezielte, auf die individuelle Abwehrsituation abgestimmte Beeinflussung des Immunsystems. Wichtig ist ein Therapiebeginn mit hoch verdünnten Autovakzinen.

Wirkung bei Krebs

In der komplementären Krebstherapie und in der Nachsorge spielt es eine große Rolle, die optimale Funktion der körpereigenen Abwehr zu erhalten. Die mikrobiologische Therapie (mit medizinischen und pharmazeutischen Probiotika) regt darüber hinaus noch Stoffwechselfunktionen an und verringert nicht selten auch die Nebenwirkungen und Schädigungen durch den Tumor oder die Therapien. Dies gilt besonders für den Darm.

Mikrobiologische Präparate

Bakterielle medizinische Probiotika enthalten in der Regel definierte *Escherichia coli*- oder/und *Enterococcus faecalis*-Stämme. Beim Herstellungsprozess gelten sehr strenge Kriterien, sodass die Qualität der Probiotika gesichert ist. Eine jahrzehntelange Dokumentation der unerwünschten Arzneimittelnebenwirkungen hat außerdem ihre Unbedenklichkeit belegt. Eine Übersicht über die aktuellen Präparate finden Sie in der Tabelle.

Praktische Informationen

- Der Umfang und die Dauer der mikrobiologischen Therapie hängen von der jeweiligen Diagnose, der Schwere und Dauer der Erkrankung und vom Alter des Patienten ab.
- Probiotika sind in aller Regel sehr gut verträglich. Es kann aber bei hohen Do-

Ausgewählte Probiotika und ihre Hersteller (Rote Liste 2013)

Präparat	Inhalt	Firma
Colibiogen®	E.-coli-Extrakt	Laves
Mutaflor®	E. coli Stamm Nissle	Ardeypharm
Prosymbioflor®	E. coli und E. faecalis	SymbioPharm
Symbioflor 1®	E. faecalis	SymbioPharm
Symbioflor 2®	E. coli	SymbioPharm
Autovakzine®	körpereigene, abgetötete Bakterien	SymbioPharm

sierungen und bei Patienten mit einer extrem empfindlichen Reaktionslage (z. B. bei Allergien oder entzündlichen Magen-Darm-Erkrankungen) zu Blähungen und Bauchschmerzen kommen. In diesen Fällen sollte die Dosis reduziert werden, die Beschwerden klingen dann innerhalb weniger Tage ab.

Beurteilung: Mikrobiologische Therapie

Die mikrobiologische Therapie kann in bestimmten Phasen einer Krebserkrankung oder ihrer Behandlung als erweiterte komplementäre Maßnahme sinnvoll sein. Es stehen allerdings kontrollierte klinische Studien zum endgültigen Nachweis ihrer Wirksamkeit bei Tumorpatienten aus. Erst danach kann die mikrobiologische Therapie als wirksamkeitsgeprüfte komplementäre Maßnahme empfohlen werden.

Tumorimpfung

Die Idee, einen Impfstoff aus Krebszellen gegen Krebszellen zu entwickeln, gibt es schon über 200 Jahre. Klinische Wirksamkeitsnachweise fehlen nach wie vor.

Bis in die Mitte des vorigen Jahrhunderts, als weder Antibiotika noch Zytostatika verfügbar waren, wurde versucht, die körpereigenen Abwehrkräfte zu stärken, um so Erfolge gegen Krebs und Infektionskrankheiten zu erzielen.

Die Erkenntnis, dass Mikroorganismen (Bakterien und Viren) gegen sie gerichtete Abwehrkräfte stimulieren, führte schließlich zu der Vermutung, dass es beim Menschen eine spezifische Abwehr gegen Krebszellen geben könne. Diese Vermutung wurde erst in jüngster Zeit definitiv bestätigt und führte zu verschiedenen therapeutischen Ansätzen, wie der sogenannten Tumorimpfung, zu der die aktiv spezifische Immuntherapie und die Dendritische Zelltherapie gehören.

Aktiv spezifische Immuntherapie

Nach überwiegend erfolglosen Versuchen, durch Impfung mit abgetöteten (inaktivierten) Tumorzellen eine spezifische Immunantwort aufzubauen, hat sich mit zunehmendem Fortschritt die Möglichkeit einer Impfung mit tumorzelltypischen Bestandteilen (Antigenen) entwickelt. Diese Form der aktiv spezifischen Immuntherapie (ASI) wurde intensiv beforscht, um die Heilungsraten nach Krebsstandardtherapien zu verbessern.

Grundlage der ASI ist die Herstellung eines individuellen Impfstoffs aus Krebszellen oder deren Bestandteilen (Antigenen), die nach der Operation eines Tumors isoliert und inaktiviert werden. Da dieses Tumormaterial nach der operativen Entfernung auf besondere Weise behandelt wird, muss das Vorgehen mit Operateur und Labor abgestimmt werden. Die Qualität der spezifischen Abwehrreaktion gegen die Tumorzellen hängt besonders von der Beimischung nicht tumoröser Zellen bzw. Antigene ab. Daher ist es entscheidend, dass die Tumorzellen sorgfältig isoliert und aufbereitet werden. Weil dieser Schritt bislang nicht genügend standardisiert ist, gibt es große Qualitätsunterschiede bei ASI-Impfstoffen, was u. a. die gegensätzlichen Behandlungsergebnisse erklärt.

Der bislang nicht bewiesenen Theorie entsprechend werden durch ASI die im Labor inaktivierten Krebszellen bzw. deren Antigene dem körpereigenen Abwehrsystem als fremd präsentiert. Dies soll die Abwehrzellen in die Lage versetzen, Tumorzellen im Körper zu erkennen und abzutöten. Die ASI wird von ihren Befürwortern im Anschluss an Operationen zur Rezidiv- und Metastasenprophylaxe empfohlen. Da die adjuvanten Standardtherapien nach Operationen (Chemo- und Strahlentherapien) die körpereigenen Abwehrkräfte vorübergehend schwächen, die ASI aber ein funktionierendes Immunsystem benötigt, raten deren Befürworter zuweilen in unverantwortlicher Weise von erprobten Standardtherapien ab.

Dendritische Zelltherapie

Als experimentell viel versprechende Weiterentwicklung der ASI werden abgetötete Tumorzellen bzw. deren Antigene den Patienten nicht mehr direkt verabreicht, sondern mit definierten Abwehrzellen (dendritische Zellen; DZ) zusammengebracht, um diese gegen den entsprechenden Tumor zu aktivieren.

DZ entstehen aus speziellen Immunzellen (Blutmonozyten – sog. Fresszellen) nach Bebrütung mit Botenstoffen des Immunsystems (Zytokinen). Sie werden im Reagenzglas mit Tumorzellantigenen beladen und dem Patienten injiziert. Sie aktivieren durch die Präsentation der Tumorantigene in der Dendritenzellwand spezielle Immunzellen (die natürlichen Killerzellen und tumorzelltötenden Lymphozyten), die die Tumorzellen angreifen und abtöten können.

Anwendung

Es handelt sich um ein aufwändiges Therapieverfahren, weil
- Immunzellen (Monozyten) aus dem Blut isoliert und mit Botenstoffen (Zytokinen) bebrütet werden müssen, um als DZ verfügbar zu sein,
- das Tumormaterial nach der Operation aufgearbeitet werden muss,
- die DZ im Reagenzglas mit Tumorzellen oder Tumorzellantigenen beladen werden müssen,
- sie dem Patienten injiziert werden müssen.

Praktische Informationen

- Die wichtigste Anwendung der ASI und der DZ-Therapie gilt dem Versuch, Rezidiven und Metastasen vorzubeugen. Selbst bei fortgeschrittenen Krebserkrankungen werden von den Befürwortern Therapieerfolge berichtet, in Einzelfällen sogar Tumorrückbildungen.
- Die Kosten bewegen sich für beide Verfahren im vier- bis fünfstelligen Eurobereich. Sie hängen davon ab, welche Art der Impfung eingesetzt wird (abgetötete Tumorzellen oder Tumorzellantigene) und welche Qualität und somit Reinheit der Tumorzell- oder Antigenpräparation vorliegt.
- Eine Kostenübernahme durch die Krankenkassen erfolgt für die ASI in der Regel nicht, für die Dendritische Zelltherapie bei nachgewiesener Indikation in spezialisierten (meist universitären) Zentren. Diese Frage sollten Sie in jedem Fall vor einem eventuellen Behandlungsversuch mit Ihrer Kasse klären.

Achtung: Für die meisten Behandler und herstellenden Laboratorien sind die ASI und die Dendritische Zelltherapie ein lohnendes Geschäft, ohne erkennbaren Vorteil für die Patienten.

Beurteilung: Tumorimpfung

Unter Wertschätzung der Idee und bei aller Begeisterung über die therapeutischen Erfolge der ASI in experimentellen Versuchsanordnungen (im Reagenzglas und im Tierversuch), können aus wissenschaftlicher Sicht folgende Aussagen getroffen werden:

- Es liegen vereinzelte, gut dokumentierte Fallberichte vor.
- Es liegen Anwendungsbeobachtungen für verschiedene Tumorarten und -stadien vor.
- Es liegen kleinere, wissenschaftlich jedoch fehlerhafte Studien für verschiedene Tumorarten und -stadien vor.

Die Wirksamkeit der ASI ist somit nicht belegt, weil bislang keine klinischen Studien mit Beweiskraft vorliegen. Die ASI muss also nach wie vor als experimentelles Therapiekonzept betrachtet werden. Bis zum definitiven Nachweis der Qualität, Unbedenklichkeit und Wirksamkeit sollte die ASI nur in klinischen Studien angewendet werden.

Die wissenschaftliche Bewertung der Dendritischen Zelltherapie entspricht weitestgehend der ASI. Bislang liegen keine kontrollierten klinischen Studien vor, welche die Wirksamkeit der Methode beweisen würden. Bis zum definitiven Nachweis von Qualität, Unbedenklichkeit und Wirksamkeit sollte die DZ-Therapie nur in Studien angewendet werden.

Fazit
ASI und DZ-Therapie sollten Sie nur für sich in Betracht ziehen, falls Ihr behandelnder Arzt Ihnen die Teilnahme an einer klinischen Studie vorschlägt.

Hyperthermie

Die Behandlung von Krankheiten durch Hyperthermie (Überwärmung des Körpers) ist bereits seit Hippokrates (ca. 460–379 vor Christus) bekannt.

Seit dem 18. Jahrhundert wurde die Hyperthermie in Wärmekammern oder Wärmebädern insbesondere zur Behandlung von Infektionskrankheiten eingesetzt. Gegen Ende des 19. Jahrhunderts erfolgten erstmals Versuche mit Fieber erzeugenden Substanzen (z. B. Bakterien, Viren). Seit den 1920er-Jahren wird schließlich versucht, die besonders hitzeempfindlichen Tumorzellen durch Überwärmung gezielt zu bekämpfen.

In den 1960er-Jahren wurde begonnen, die Hyperthermietechniken zu verbessern, so z. B. durch Verwendung von Kurzwellen, Mikrowellen und auch Infrarotstrahlen. Aber auch heute besteht noch ein erheblicher Forschungsbedarf, um Qualität, Unbedenklichkeit und Wirksamkeit der Hyperthermie zu belegen.

Es lassen sich prinzipiell zwei Formen der Hyperthermie unterscheiden: die aktive und die passive Hyperthermie.

Aktive Hyperthermie = Fiebertherapie.
Verabreicht man Fieber erzeugende Substanzen (z. B. Bakterien, Viren, Zytokine), wird der Organismus angeregt, selbst (endogen) Wärme zu erzeugen, wie er das auch bei einer Infektionskrankheit mit Fieber tut. Diese Form wird deshalb auch Fiebertherapie genannt. Grundlage dieser aktiven Hyperthermie sind Entzündungsreaktionen, die entstehen, wenn Bakterien oder Viren verabreicht werden. Das Fieber ist die direkte Reaktion auf die Entzündung, bei der Fieber erzeugende Zytokine (immunologische Botenstoffe) freigesetzt werden. Dabei handelt es sich um Eiweiße bzw. Eiweiß-

komponenten (Peptide), die körpereigene Immunfunktionen in Gang setzen, verstärken oder hemmen. Sie bestimmen im Wesentlichen die Zahl und Funktion der Abwehrzellen, die für die Vorbeugung und Abwehr von Tumoren und Infektionen verantwortlich sind. Obgleich Falldarstellungen zur Fiebertherapie in der Literatur vorhanden sind, gibt es bislang keine verlässliche kontrollierte Studie, die einen therapeutischen Effekt aufzeigt. Gut dokumentiert ist, dass die Abwehrfunktionen durch Fiebertherapie stark aktiviert werden. Wie sich dies jedoch auf die Tumorerkrankung auswirkt, ist völlig unklar.

Passive Hyperthermie. Die Wärmezufuhr erfolgt von außen (exogen) durch physikalische Methoden, wie z. B. Mikrowellen, Radiowellen oder Infrarotwellen. In der Regel meint man mit Hyperthermie die passive Form der Anwendung, bei der die Wärme dem Körper von außen zugeführt wird. Die Hyperthermieanwendung kann:
- auf bestimmte Organe oder Gewebe gerichtet sein (lokale Hyperthermie),
- gezielt in Hohlräume erfolgen (z. B. Bauchhöhle),
- den ganzen Körper umfassen (Ganzkörperhyperthermie).

Hyperthermie und Krebs

Man machte bei Experimenten mit der Hyperthermie über die Wirkung von Hitze über 40° C folgende Beobachtungen, die dann zur Grundlage einer Behandlung bei Krebserkrankungen wurden:
- Krebszellen sterben ab.
- Die Blutversorgung im Krebsgewebe verändert sich, was zu Gefäßverschlüssen und zum Absterben des Tumors führen kann.
- Verschiedene Immunfunktionen werden aktiviert.
- Die Wirksamkeit von Chemo- und Strahlentherapie kann verstärkt werden, was eventuell eine Dosisreduktion ermöglichen könnte.
- Krebszellen werden gegenüber einer Chemotherapie empfindlicher.

Diese größtenteils experimentell gewonnenen Erkenntnisse haben dazu geführt, dass die Hyperthermie zuweilen als »vierte Säule der Krebsbehandlung« oder »ergänzende tumorzerstörende Therapie« neben Operation, Chemo- und Strahlentherapie bezeichnet wird.

Anwendungen

Je nach Tumorart und -stadium werden unterschiedliche Hyperthermieformen eingesetzt:

Ganzkörperhyperthermie: Die Ganzkörperhyperthermie wird von ihren Befürwortern bei Tumoren oder Metastasen angewandt, die sich bereits im Körper ausgebreitet haben und nicht operiert werden können (generalisiert, inoperabel). Die Körpertemperatur wird auf mehr als 41°C erhöht und über einen Zeitraum von 45–60 Minuten gehalten. Hinzu kommen jeweils ca. eine Stunde Aufwärm- und Abkühlphase. Während der Behandlung wird der Patient medikamentös ruhig gestellt (sediert), das Herz-Kreislauf-System und andere Körperfunktionen müssen regelmäßig überwacht werden. Milde Formen der Ganzkörperhyperthermie streben Körpertemperaturen bis zu 40 °C an, die dann bis zu 6 Stunden gehalten werden.

> **Wichtig**
>
> Folgende Aussagen über die Wirkung der Hyperthermie müssen hier aus Gründen des Patientenschutzes hervorgehoben werden, denn häufig wird aus Werbegründen genau das Gegenteil behauptet, obwohl es dafür keinerlei Beweise gibt:
> - Die Hyperthermie ist Operation, Chemo- und Strahlentherapie nicht überlegen.
> - Die Hyperthermie erreicht keine langfristigen Tumorrückbildungen.
> - Die Hyperthermie kann Krebs nicht heilen.
> - Die Hyperthermie kann belastende Therapien oder »verstümmelnde« Operationen nicht verhindern.

Lokale Hyperthermie Örtlich begrenzte (lokale) Hyperthermieverfahren sind z. B.:
- die Oberflächenhyperthermie,
- die regionale Tiefenhyperthermie
- die Perfusionshyperthermie.

Ziel dieser modernen Hyperthermieverfahren ist es, Wärme in den Tumor zu übertragen, möglichst ohne dass gesundes Gewebe davon berührt wird. Nur bei oberflächlichen Tumoren, wie z. B. Hauttumoren, Brustwandtumoren und einzelnen Halslymphknotenmetastasen ist es möglich, von außen (nicht invasiv) durch Infrarotstrahlen, Laser oder Ultraschallwellen zu behandeln.

Weil in einem Tumor die gut durchbluteten und noch wachsenden Anteile gleich neben den schlecht versorgten und teilweise schon abgestorbenen Anteilen im Zentrum des Tumors liegen, ist eine ausschließlich auf den Tumor gerichtete, gleichmäßige Überwärmung kaum möglich. Es wird daher versucht, sogenannte ferromagnetische Partikel in den Tumor einzubringen, die dann über ein magnetisches Feld erwärmt werden können, um so eine gleichmäßige, möglichst auf den Tumor begrenzte Wärmeverteilung zu erreichen.

Praktische Informationen

- Indikationen: Krebse des Gebärmutterhalses und des Bauchfells.

- Ausschlusskriterien: u. a. bestimmte Herz-Kreislauf-Erkrankungen, früherer Herzinfarkt oder Hirnschlag, Thrombosen, Embolien, schlechter Allgemeinzustand, Hirnödem, erhöhter Hirndruck.
- Nebenwirkungen: Je nach dem gewählten Hyperthermieverfahren sind schwere Nebenwirkungen mit Todesfolge möglich und auch schon beschrieben worden (u. a. Herz-Kreislauf-Kollaps, Herzinfarkt, Hirnblutung, Krämpfe).
- Die Kosten der Hyperthermie sind größtenteils willkürlich kalkuliert. Sie schwanken zwischen 100 und mehr als 1000 Euro pro Anwendung.
- In der Regel müssen Sie die Kosten einer Hyperthermiebehandlung selbst tragen. Eine Kostenübernahme erfolgt nur in anerkannten Therapiezentren und auch nur, nachdem die Indikation zuvor geklärt wurde.

Beurteilung: Hyperthermie

Die Hyperthermie wird derzeit international erforscht, insbesondere in Kombination mit der Chemo- und/oder Strahlentherapie. Möglicherweise kann sie in Zukunft die erprobten Krebsstandardtherapien erweitern. Derzeit liegen aber keine verlässlichen Wirksamkeitsnachweise vor, besonders im Hinblick auf die alleinige Anwendung der unterschiedlichen Hyperthermieverfahren. Nur bei ganz bestimmten Indikationen und nur in Kombination mit den Standardtherapien kann die Hyperthermie als erweiterte komplementäre Maßnahme empfohlen werden (z. B. als kombinierte Chemo-/Strahlentherapie/Hyperthermie bei Gebärmutterhalskrebs bzw. als kombinierte Chemotherapie/Hyperthermie bei Bauchfellkrebs), ohne dass daraus jedoch mit Gewissheit ein Nutzen abzuleiten wäre.

Ganzkörperhyperthermie Über die Wirksamkeit der Ganzkörperhyperthermie gibt es unterschiedliche Auffassungen. Wissenschaftlich haltbare Untersuchungen liegen nicht vor. Die zuweilen diskutierte verbesserte Wirkung von Chemo- und Strahlentherapie durch Ganzkörperhyperthermie wird derzeit in Studien überprüft. Bis zu einem schlüssigen Ergebnis gilt diese Vorstellung als unbewiesene Hypothese.

Lokale Hyperthermie Von den örtlich begrenzten (lokalen) Hyperthermieverfahren wird behauptet, sie könnten gezielt Temperaturen um 42 °C im Tumor oder in der Metastase erzeugen, ohne den Restorganismus zu belasten. Für diese Behauptung fehlen jedoch ebenfalls die Beweise. Die lokale Hyperthermie soll die Wirkung von Chemo- und Strahlentherapie verstärken können bzw. als alleinige Maßnahme »eine gute Kontrolle über den Tumor ermöglichen und die Lebenszeit z. T. beträchtlich verlängern«. Auch diese Aussagen sind als reine Werbestrategien anzusehen und müssen abgelehnt werden, da es hierfür keine verlässlichen Daten gibt.

Nur in Kombination mit Standardverfahren verwenden Die Hyperthermie sollte immer mit einer anderen tumorzelltötenden Therapie (Chemotherapie, Strahlentherapie, Zytokintherapie) kombiniert werden, da für die Hyperthermie alleine bislang noch keine wissenschaftlich haltbaren positiven Auswirkungen auf die rezidiv- und metastasenfreien Zeiten und Gesamtüberlebenszeiten nachgewiesen sind.

Hyperthermie ist bisher kein anerkanntes Therapieverfahren Die Hyperthermie wird in Deutschland seit Jahrzehnten als tumorzerstörende Therapiemaßnahme angewendet, ohne dass ihre Wirkweise oder Wirksamkeit hinreichend und überzeugend erforscht wären. Ein großes Problem ist es, die Temperatur im Krebsgewebe selbst zu messen, da nur sie wirklich entscheidend für einen Behandlungserfolg ist. Sie ist die Grundlage dafür, dass die Hyperthermie sinnvoll erforscht und eventuell in Zukunft einmal angewendet werden kann. Eine solche Messung kann aber bis heute nicht verlässlich durchgeführt werden. Um die Hyperthermie allgemein empfehlen zu können, sind somit unbedingt weitere Forschungen erforderlich. Aus diesem Grunde hat sie auch noch keinen Platz in der anerkannten Krebsbehandlung gefunden.

Fazit

Falls die Hyperthermie als komplementäre Maßnahme für Sie in Frage kommt, sollten Sie sich an universitäre Hyperthermiezentren wenden, die das Verfahren als komplementäre Therapiemaßnahme indikationsbezogen anwenden und wissenschaftlich weiterentwickeln.

Weihrauchextrakt

Seit dem Altertum wird Weihrauchextrakt bzw. Weihrauchharz medizinisch angewandt, z. B. bei Rheuma, Entzündungen und Blutungen.

Im Mittelalter wurde Weihrauchextrakt insbesondere gegen Magen-Darm- und Hauterkrankungen verabreicht. Dieses Anwendungsspektrum entspricht im Wesentlichen dem der traditionellen indischen Medizin (Ayurveda), in der Weihrauchextrakt als wichtiges Heilmittel fest verankert ist.

Anwendung

Medizinisch angewandtes Weihrauchharz wird aus der Rinde des Weihrauchbaumes gewonnen und stammt überwiegend aus Indien *(Boswellia serrata)* oder aus Arabien bzw. Afrika *(Boswellia olibanum)*. Weihrauchharz enthält u. a. ätherische Öle, Gerbstoffe, Terpene sowie die als Wirkstoffe angesehenen Boswelliasäuren. Von den Boswelliasäuren ist aus wissenschaftlich fundierten experimentellen und klinischen Untersuchungen bekannt, dass sie insbesondere entzündungshemmende Wirkungen entfalten. Entzündungen sind im Wesentlichen gekennzeichnet durch Schwellung, Rötung, Wärme, Schmerzen und Funktionseinschränkung und werden hervorgerufen und aufrechterhalten durch sogenannte immunologische Botenstoffe wie Zytokine und Leukotriene. Die entzündungshemmende Aktivität der Boswelliasäuren wird insbesondere auf die Hemmung der übermäßigen Zytokin- und Leukotrien-Produktion und -Freisetzung zurückgeführt, die den Entzündungsprozess stoppt.

Praktische Informationen

- Das komplementäronkologische Anwendungsgebiet für Weihrauchextrakt (*Boswellia serrata*) umfasst:
  - Ödembildung, z. B. nach Krebsstandardtherapien wie Operation, Chemo- und Strahlentherapien,
  - chronische Entzündungen, z. B. im Magen-Darm Trakt, insbesondere nach Chemo- und Strahlentherapien,
  - rheumatische Gelenkbeschwerden, z. B. im Gefolge von Chemo-, Strahlen- und Hormontherapien.
- Dosierung: Bei Beschwerden durch entzündliche Aktivitäten (z. B. Ödeme, Gelenkbeschwerden) liegt die empfohlene Dosis zur Langzeittherapie bei 3 × 800 (–1200) mg Extrakt pro Tag. Überdosierungen, Nebenwirkungen bzw. Gegenanzeigen sind bislang nicht bekannt.
- Weihrauchextrakte aus *Boswellia serrata* können rezeptfrei über die Apotheke bestellt werden.
- Die Kosten werden von den Krankenkassen in der Regel nicht übernommen.
- Achten Sie auf Qualität: Pflanzliche Präparate und Nahrungsergänzungsmittel sollten Sie unbedingt in der Apotheke kaufen. Meiden Sie Produkte, die Sie über zweifelhafte Anbieter – etwa über das Internet – kaufen können. Produkte aus der Apotheke sind auf Qualität und auf das Vorhandensein von Verunreinigungen geprüft (z. B. auch auf Schadstoffe wie Pflanzenschutzmittel).

Beurteilung: Weihrauchextrakt

Nach dem derzeitigen Stand der wissenschaftlichen Erkenntnis sind die erhöhte Zytokin- und die Leukotrien-Freisetzung die Grundlage für die Aufrechterhaltung von chronischen Entzündungen. Dazu gehören u. a. Krankheiten des rheumatischen Formenkreises, entzündliche Darmerkrankungen, Asthma und Krebs.

In experimentellen Versuchsansätzen mit Zellkulturen sowie in ersten klinischen Tests konnte gezeigt werden, dass Tumorzellwachstum und Ödembildung (= Wasseransammlung) durch Leukotriene und Zytokine verursacht werden. Neben der klassischen entzündungshemmenden Therapie (insbesondere mittels Kortison) stellte sich die Anwendung von Weihrauchextrakt als nebenwirkungsarme komplementäre Maßnahme mit vergleichbarem Anwendungsspektrum heraus.

Erste experimentelle und klinische Daten zur Entzündungs- und ödemhemmenden Wirkung von Weihrauchextrakten (*Boswellia serrata*) sind viel versprechend, bedürfen aber unbedingt der Bestätigung.

Fazit

Derzeit ist die Weihrauchextrakttherapie nach wie vor »experimentell«, kann aber in individuellen Situationen empfehlenswert sein.

Traditionelle Chinesische Medizin (TCM)

Fernöstliche Heilpraktiken haben unter dem Begriff »Traditionelle Chinesische Medizin (TCM)« Einzug in westliche Therapiekonzepte gehalten.

Hierzu zählen Akupunktur, Akupressur, spezielle Ernährungslehre, Pflanzenheilkunde sowie Entspannungs- und Massagetechniken. Die Theorien der TCM weichen stark von westlichen, wissenschaftsgeprägten Diagnostik- und Therapieprinzipien ab. Der Lehre nach sollen TCM Behandlungen den gestörten Fluss der Lebensenergie (= Chi) harmonisieren, zu einer Stärkung des inneren Gleichgewichtes sowie einer höheren Lebensqualität führen und das Immunsystem stärken. Kontrollierte klinische Studien, die den westlichen Qualitätsstandard erfüllen, liegen für die Diagnostik- und Therapiemaßnahmen der TCM bislang nicht vor.

Beurteilung: Traditionelle Chinesische Medizin

Generell ist gegen die komplementäre Anwendung definierter TCM- Maßnahmen (z.B. Akupunktur, Chi-Gong, Tai Chi) nichts einzuwenden. Grundsätzlich ist aber bei der Anwendung von Heilmitteln aus anderen Kulturkreisen zu bedenken: Menschen verschiedener Herkunft unterscheiden sich z. T. erheblich in ihren vererbten Reaktionsweisen, z.B. im Hinblick auf ihren Stoffwechsel. Daher können wirksame Heilmittel zwar im entsprechenden Kulturkreis sinnvoll sein, bei Menschen mit anderen Erbanlagen hingegen besteht die Möglichkeit, dass die Wirkung ausbleibt bzw. sogar gegenteilige, unerwünschte Wirkungen eintreten.

Besondere Vorsicht ist bei der Einnahme von Heilmitteln geboten, die nicht durch deutsche Behörden zertifiziert wurden. Dies gilt insbesondere für Kräutermischungen. Die Prüfungen von Heilmitteln in der Volksrepublik China auf Qualität, Unbedenklichkeit und Wirksamkeit entsprechen meist nicht den Anforderungen in unserem Kulturkreis. Immer wieder werden in den sogenannten pflanzlichen Heilmitteln gesundheitsschädliche Belastungen mit Schwermetallen oder Pestiziden bzw. unkontrollierte Beimischungen, beispielsweise von synthetischen Hormonen, Blutverdünnungsmitteln, Betäubungs- oder Schlafmitteln, entdeckt.

Daher ist bei Anwendung von Kräuterzubereitungen oder anderen Heilmitteln der TCM immer eine Testung nach westlichen Qualitätsstandards angezeigt, die meist fehlt.

Akupunktur

Akupunktur ist eine verbreitete Therapiemaßnahme der TCM, bei der Nadeln an bestimmte Stellen des Körpers eingestochen werden, um krankhafte Störungen des Energieflusses »Chi« zu beheben. Die Wirksamkeit der Akupunktur wird u. a. über die Freisetzung körpereigener Substanzen erklärt (z. B. schmerzlindernde ß-Endorphine). Placeboeffekte tragen möglicherweise ebenfalls zur Wirksamkeit bei.

Beurteilung: Akupunktur
Bisher ist der wissenschaftlich-klinische Wirksamkeitsnachweis (in Studien) für die Akupunktur noch nicht hinreichend erfolgt. Auch wenn eine große, bundesweit durchgeführte Anwendungsbeobachtung zur Indikation »Schmerzen« sowie erfahrungsheilkundliche Berichte Vorteile für Patienten aufgezeigt haben, muss die Akupunktur in wissenschaftlich angemessener Form noch auf Unbedenklichkeit und Wirksamkeit geprüft werden, ehe sie bei bestimmten Krankheiten als komplementärmedizinische Maßnahme empfohlen werden kann. In der komplementären Krebstherapie können derzeit allenfalls definierte Schmerzzustände (z. B. postoperative Schmerzen, Kopfschmerzen oder Migräne) als Indikation für Akupunktur gelten.

Achtung: Auch wenn seriös anmutende Therapiezentren Akupunkturbehandlungen zur Minderung von Nebenwirkungen von Krebsstandardtherapien als »individuelle Gesundheitsleistung« anbieten, ist der wissenschaftliche Nachweis von Unbedenklichkeit und Wirksamkeit bislang für keine der Nebenwirkungen (Übelkeit, Erbrechen, Schlaflosigkeit, Müdigkeit, Schmerzen, Unruhe, depressive Verstimmung u. a.) erfolgt. Alle veröffentlichten Studien wiesen schwerwiegende methodische Mängel auf. Daher sollten Akupunkturbehandlungen zur Minderung von Nebenwirkungen ausschließlich in Studienform durch zertifizierte Therapeuten erfolgen.

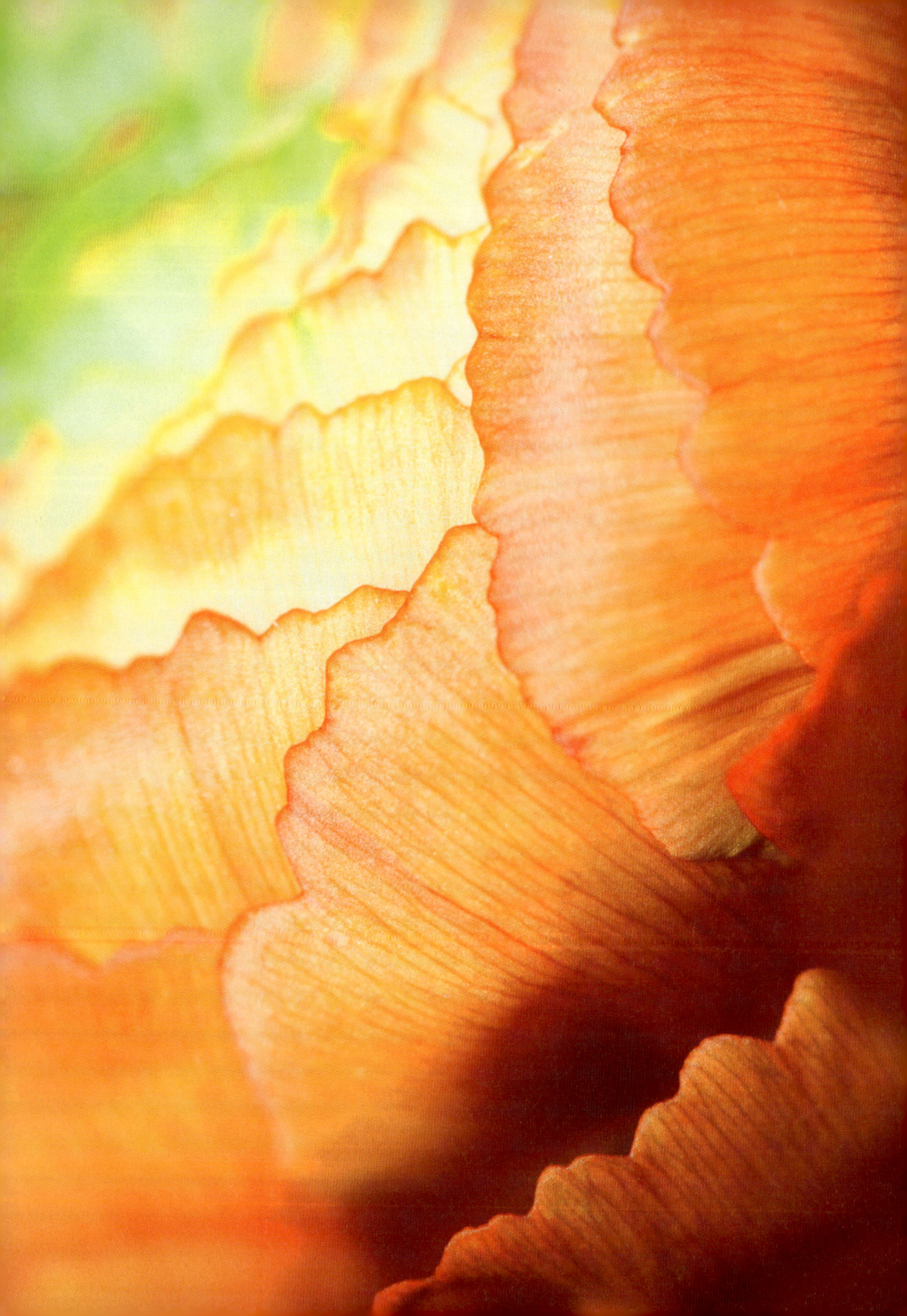

Behandlung verschiedener Krebsarten

Nicht jede komplementäre Maßnahme ist für jede Tumorart und jedes Behandlungsstadium geeignet. Ein Überlick hilft, den persönlichen Therapieweg zu finden.

Welche Therapien könnten Ihnen helfen?

Krebserkrankungen, erfordern diagnostische und therapeutische Maßnahmen, die auf Qualität und Unbedenklichkeit geprüft sind und deren Wirksamkeit nachgewiesen ist.

Diesen Forderungen entsprechend haben sich für die Behandlung von Krebserkrankungen Operation, Chemo-, Strahlen-, Hormon- und Antikörpertherapie als Standardtherapien bewährt. Allein diese Therapieformen haben sich bislang in wissenschaftlichen Untersuchungen (z. B. Studien) als tumorzerstörend und tumorart- und tumorstadiumabhängig als kurativ (= heilend) herausgestellt. Demnach sind sie im Rahmen einer wissenschaftlich begründeten Krebstherapie immer erste Wahl:

Operation. Chirurgische Entfernung von Tumorgewebe und Metastasen, falls möglich. Die operative Entfernung möglichst der gesamten Tumormasse schafft die optimale Voraussetzung zur Heilung bzw. für weitere heilende Therapien.

Chemotherapie. Tumorzelltötende Medikamente, die in Tablettenform oder als Infusion verabreicht im ganzen Körper wirksam werden. Zu unterscheiden sind die neoadjuvante Chemotherapie und die adjuvante Chemotherapie. Die neoadjuvante Chemotherapie erfolgt vor der Operation mit dem Ziel, den Tumor zu verkleinern, um gewebeschonend operieren zu können. Ferner ist die Wirksamkeit der neoadjuvanten Chemotherapie am Rückgang der Tumorgröße direkt erkennbar. Die adjuvante Chemotherapie erfolgt tumorart- und tumorstadiumabhängig im Anschluss an die Operation. Der Grund für diese tumorzelltötende Maßnahme ist die theoretische Möglichkeit der Verbreitung einzelner Tumorzellen im Organismus, die mithilfe der Therapie beseitigt werden sollen.

Strahlentherapie. Tumorzelltötende Maßnahme unter Einsatz von ionisierenden Strahlen. Sie erfolgt bei gegebener Indikation als heilende Maßnahme, meist aber adjuvant nach operativer Tumorentfernung, selten neoadjuvant vor Operation oder palliativ zur Reduktion von Beschwerden bzw. zur Verbesserung der Lebensqualität, wenn eine Aussicht auf Heilung nicht mehr besteht. Die Strahlentherapie beschränkt sich meist auf das Gebiet um den Tumor herum (lokalisiert).

Hormontherapie. Hormone als Wachstumsfaktoren für bestimmte hormonabhängige Krebsarten können durch eine (Anti-)Hormontherapie in ihrer Produktion gehemmt werden bzw. an der Anlagerung an Hormonrezeptoren (=Andockstellen) der Tumorzellen blockiert werden. Damit entfällt der Wachstumsreiz für die Tumorzellen, die im günstigsten Fall dann absterben.

Unterstützung mit komplementären Maßnahmen

Komplementärmedizinische Maßnahmen können unterstützend zu den beschriebenen Standardtherapien eingesetzt werden. Dabei sind bei unterschiedlichen Krebsarten und den verschieden Krankheits- bzw. Behandlungsstadien verschiedene komplementäre Maßnahmen zu empfehlen. Den nachfolgenden Tabellen können Sie entnehmen, welche komplementären Maßnahmen bei welcher Krebsart empfehlenswert sind und welche in bestimmten Phasen therapeutisch sinnvoll sein können.

Sie finden in den Tabellen die Spalte »empfehlenswerte Maßnahmen« und eine Spalte »erweiterte Maßnahmen«. Die Wirksamkeit der »empfehlenswerten« komplementären Maßnahmen, welche die Standardtherapien ergänzen bzw. verbessern, konnte in Studien aufgezeigt werden, die den hohen Anforderungen der Wissenschaft an solche Untersuchungen gerecht werden. Die »erweiterten« komplementären Maßnahmen sind mit einer gewissen Wahrscheinlichkeit in bestimmten Phasen der Erkrankung oder der Behandlung sinnvoll, müssen aber in wissenschaftlichen Studien ihre definitive Wirksamkeit erst noch unter Beweis stellen, um als empfehlenswert eingestuft zu werden.

Die Tabellen ermöglichen einen Überblick über komplementäre Maßnahmen, die abhängig von der jeweiligen Tumorart- und Tumorstandardtherapie empfehlenswert sind. Die komplementären Therapiemaßnahmen sind individuell und indikationsabhängig zu kombinieren, demnach nicht immer in der gesamten Breite erforderlich. Die Tabellen sollen Ihnen eine verlässliche Grundlage für das Gespräch mit dem betreuenden Arzt liefern, um Ihr persönliches Therapiekonzept festlegen zu können.

Erläuterung zu den Tabellen

Die jeweils empfohlenen Tagesmengen von Präparaten sind gekennzeichnet. Die fett hervorgehobenen Dosierungen sind aufgrund von Wirksamkeitsnachweisstudien empfehlenswert.

Enzyme = pflanzliche proteolytische Enzymkonzentrate

Tab. = Tabletten

bilanziert = den Tagesbedarf deckend

µg = Mikrogramm = 1 millionstel Gramm

präoperativ = vor der Operation

Natriumselenit = die Darreichungsform von Selen

adjuvant = begleitende bzw. zusätzliche therapeutische Maßnahme, die nach der Operation als weitere heilende Maßnahme eingesetzt wird (Chemotherapie, Strahlentherapie)

neoadjuvant = Maßnahmen (z. B. Chemo-, Strahlen- oder Hormontherapie), die vor der Operation eingesetzt wird, um die Tumormasse zu verkleinern, damit schonender operiert werden kann

rehabilitative naturheilkundliche Maßnahmen umfassen u. a. Massagen; Anwendung von Wasser (Kneipp'sche Verfahren), Wärme, Kälte und Licht; Bewegungstherapie, u. a. Eurythmie, Tanz; Kreativübungen, u. a. Malen, Plastizieren; Entspannungstechniken

Analkarzinom

Beim Analkarzinom (Tumor der Analregion) haben sich an komplementären Behandlungsmaßnahmen die Ernährungsberatung und -umstellung, die psychoonkologische Betreuung und angemessene sportliche Betätigungen bewährt. Außerdem sind die Selen- und Enzymtherapie (wahlweise Enzym-Selen-lektinhaltiger Linsenextrakt) als Komplementärmaßnahmen während einer Chemo- oder Strahlentherapie empfehlenswert. Eine Misteltherapie wäre bei eingeschränkter Lebensqualität (palliativ) angezeigt.

Therapiephase	empfehlenswerte Maßnahmen	erweiterte Maßnahmen
neoadjuvante Therapie	• Natriumselenit **300** (−1000) μg/Tag • Enzyme 600–**800** mg/Tag • wahlweise: Enzym-Selen-lektinhaltiger Linsenextrakt • Ernährung • Psychoonkologie	• bilanzierte Vitamine und Spurenelemente
operative Therapie	• Natriumselenit **300** (−1000) μg/Tag	
adjuvante Therapie, z. B. Chemo- oder Strahlentherapie	• Natriumselenit **300** (−1000) μg/Tag • Enzyme 600–**800** mg/Tag • wahlweise: Enzym-Selen-lektinhaltiger Linsenextrakt • Ernährung • Sport • Psychoonkologie • Cannabispräparate bei starkem Erbrechen, Übelkeit, Gewichtsverlust	• rehabilitative naturheilkundliche Maßnahmen • bilanzierte Vitamine und Spurenelemente
Nachsorge	• Ernährung • Sport • Psychoonkologie • Misteltherapie zur Verbesserung der Lebensqualität (palliative Maßnahme) • Cannabispräparate bei anhaltend starkem Erbrechen, Übelkeit, Gewichtsverlust	• rehabilitative naturheilkundliche Maßnahmen • bilanzierte Vitamine und Spurenelemente • mikrobiologische Therapie • Enzyme 600–**800** mg/Tag • wahlweise: Enzym-Selen-lektinhaltiger Linsenextrakt

Bauchspeicheldrüsenkrebs (Pankreaskarzinom)

Beim Pankreaskarzinom haben sich an komplementären Behandlungsmaßnahmen die Ernährungsberatung und -umstellung, die psychoonkologische Betreuung und eine angemessene sportliche Betätigung bewährt. Außerdem sind die Selen- und Enzymtherapie (wahlweise Enzym-Selen-lektinhaltiger Linsenextrakt) während einer adjuvanten Chemo- oder Strahlentherapie empfehlenswert. Eine Misteltherapie wäre bei eingeschränkter Lebensqualität (palliativ) angezeigt.

Therapiephase	empfehlenswerte Maßnahmen	erweiterte Maßnahmen
neoadjuvante Therapie	• Natriumselenit **300** (–1000) µg/Tag • Enzyme 600–**800** mg/Tag • wahlweise: Enzym-Selen-lektinhaltiger Linsenextrakt • Ernährung • Psychoonkologie	• bilanzierte Vitamine und Spurenelemente
operative Therapie	• Natriumselenit **300** (–1000) µg/Tag	
adjuvante Therapie, z. B. Chemo- oder Strahlentherapie	• Natriumselenit **300** (–1000) µg/Tag • Enzyme 600–**800** mg/Tag • wahlweise: Enzym-Selen-lektinhaltiger Linsenextrakt • Ernährung • Sport • Psychoonkologie • Cannabispräparate bei starkem Erbrechen, Übelkeit, Gewichtsverlust	• rehabilitative naturheilkundliche Maßnahmen • bilanzierte Vitamine und Spurenelemente
Nachsorge	• Ernährung • Sport • Psychoonkologie • Misteltherapie zur Verbesserung der Lebensqualität (palliative Maßnahme) • Cannabispräparate bei anhaltend starkem Erbrechen, Übelkeit, Gewichtsverlust	• rehabilitative naturheilkundliche Maßnahmen • bilanzierte Vitamine und Spurenelemente • mikrobiologische Therapie • Enzyme 600–**800** mg/Tag • wahlweise: Enzym-Selen-lektinhaltiger Linsenextrakt

Brustkrebs (Mammakarzinom)

Beim Brustkrebs sind an komplementären Behandlungsmaßnahmen die Ernährungsberatung, die Ernährungsumstellung, die psychoonkologische Betreuung und angemessene sportliche Betätigung zu empfehlen. Während einer Chemo-, Strahlen- oder Hormontherapie reduziert die Einnahme von Enzym-Selenlektinhaltigem Linsenextrakt die Nebenwirkungen der Behandlung. Eine Misteltherapie wäre bei eingeschränkter Lebensqualität (palliativ) angezeigt. Als erweiterte Maßnahmen haben rehabilitative Maßnahmen (z. B. Lymphdrainage) einen besonderen Stellenwert.

Therapiephase	empfehlenswerte Maßnahmen	erweiterte Maßnahmen
neoadjuvante Therapie	• Natriumselenit **300** (–1000) μg/Tag • Enzyme 600–**800** mg/Tag • wahlweise: Enzym-Selen-lektinhaltiger Linsenextrakt • Ernährung • Psychoonkologie	• bilanzierte Vitamine und Spurenelemente
operative Therapie	• Na–Selenit **300** (–1000) μg/Tag	
adjuvante Therapie, z. B. Chemo-, Strahlen- oder Hormontherapie	• Natriumselenit **300** (–1000) μg/Tag • Enzyme 600–**800** mg/Tag • wahlweise: Enzym-Selen-lektinhaltiger Linsenextrakt • Ernährung • Sport • Psychoonkologie • Cannabispräparate bei starkem Erbrechen, Übelkeit, Gewichtsverlust	• rehabilitative naturheilkundliche Maßnahmen • bilanzierte Vitamine und Spurenelemente
Nachsorge	• Ernährung • Sport • Psychoonkologie • Misteltherapie zur Verbesserung der Lebensqualität (palliative Maßnahme) • Cannabispräparate bei anhaltend starkem Erbrechen, Übelkeit, Gewichtsverlust	• rehabilitative naturheilkundliche Maßnahmen • bilanzierte Vitamine und Spurenelemente • mikrobiologische Therapie • Enzyme 600–**800** mg/Tag • wahlweise: Enzym-Selenlektinhaltiger Linsenextrakt

Dickdarmkrebs (Kolorektalkarzinom)

Patienten mit Dickdarmkrebs sprechen in der Behandlungsphase komplementär gut auf die psychoonkologische Betreuung, angemessene sportliche Betätigungen und eine Ernährungsumstellung an. Die Selen- und Enzymtherapie (wahlweise Enzym-Selen- lektinhaltiger Linsenextrakt) ergänzen die Chemo- oder Strahlentherapie in positiver Weise. Eine Misteltherapie wäre bei eingeschränkter Lebensqualität (palliativ) angezeigt.

Therapiephase	empfehlenswerte Maßnahmen	erweiterte Maßnahmen
neoadjuvante Therapie	• Natriumselenit **300** (–1000) µg/Tag • Enzyme 600–**800** mg/Tag • wahlweise: Enzym-Selen-lektinhaltiger Linsenextrakt • Ernährung • Psychoonkologie	• bilanzierte Vitamine und Spurenelemente
operative Therapie	• Na–Selenit **300** (–1000) µg/Tag	
adjuvante Therapie, z. B. Chemo- oder Strahlentherapie	• Natriumselenit **300** (–1000) µg/Tag • Enzyme 600–**800** mg/Tag • wahlweise: Enzym-Selen-lektin haltiger Linsenextrakt • Ernährung • Sport • Psychoonkologie • Cannabispräparate bei starkem Erbrechen, Übelkeit, Gewichtsverlust	• rehabilitative naturheilkundliche Maßnahmen • bilanzierte Vitamine und Spurenelemente
Nachsorge	• Ernährung • Sport • Psychoonkologie • Misteltherapie zur Verbesserung der Lebensqualität (palliative Maßnahme) • Cannabispräparate bei anhaltend starkem Erbrechen, Übelkeit, Gewichtsverlust	• rehabilitative naturheilkundliche Maßnahmen • bilanzierte Vitamine und Spurenelemente • mikrobiologische Therapie • Enzyme 600–**800** mg/Tag • wahlweise: Enzym-Selen-lektinhaltiger Linsenextrakt

Eierstockkrebs (Ovarialkarzinom)

Patientinnen mit Eierstockkrebs profitieren in der Behandlungsphase komplementär von einer Ernährungsberatung und -umstellung, von psychoonkologischer Betreuung und angemessener sportlicher Betätigung. Die Selen- und Enzymtherapie (wahlweise Enzym-Selen-lektinhaltiger Linsenextrakt) vervollständigen insbesondere während einer adjuvanten Chemo- oder Strahlentherapie die Behandlung. Eine Misteltherapie wäre bei eingeschränkter Lebensqualität (palliativ) angezeigt.

Therapiephase	empfehlenswerte Maßnahmen	erweiterte Maßnahmen
neoadjuvante Therapie	• Natriumselenit **300** (–1000) µg/Tag • Enzyme 600–**800** mg/Tag • wahlweise: Enzym-Selen-lektinhaltiger Linsenextrakt • Ernährung • Psychoonkologie	• bilanzierte Vitamine und Spurenelemente
operative Therapie	• Natriumselenit **300** (–1000) µg/Tag	
adjuvante Therapie, z. B. Chemo-, Strahlen- oder Hormontherapie	• Natriumselenit **300** (–1000) µg/Tag • Enzyme 600–**800** mg/Tag • wahlweise: Enzym-Selen-lektinhaltiger Linsenextrakt • Ernährung • Sport • Psychoonkologie • Cannabispräparate bei starkem Erbrechen, Übelkeit, Gewichtsverlust	• rehabilitative naturheilkundliche Maßnahmen • bilanzierte Vitamine und Spurenelemente
Nachsorge	• Ernährung • Sport • Psychoonkologie • Misteltherapie zur Verbesserung der Lebensqualität (palliative Maßnahme) • Cannabispräparate bei anhaltend starkem Erbrechen, Übelkeit, Gewichtsverlust	• rehabilitative naturheilkundliche Maßnahmen • bilanzierte Vitamine und Spurenelemente • mikrobiologische Therapie • Enzyme 600–**800** mg/Tag • wahlweise: Enzym-Selen-lektinhaltiger Linsenextrakt

Gallenblasen- und Gallengangkrebs

Beim Gallenblasen- und Gallengangkarzinom haben sich an komplementären Behandlungsmaßnahmen die psychoonkologische Betreuung, die Ernährungsberatung und -umstellung sowie angemessene sportliche Betätigungen bewährt. Eine Enzymtherapie und die Zufuhr von Natriumselenit (wahlweise Enzym-Selenlektinhaltiger Linsenextrakt) wirken ebenfalls positiv während der adjuvanten Chemo- oder Strahlentherapie. Eine Misteltherapie wäre bei eingeschränkter Lebensqualität (palliativ) angezeigt.

Therapiephase	empfehlenswerte Maßnahmen	erweiterte Maßnahmen
präoperativ	• Ernährung • Psychoonkologie • Natriumselenit (100–) **300** µg/Tag	• bilanzierte Vitamine und Spurenelemente
operative Therapie	• Natriumselenit **300** (–1000) µg/Tag	
adjuvante Therapie, z. B. Chemo- oder Strahlentherapie	• Natriumselenit **300** (–1000) µg/Tag • Enzyme 600–**800** mg/Tag • wahlweise: Enzym-Selen-lektinhaltiger Linsenextrakt • Ernährung • Sport • Psychoonkologie • Cannabispräparate bei starkem Erbrechen, Übelkeit, Gewichtsverlust	• rehabilitative naturheilkundliche Maßnahmen • bilanzierte Vitamine und Spurenelemente
Nachsorge	• Ernährung • Sport • Psychoonkologie • Misteltherapie zur Verbesserung der Lebensqualität (palliative Maßnahme) • Cannabispräparate bei anhaltend starkem Erbrechen, Übelkeit, Gewichtsverlust	• rehabilitative naturheilkundliche Maßnahmen • bilanzierte Vitamine und Spurenelemente • mikrobiologische Therapie • Enzyme 600–**800** mg/Tag • wahlweise: Enzym-Selen-lektinhaltiger Linsenextrakt

Gebärmutterhalskrebs (Zervixkarzinom)

Auch Patientinnen mit Gebärmutterhalskrebs sprechen in der Behandlungsphase komplementär gut auf eine Ernährungsberatung und -umstellung, auf psychoonkologische Betreuung und angemessene sportliche Betätigungen an. Die Selen- und Enzymtherapie (wahlweise Enzym-Selen-lektinhaltiger Linsenextrakt) vervollständigt während einer neoadjuvanten oder adjuvanten Chemo- oder Strahlentherapie die Behandlung. Eine Misteltherapie wäre bei eingeschränkter Lebensqualität (palliativ) angezeigt.

Therapiephase	empfehlenswerte Maßnahmen	erweiterte Maßnahmen
neoadjuvante Therapie	• Natriumselenit **300** (–1000) µg/Tag • Enzyme 600–**800** mg/Tag • wahlweise: Enzym-Selen-lektinhaltiger Linsenextrakt • Ernährung • Psychoonkologie	• bilanzierte Vitamine und Spurenelemente
operative Therapie	• Natriumselenit **300** (–1000) µg/Tag	
adjuvante Therapie, z. B. Chemo- oder Strahlentherapie	• Natriumselenit **300** (–1000) µg/Tag • Enzyme 600–**800** mg/Tag • wahlweise: Enzym-Selen-lektinhaltiger Linsenextrakt • Ernährung • Sport • Psychoonkologie • Cannabispräparate bei starkem Erbrechen, Übelkeit, Gewichtsverlust	• rehabilitative naturheilkundliche Maßnahmen • bilanzierte Vitamine und Spurenelemente • Hyperthermie
Nachsorge	• Ernährung • Sport • Psychoonkologie • Misteltherapie zur Verbesserung der Lebensqualität (palliative Maßnahme) • Cannabispräparate bei anhaltend starkem Erbrechen, Übelkeit, Gewichtsverlust	• rehabilitative naturheilkundliche Maßnahmen • bilanzierte Vitamine und Spurenelemente • mikrobiologische Therapie • Enzyme 600–**800** mg/Tag • wahlweise: Enzym-Selen-lektinhaltiger Linsenextrakt

Gebärmutterschleimhautkrebs (Endometriumkarzinom)

Beim Gebärmutterschleimhautkrebs haben sich an komplementären Behandlungsmaßnahmen die Ernährungsberatung und -umstellung, die psychoonkologische Betreuung und angemessene sportliche Betätigungen bewährt. Außerdem vervollständigen eine Selen- und Enzymtherapie (wahlweise Enzym-Selen-lektinhaltiger Linsenextrakt) während der neoadjuvanten oder adjuvanten Chemo- oder Strahlentherapie die Behandlung. Eine Misteltherapie wäre bei eingeschränkter Lebensqualität (palliativ) angezeigt.

Therapiephase	empfehlenswerte Maßnahmen	erweiterte Maßnahmen
neoadjuvante Therapie	• Natriumselenit **300** (–1000) µg/Tag • Enzyme **600**–**800** mg/Tag • wahlweise: Enzym-Selen-lektinhaltiger Linsenextrakt • Ernährung • Psychoonkologie	• bilanzierte Vitamine und Spurenelemente
operative Therapie	• Natriumselenit **300** (–1000) µg/Tag	•
adjuvante Therapie, z. B. Chemo- oder Strahlentherapie	• Natriumselenit **300** (–1000) µg/Tag • Enzyme **600**–**800** mg/Tag • wahlweise: Enzym-Selen-lektinhaltiger Linsenextrakt • Ernährung • Sport • Psychoonkologie • Cannabispräparate bei starkem Erbrechen, Übelkeit, Gewichtsverlust	• rehabilitative naturheilkundliche Maßnahmen • bilanzierte Vitamine und Spurenelemente
Nachsorge	• Ernährung • Sport • Psychoonkologie • Misteltherapie zur Verbesserung der Lebensqualität (palliative Maßnahme) • Cannabispräparate bei anhaltend starkem Erbrechen, Übelkeit, Gewichtsverlust	• rehabilitative naturheilkundliche Maßnahmen • bilanzierte Vitamine und Spurenelemente • mikrobiologische Therapie • Enzyme **600**–**800** mg/Tag • wahlweise: Enzym-Selen-lektinhaltiger Linsenextrakt

Gehirntumoren (Tumoren des zentralen Nervensystems)

Bei Patienten mit Gehirntumoren haben sich komplementär zu den Standardtherapien die Umstellung der Ernährung, die psychoonkologische Betreuung sowie angemessene sportliche Betätigung bewährt. Außerdem unterstützen Selen- und Enzymtherapie (wahlweise Enzym-Selen-lektinhaltiger Linsenextrakt) die adjuvante Chemo- oder Strahlentherapie. Die Enzymtherapie hat sich in Kombination mit standardisierten Weihrauchextrakten in der Nachsorgephase als viel versprechend erwiesen. Eine Misteltherapie wäre bei eingeschränkter Lebensqualität (palliativ) angezeigt.

Therapiephase	empfehlenswerte Maßnahmen	erweiterte Maßnahmen
präoperativ	• Ernährung • Psychoonkologie • Natriumselenit (100–) **300** µg/Tag	• bilanzierte Vitamine und Spurenelemente
operative Therapie	• Natriumselenit **300** (–1000) µg/Tag	
adjuvante Therapie, z. B. Chemo- oder Strahlentherapie	• Natriumselenit **300** (–1000) µg/Tag • Enzyme 600–**800** mg/Tag • wahlweise: Enzym-Selen-lektinhaltiger Linsenextrakt • Ernährung • Sport • Psychoonkologie • Cannabispräparate bei starkem Erbrechen, Übelkeit, Gewichtsverlust	• rehabilitative naturheilkundliche Maßnahmen • Weihrauch 3 x **800** (–1200) mg/Tag • bilanzierte Vitamine und Spurenelemente
Nachsorge	• Ernährung • Sport • Psychoonkologie • Misteltherapie zur Verbesserung der Lebensqualität (palliative Maßnahme) • Cannabispräparate bei anhaltend starkem Erbrechen, Übelkeit, Gewichtsverlust	• rehabilitative naturheilkundliche Maßnahmen • bilanzierte Vitamine und Spurenelemente • mikrobiologische Therapie • Enzyme 600–**800** mg/Tag • wahlweise: Enzym-Selen-lektinhaltiger Linsenextrakt • Weihrauch 3 x **800** (–1200) mg/Tag

Harnblasenkrebs

Beim Harnblasenkrebs haben sich an komplementären Behandlungsmaßnahmen die Ernährungsberatung und -umstellung, die psychoonkologische Betreuung und angemessene sportliche Betätigungen bewährt. Außerdem unterstützen die Selen- und Enzymtherapie (wahlweise Enzym-Selen-lektinhaltiger Linsenextrakt) während einer adjuvanten Chemo- oder Strahlentherapie die Behandlung in positiver Weise. Eine Misteltherapie wäre bei eingeschränkter Lebensqualität (palliativ) angezeigt

Therapiephase	empfehlenswerte Maßnahmen	erweiterte Maßnahmen
präoperativ	• Ernährung • Psychoonkologie • Natriumselenit (100–) **300** µg/Tag	• bilanzierte Vitamine und Spurenelemente
operative Therapie	• Natriumselenit **300** (–1000) µg/Tag	
adjuvante Therapie, z. B. Chemo- oder Strahlentherapie	• Natriumselenit **300** (–1000) µg/Tag • Enzyme 600–**800** mg/Tag • wahlweise: Enzym-Selen-lektinhaltiger Linsenextrakt • Ernährung • Sport • Psychoonkologie • Cannabispräparate bei starkem Erbrechen, Übelkeit, Gewichtsverlust	• rehabilitative naturheilkundliche Maßnahmen • bilanzierte Vitamine und Spurenelemente
Nachsorge	• Ernährung • Sport • Psychoonkologie • Misteltherapie zur Verbesserung der Lebensqualität (palliative Maßnahme) • Cannabispräparate bei anhaltend starkem Erbrechen, Übelkeit, Gewichtsverlust	• rehabilitative naturheilkundliche Maßnahmen • bilanzierte Vitamine und Spurenelemente • mikrobiologische Therapie • Enzyme 600–**800** mg/Tag • wahlweise: Enzym-Selen-lektinhaltiger Linsenextrakt

Hautkrebs, schwarzer (malignes Melanom)

Bei Patienten mit Hautkrebs haben sich an komplementären Behandlungsmaßnahmen die Ernährungsberatung und -umstellung, die psychoonkologische Betreuung und angemessene sportliche Betätigungen bewährt. Außerdem wirken sich die Selen- und Enzymtherapie (wahlweise Enzym-Selen-lektinhaltiger Linsenextrakt) während einer adjuvanten Chemo- oder Strahlentherapie auf die Behandlung positiv aus. Eine Misteltherapie wäre bei eingeschränkter Lebensqualität (palliativ) angezeigt. Als erweiterte Maßnahmen könnten eine Hyperthermie oder eine Dendritische Zelltherapie erwogen werden.

Therapiephase	empfehlenswerte Maßnahmen	erweiterte Maßnahmen
präoperativ	• Ernährung • Psychoonkologie • Natriumselenit (100–) **300** µg/Tag	• bilanzierte Vitamine und Spurenelemente
operative Therapie	• Natriumselenit **300** (–1000) µg/Tag	
adjuvante Therapie, z. B. Chemo- oder Strahlentherapie	• Natriumselenit **300** (–1000) µg/Tag • Enzyme 600–**800** mg/Tag • wahlweise: Enzym-Selen-lektinhaltiger Linsenextrakt • Ernährung • Sport • Psychoonkologie • Cannabispräparate bei starkem Erbrechen, Übelkeit, Gewichtsverlust	• rehabilitative naturheilkundliche Maßnahmen • bilanzierte Vitamine und Spurenelemente • Hyperthermie • Dendritische Zelltherapie
Nachsorge	• Ernährung • Sport • Psychoonkologie • Misteltherapie zur Verbesserung der Lebensqualität (palliative Maßnahme) • Cannabispräparate bei anhaltend starkem Erbrechen, Übelkeit, Gewichtsverlust	• rehabilitative naturheilkundliche Maßnahmen • bilanzierte Vitamine und Spurenelemente • mikrobiologische Therapie • Enzyme 600–**800** mg/Tag • wahlweise: Enzym-Selen-lektinhaltiger Linsenextrakt

Hodentumor

Bei den Hodentumoren haben sich an komplementären Behandlungsmaßnahmen die Ernährungsberatung und -umstellung, die psychoonkologische Betreuung und angemessene sportliche Betätigungen bewährt. Außerdem vervollständigen die Selen- und Enzymtherapie (wahlweise Enzym-Selen-lektinhaltiger Linsenextrakt) während der adjuvanten Chemo- oder Strahlentherapie die Behandlung. Eine Misteltherapie wäre bei eingeschränkter Lebensqualität (palliativ) angezeigt.

Therapiephase	empfehlenswerte Maßnahmen	erweiterte Maßnahmen
präoperativ	• Ernährung • Psychoonkologie • Natriumselenit (100–) **300** µg/Tag	• bilanzierte Vitamine und Spurenelemente
operative Therapie	• Natriumselenit **300** (–1000) µg/Tag	
adjuvante Therapie, z. B. Chemo- oder Strahlentherapie	• Natriumselenit **300** (–1000) µg/Tag • Enzyme 600–**800** mg/Tag • wahlweise: Enzym-Selen-lektinhaltiger Linsenextrakt • Ernährung • Sport • Psychoonkologie • Cannabispräparate bei starkem Erbrechen, Übelkeit, Gewichtsverlust	• rehabilitative naturheilkundliche Maßnahmen • bilanzierte Vitamine und Spurenelemente
Nachsorge	• Ernährung • Sport • Psychoonkologie • Misteltherapie zur Verbesserung der Lebensqualität (palliative Maßnahme) • Cannabispräparate bei anhaltend starkem Erbrechen, Übelkeit, Gewichtsverlust	• rehabilitative naturheilkundliche Maßnahmen • bilanzierte Vitamine und Spurenelemente • mikrobiologische Therapie • Enzyme 600–**800** mg/Tag • wahlweise: Enzym-Selen-lektinhaltiger Linsenextrakt

Kopf-/Halstumor

Auch bei Patienten mit Kopf-/Halstumoren haben sich komplementär zu den Standardtherapien die Umstellung der Ernährung, die psychoonkologische Betreuung sowie angemessene sportliche Betätigung bewährt. Außerdem unterstützen Selen- und Enzymtherapie (wahlweise Enzym-Selen-lektinhaltiger Linsenextrakt) eine adjuvante Chemo- oder Strahlbehandlung. Die Weihrauch- oder Enzymtherapie als erweiterte Maßnahme hat sich auch in der Nachsorge als viel versprechend erwiesen. Eine Misteltherapie wäre bei eingeschränkter Lebensqualität als palliative Maßnahme angezeigt.

Therapiephase	empfehlenswerte Maßnahmen	erweiterte Maßnahmen
neoadjuvante Therapie	• Natriumselenit **300** (–1000) µg/Tag • Enzyme 600–**800** mg/Tag • wahlweise: Enzym-Selen-lektinhaltiger Linsenextrakt • Ernährung • Psychoonkologie	• bilanzierte Vitamine und Spurenelemente
operative Therapie	• Natriumselenit **300** (–1000) µg/Tag	
adjuvante Therapie, z. B. Chemo- oder Strahlentherapie	• Natriumselenit **300** (–1000) µg/Tag • Enzyme 600–**800** mg/Tag • wahlweise: Enzym-Selen-lektinhaltiger Linsenextrakt • Ernährung • Sport • Psychoonkologie • Cannabispräparate bei starkem Erbrechen, Übelkeit, Gewichtsverlust	• rehabilitative naturheilkundliche Maßnahmen • Weihrauch **3x 800** (1200) mg/Tag • bilanzierte Vitamine und Spurenelemente
Nachsorge	• Ernährung • Sport • Psychoonkologie • Misteltherapie zur Verbesserung der Lebensqualität (palliative Maßnahme) • Cannabispräparate bei anhaltend starkem Erbrechen, Übelkeit, Gewichtsverlust	• rehabilitative naturheilkundliche Maßnahmen • bilanzierte Vitamine und Spurenelemente • mikrobiologische Therapie • Enzyme 600–**800** mg/Tag • wahlweise: Enzym-Selen-lektinhaltiger Linsenextrakt • Weihrauch 3 x **800** (–1200) mg/Tag

Leberkrebs (hepatozelluläres Karzinom)

Beim Leberkrebs haben sich an komplementären Behandlungsmaßnahmen Ernährungsberatung und -umstellung, psychoonkologische Betreuung und angemessene sportliche Betätigungen bewährt. Außerdem wirken Selen- und Enzymtherapie (wahlweise Enzym-Selen-lektinhaltiger Linsenextrakt) als Komplementärmaßnahmen positiv während einer adjuvanten Chemo- oder Strahlentherapie. Eine Misteltherapie wäre bei eingeschränkter Lebensqualität (palliativ) angezeigt.

Therapiephase	empfehlenswerte Maßnahmen	erweiterte Maßnahmen
präoperativ	• Ernährung • Psychoonkologie • Natriumselenit (100–) **300** µg/Tag	• bilanzierte Vitamine und Spurenelemente
operative Therapie	• Natriumselenit **300** (–1000) µg/Tag	
adjuvante Therapie, z. B. Chemo- oder Strahlentherapie	• Natriumselenit **300** (–1000) µg/Tag • Enzyme 600–**800** mg/Tag • wahlweise: Enzym-Selen-lektinhaltiger Linsenextrakt • Ernährung • Sport • Psychoonkologie • Cannabispräparate bei starkem Erbrechen, Übelkeit, Gewichtsverlust	• rehabilitative naturheilkundliche Maßnahmen • bilanzierte Vitamine und Spurenelemente
Nachsorge	• Ernährung • Sport • Psychoonkologie • Misteltherapie zur Verbesserung der Lebensqualität (palliative Maßnahme) • Cannabispräparate bei anhaltend starkem Erbrechen, Übelkeit, Gewichtsverlust	• rehabilitative naturheilkundliche Maßnahmen • bilanzierte Vitamine und Spurenelemente • mikrobiologische Therapie • Enzyme 600–**800** mg/Tag • wahlweise: Enzym-Selen-lektinhaltiger Linsenextrakt

Lungenfelltumor (malignes Mesotheliom)

Auch bei Patienten mit einem Lungenfelltumor haben sich komplementär zu den Standardtherapien die Umstellung der Ernährung, die psychoonkologische Betreuung sowie angemessene sportliche Betätigung bewährt. Außerdem wirken eine Selen- und Enzymtherapie (wahlweise Enzym-Selen-lektinhaltiger Linsenextrakt) begleitend zur Chemo- oder Strahlentherapie positiv. Eine Misteltherapie wäre bei eingeschränkter Lebensqualität angezeigt.

Therapiephase	empfehlenswerte Maßnahmen	erweiterte Maßnahmen
neoadjuvante Therapie	• Natriumselenit **300** (–1000) µg/Tag • Enzyme 600–**800** mg/Tag • wahlweise: Enzym-Selen-lektinhaltiger Linsenextrakt • Ernährung • Psychoonkologie	• bilanzierte Vitamine und Spurenelemente
operative Therapie	• Natriumselenit **300** (–1000) µg/Tag	
adjuvante Therapie, z. B. Chemo- oder Strahlentherapie	• Natriumselenit **300** (–1000) µg/Tag • Enzyme 600–**800** mg/Tag • wahlweise: Enzym-Selen-lektinhaltiger Linsenextrakt • Ernährung • Sport • Psychoonkologie • Cannabispräparate bei starkem Erbrechen, Übelkeit, Gewichtsverlust	• rehabilitative naturheilkundliche Maßnahmen • bilanzierte Vitamine und Spurenelemente
Nachsorge	• Ernährung • Sport • Psychoonkologie • Misteltherapie zur Verbesserung der Lebensqualität (palliative Maßnahme) • Cannabispräparate bei anhaltend starkem Erbrechen, Übelkeit, Gewichtsverlust	• rehabilitative naturheilkundliche Maßnahmen • bilanzierte Vitamine und Spurenelemente • mikrobiologische Therapie • Enzyme 600–**800** mg/Tag • wahlweise: Enzym-Selen-lektinhaltiger Linsenextrakt

Lungenkrebs (Bronchialkarzinom, kleinzellig/nicht kleinzellig)

Bei Patienten mit Lungenkrebs haben sich an komplementären Behandlungsmaßnahmen die psychoonkologische Betreuung, eine Ernährungsberatung/-umstellung und angemessene sportliche Betätigungen bewährt. Eine Enzymtherapie und die Zufuhr von Natrium-Selenit (wahlweise Enzym-Selen-lektinhaltiger Linsenextrakt) wirken während einer Chemo- oder Strahlentherapie positiv. Eine Misteltherapie wäre bei eingeschränkter Lebensqualität als palliative Maßnahme angezeigt.

Therapiephase	empfehlenswerte Maßnahmen	erweiterte Maßnahmen
neoadjuvante Therapie	• Natriumselenit **300** (−1000) μg/Tag • Enzyme 600–**800** mg/Tag • wahlweise: Enzym-Selen-lektinhaltiger Linsenextrakt • Ernährung • Psychoonkologie	• bilanzierte Vitamine und Spurenelemente
operative Therapie	• Natriumselenit 300 (−1000) μg/Tag	
adjuvante Therapie, z. B. Chemo- oder Strahlentherapie	• Natriumselenit **300** (−1000) μg/Tag • Enzyme 600–**800** mg/Tag • wahlweise: Enzym-Selen-lektinhaltiger Linsenextrakt • Ernährung • Sport • Psychoonkologie • Cannabispräparate bei starkem Erbrechen, Übelkeit, Gewichtsverlust	• rehabilitative naturheilkundliche Maßnahmen • bilanzierte Vitamine und Spurenelemente
Nachsorge	• Ernährung • Sport • Psychoonkologie • Misteltherapie zur Verbesserung der Lebensqualität (palliative Maßnahme) • Cannabispräparate bei anhaltend starkem Erbrechen, Übelkeit, Gewichtsverlust	• rehabilitative naturheilkundliche Maßnahmen • bilanzierte Vitamine und Spurenelemente • mikrobiologische Therapie • Enzyme 600–**800** mg/Tag • wahlweise: Enzym-Selen-lektinhaltiger Linsenextrakt

Magenkrebs

Bei Patienten mit Magenkrebs haben sich komplementär zu den Standardtherapien die Umstellung der Ernährung, die psychoonkologische Betreuung sowie angemessene sportliche Betätigung bewährt. Außerdem unterstützen Selen und die Enzymtherapie (wahlweise Enzym-Selen-lektinhaltiger Linsenextrakt) die adjuvante Chemo- oder Strahlentherapie Eine Misteltherapie wäre bei eingeschränkter Lebensqualität (palliativ) angezeigt.

Therapiephase	empfehlenswerte Maßnahmen	erweiterte Maßnahmen
neoadjuvante Therapie	• Natriumselenit **300** (–1000) µg/Tag • Enzyme 600–**800** mg/Tag • wahlweise: Enzym-Selen-lektinhaltiger Linsenextrakt • Ernährung • Psychoonkologie	• bilanzierte Vitamine und Spurenelemente
operative Therapie	• Natriumselenit **300** (–1000) µg/Tag	•
adjuvante Therapie, z. B. Chemo- oder Strahlentherapie	• Natriumselenit **300** (–1000) µg/Tag • Enzyme 600–**800** mg/Tag • wahlweise: Enzym-Selen-lektinhaltiger Linsenextrakt • Ernährung • Sport • Psychoonkologie • Cannabispräparate bei starkem Erbrechen, Übelkeit, Gewichtsverlust	• rehabilitative naturheilkundliche Maßnahmen • bilanzierte Vitamine und Spurenelemente
Nachsorge	• Ernährung • Sport • Psychoonkologie • Misteltherapie zur Verbesserung der Lebensqualität (palliative Maßnahme) • Cannabispräparate bei anhaltend starkem Erbrechen, Übelkeit, Gewichtsverlust	• rehabilitative naturheilkundliche Maßnahmen • bilanzierte Vitamine und Spurenelemente • mikrobiologische Therapie • Enzyme 600–**800** mg/Tag • wahlweise: Enzym-Selen-lektinhaltiger Linsenextrakt

Neuroendokrine Tumore (NeT)

Bei Patienten mit NeT haben sich an komplementären Behandlungsmaßnahmen die psychoonkologische Betreuung, eine Ernährungsberatung/-umstellung und angemessene sportliche Betätigungen bewährt. Eine Enzymtherapie und die Zufuhr von Natrium-Selenit (wahlweise Enzym-Selen-Linsenextrakt) wirken während einer Chemo- oder Strahlentherapie positiv. Eine Misteltherapie wäre bei eingeschränkter Lebensqualität als palliative Maßnahme angezeigt.

Therapiephase	empfehlenswerte Maßnahmen	erweiterte Maßnahmen
neoadjuvante Therapie	• Natriumselenit **300** (–1000) μg/Tag • Enzyme 600–**800** mg/Tag • wahlweise: Enzym-Selen-lektinhaltiger Linsenextrakt • Ernährung • Psychoonkologie	• bilanzierte Vitamine und Spurenelemente
operative Therapie	• Natriumselenit 300 (–1000) μg/Tag	
adjuvante Therapie bzw. Chemo- oder Strahlentherapie	• Natriumselenit **300** (–1000) μg/Tag • Enzyme 600–**800** mg/Tag • wahlweise: Enzym-Selen-lektinhaltiger Linsenextrakt • Ernährung • Sport • Psychoonkologie • Cannabispräparate bei starkem Erbrechen, Übelkeit, Gewichtsverlust	• rehabilitative naturheilkundliche Maßnahmen • bilanzierte Vitamine und Spurenelemente
Nachsorge	• Ernährung • Sport • Psychoonkologie • Misteltherapie zur Verbesserung der Lebensqualität (palliative Maßnahme) • Cannabispräparate bei anhaltend starkem Erbrechen, Übelkeit, Gewichtsverlust	• rehabilitative naturheilkundliche Maßnahmen • bilanzierte Vitamine und Spurenelemente • mikrobiologische Therapie • Enzyme 600–**800** mg/Tag • wahlweise: Enzym-Selenlektinhaltiger Linsenextrakt

Nierenzellkrebs

Auch Patienten mit Nierenzellkrebs sprechen in der Behandlungsphase komplementär gut auf eine Ernährungsberatung und -umstellung, psychoonkologische Betreuung und angemessene sportliche Betätigungen an. Die Selen- und Enzymtherapie (wahlweise Enzym-Selen- lektinhaltiger Linsenextrakt) unterstützen auch hier während einer adjuvanter Chemo- oder Strahlentherapie die Behandlung in positiver Weise. Eine Misteltherapie wäre bei eingeschränkter Lebensqualität (palliativ) angezeigt. Die Anwendung einer Dendritischen Zelltherapie erscheint im Rahmen von Studien bei gegebener Indikation sinnvoll.

Therapiephase	empfehlenswerte Maßnahmen	erweiterte Maßnahmen
präoperativ	• Ernährung • Psychoonkologie • Natriumselenit (100–) **300** µg/Tag	• bilanzierte Vitamine und Spurenelemente
operative Therapie	• Natriumselenit **300** (–1000) µg/Tag	
adjuvante Therapie, z. B. Chemo- oder Strahlentherapie	• Natriumselenit **300** (–1000) µg/Tag • Enzyme 600–**800** mg/Tag • wahlweise: Enzym-Selen-lektinhaltiger Linsenextrakt • Ernährung • Sport • Psychoonkologie • Cannabispräparate bei starkem Erbrechen, Übelkeit, Gewichtsverlust	• rehabilitative naturheilkundliche Maßnahmen • bilanzierte Vitamine und Spurenelemente • Dendritische Zelltherapie
Nachsorge	• Ernährung • Sport • Psychoonkologie • Misteltherapie zur Verbesserung der Lebensqualität (palliative Maßnahme) • Cannabispräparate bei anhaltend starkem Erbrechen, Übelkeit, Gewichtsverlust	• rehabilitative naturheilkundliche Maßnahmen • bilanzierte Vitamine und Spurenelemente • mikrobiologische Therapie • Enzyme 600–**800** mg/Tag • wahlweise: Enzym-Selen-lektinhaltiger Linsenextrakt

Peniskrebs

Patienten mit Peniskrebs sprechen in der Behandlungsphase komplementär gut auf die psychoonkologische Betreuung, angemessene sportliche Betätigungen und eine Ernährungsberatung und -umstellung an. Sowohl die Selen- als auch die Enzymtherapie (wahlweise Enzym-Selen-lektinhaltiger Linsenextrakt) wirken hier begleitend zur Chemo- oder Strahlentherapie positiv. Eine Misteltherapie wäre bei eingeschränkter Lebensqualität (palliativ) angezeigt.

Therapiephase	empfehlenswerte Maßnahmen	erweiterte Maßnahmen
präoperativ	• Ernährung • Psychoonkologie • Natriumselenit (100–) **300** μg/Tag	• bilanzierte Vitamine und Spurenelemente
operative Therapie	• Natriumselenit **300** (–1000) μg/Tag	
adjuvante Therapie, z. B. Chemo- oder Strahlentherapie	• Natriumselenit **300** (–1000) μg/Tag • Enzyme 600–**800** mg/Tag • wahlweise: Enzym-Selen-lektinhaltiger Linsenextrakt • Ernährung • Sport • Psychoonkologie • Cannabispräparate bei starkem Erbrechen, Übelkeit, Gewichtsverlust	• rehabilitative naturheilkundliche Maßnahmen • bilanzierte Vitamine und Spurenelemente
Nachsorge	• Ernährung • Sport • Psychoonkologie • Misteltherapie zur Verbesserung der Lebensqualität (palliative Maßnahme) • Cannabispräparate bei anhaltend starkem Erbrechen, Übelkeit, Gewichtsverlust	• rehabilitative naturheilkundliche Maßnahmen • bilanzierte Vitamine und Spurenelemente • mikrobiologische Therapie • Enzyme 600–**800** mg/Tag • wahlweise: Enzym-Selen-lektinhaltiger Linsenextrakt

Prostatakrebs

Beim Prostatakrebs haben sich an komplementären Behandlungsmaßnahmen die Ernährungsberatung und -umstellung, die psychoonkologische Betreuung und angemessene sportliche Betätigungen bewährt. In der adjuvanten Phase (also während einer Chemo- oder Strahlentherapie) verbessern außerdem die Selen- und Enzymtherapie (wahlweise Enzym-Selen-lektinhaltiger Linsenextrakt) die Behandlung. Eine Misteltherapie wäre bei eingeschränkter Lebensqualität (palliativ) angezeigt. Bei den erweiterten Maßnahmen könnte bei entsprechender Indikation eine Hyperthermie sinnvoll sein.

Therapiephase	empfehlenswerte Maßnahmen	erweiterte Maßnahmen
präoperativ	• Ernährung • Psychoonkologie • Natriumselenit (100–) **300** µg/Tag	• bilanzierte Vitamine und Spurenelemente
operative Therapie	• Natriumselenit **300** (–1000) µg/Tag	
adjuvante Therapie, z. B. Chemo-, Strahlen- oder Hormontherapie	• Natriumselenit **300** (–1000) µg/Tag • Enzyme 600–**800** mg/Tag • wahlweise: Enzym-Selen-lektinhaltiger Linsenextrakt • Ernährung • Sport • Psychoonkologie • Cannabispräparate bei starkem Erbrechen, Übelkeit, Gewichtsverlust	• rehabilitative naturheilkundliche Maßnahmen • bilanzierte Vitamine und Spurenelemente • Hyperthermie
Nachsorge	• Ernährung • Sport • Psychoonkologie • Misteltherapie zur Verbesserung der Lebensqualität (palliative Maßnahme) • Cannabispräparate bei anhaltend starkem Erbrechen, Übelkeit, Gewichtsverlust	• rehabilitative naturheilkundliche Maßnahmen • bilanzierte Vitamine und Spurenelemente • mikrobiologische Therapie • Enzyme 600–**800** mg/Tag • wahlweise: Enzym-Selen-lektinhaltiger Linsenextrakt

Sarkome (Osteosarkom/ Ewing-Sarkom/Weichteilsarkom)

Bei Patienten mit Sarkomen haben sich an komplementären Behandlungsmaßnahmen die psychoonkologische Betreuung, eine Ernährungsberatung und -umstellung sowie angemessene sportliche Betätigungen bewährt. Eine Enzymtherapie und die Zufuhr von Natrium-Selenit (wahlweise Enzym-Selen-lektinhaltiger Linsenextrakt) haben während einer adjuvanten Chemo- oder Strahlentherapie positive, ergänzende Wirkungen. Eine Misteltherapie wäre bei eingeschränkter Lebensqualität als palliative Maßnahme angezeigt.

Therapiephase	empfehlenswerte Maßnahmen	erweiterte Maßnahmen
präoperativ	• Ernährung • Psychoonkologie • Natriumselenit (100–) **300** µg/Tag	• bilanzierte Vitamine und Spurenelemente
operative Therapie	• Natriumselenit **300** (–1000) µg/Tag	
adjuvante Therapie, z. B. Chemo- oder Strahlentherapie	• Natriumselenit **300** (–1000) µg/Tag • Enzyme 600–**800** mg/Tag • wahlweise: Enzym-Selen-lektin haltiger Linsenextrakt • Ernährung • Sport • Psychoonkologie • Cannabispräparate bei starkem Erbrechen, Übelkeit, Gewichtsverlust	• rehabilitative naturheilkundliche Maßnahmen • bilanzierte Vitamine und Spurenelemente • Hyperthermie
Nachsorge	• Ernährung • Sport • Psychoonkologie • Misteltherapie zur Verbesserung der Lebensqualität (palliative Maßnahme) • Cannabispräparate bei anhaltend starkem Erbrechen, Übelkeit, Gewichtsverlust	• rehabilitative naturheilkundliche Maßnahmen • bilanzierte Vitamine und Spurenelemente • mikrobiologische Therapie • Enzyme 600–**800** mg/Tag • wahlweise: Enzym-Selen-lektinhaltiger Linsenextrakt

Scheidenkrebs/Krebs der äußeren weiblichen Geschlechtsteile (Vaginal-/ Vulvakarzinom)

Beim Scheidenkrebs haben sich an komplementären Behandlungsmaßnahmen die Ernährungsberatung und -umstellung, die psychoonkologische Betreuung sowie angemessene sportliche Betätigungen bewährt. Die Selen- und Enzymtherapie (wahlweise Enzym-Selen-lektinhaltiger Linsenextrakt) vervollständigten auch hier während einer adjuvanten Chemo- oder Strahlentherapie die Behandlung. Eine Misteltherapie wäre bei eingeschränkter Lebensqualität (palliativ) angezeigt.

Therapiephase	empfehlenswerte Maßnahmen	erweiterte Maßnahmen
präoperativ	• Ernährung • Psychoonkologie • Natriumselenit (100–) **300** µg/Tag	• bilanzierte Vitamine und Spurenelemente
operative Therapie	• Natriumselenit **300** (–1000) µg/Tag	
adjuvante Therapie, z. B. Chemo- oder Strahlentherapie	• Natriumselenit **300** (–1000) µg/Tag • Enzyme 600–**800** mg/Tag • wahlweise: Enzym-Selen-lektinhaltiger Linsenextrakt • Ernährung • Sport • Psychoonkologie • Cannabispräparate bei starkem Erbrechen, Übelkeit, Gewichtsverlust	• rehabilitative naturheilkundliche Maßnahmen • bilanzierte Vitamine und Spurenelemente
Nachsorge	• Ernährung • Sport • Psychoonkologie • Misteltherapie zur Verbesserung der Lebensqualität (palliative Maßnahme) • Cannabispräparate bei anhaltend starkem Erbrechen, Übelkeit, Gewichtsverlust	• rehabilitative naturheilkundliche Maßnahmen • bilanzierte Vitamine und Spurenelemente • mikrobiologische Therapie • Enzyme 600–**800** mg/Tag • wahlweise: Enzym-Selen-lektinhaltiger Linsenextrakt

Schilddrüsenkrebs

Auch beim Schilddrüsenkrebs haben sich komplementär zu den Standardtherapien die Umstellung der Ernährung, die psychoonkologische Betreuung sowie angemessene sportliche Betätigung bewährt. Außerdem wirken sich die Selen- und Enzymtherapie (wahlweise Enzym-Selen- lektinhaltiger Linsenextrakt) während der adjuvanten Chemo- oder Strahlentherapie positiv auf die Behandlung aus. Die Einnahme von Enzym-Selen-lektinhaltiger Linsenextrakt als erweiterte Maßnahme hat sich auch in der Nachsorge als sinnvoll erwiesen. Eine Misteltherapie wäre bei eingeschränkter Lebensqualität als palliative Maßnahme angezeigt.

Therapiephase	empfehlenswerte Maßnahmen	erweiterte Maßnahmen
präoperativ	• Ernährung • Psychoonkologie • Natriumselenit (100–) **300** µg/Tag	• bilanzierte Vitamine und Spurenelemente
operative Therapie	• Natriumselenit **300** (–1000) µg/Tag	
adjuvante Therapie, z. B. Chemo- oder Strahlentherapie	• Natriumselenit **300** (–1000) µg/Tag • Enzyme 600–**800** mg/Tag • wahlweise: Enzym-Selen-lektinhaltiger Linsenextrakt • Ernährung • Sport • Psychoonkologie • Cannabispräparate bei starkem Erbrechen, Übelkeit, Gewichtsverlust	• rehabilitative naturheilkundliche Maßnahmen • bilanzierte Vitamine und Spurenelemente
Nachsorge	• Ernährung • Sport • Psychoonkologie • Misteltherapie zur Verbesserung der Lebensqualität (palliative Maßnahme) • Cannabispräparate bei anhaltend starkem Erbrechen, Übelkeit, Gewichtsverlust	• rehabilitative naturheilkundliche Maßnahmen • bilanzierte Vitamine und Spurenelemente • mikrobiologische Therapie • Enzyme 600–**800** mg/Tag • wahlweise: Enzym-Selen-lektinhaltiger Linsenextrakt

Speiseröhrenkrebs (Ösophaguskarzinom)

Auch Patienten mit Speiseröhrenkrebs sprechen in der Behandlungsphase komplementär auf Ernährungsberatung und -umstellung, psychoonkologische Betreuung sowie angemessene sportliche Betätigungen an. Sowohl die Selen- als auch die Enzymtherapie (wahlweise Enzym-Selen-lektinhaltiger Linsenextrakt) wirken hier begleitend zur Chemo- oder Strahlentherapie positiv. Eine Misteltherapie wäre bei eingeschränkter Lebensqualität (palliativ) angezeigt.

Therapiephase	empfehlenswerte Maßnahmen	erweiterte Maßnahmen
neoadjuvante Therapie	• Natriumselenit **300** (–1000) µg/Tag • Enzyme 600–**800** mg/Tag • wahlweise: Enzym-Selen-lektinhaltiger Linsenextrakt • Ernährung • Psychoonkologie	• bilanzierte Vitamine und Spurenelemente
operative Therapie	• Natriumselenit **300** (–1000) µg/Tag	
adjuvante Therapie, z. B. Chemo- oder Strahlentherapie	• Natriumselenit **300** (–1000) µg/Tag • Enzyme 600–**800** mg/Tag • wahlweise: Enzym-Selen-lektinhaltiger Linsenextrakt • Ernährung • Sport • Psychoonkologie • Cannabispräparate bei starkem Erbrechen, Übelkeit, Gewichtsverlust	• rehabilitative naturheilkundliche Maßnahmen • bilanzierte Vitamine und Spurenelemente
Nachsorge	• Ernährung • Sport • Psychoonkologie • Misteltherapie zur Verbesserung der Lebensqualität (palliative Maßnahme) • Cannabispräparate bei anhaltend starkem Erbrechen, Übelkeit, Gewichtsverlust	• rehabilitative naturheilkundliche Maßnahmen • bilanzierte Vitamine und Spurenelemente • mikrobiologische Therapie • Enzyme 600–**800** mg/Tag • wahlweise: Enzym-Selen-lektinhaltiger Linsenextrakt

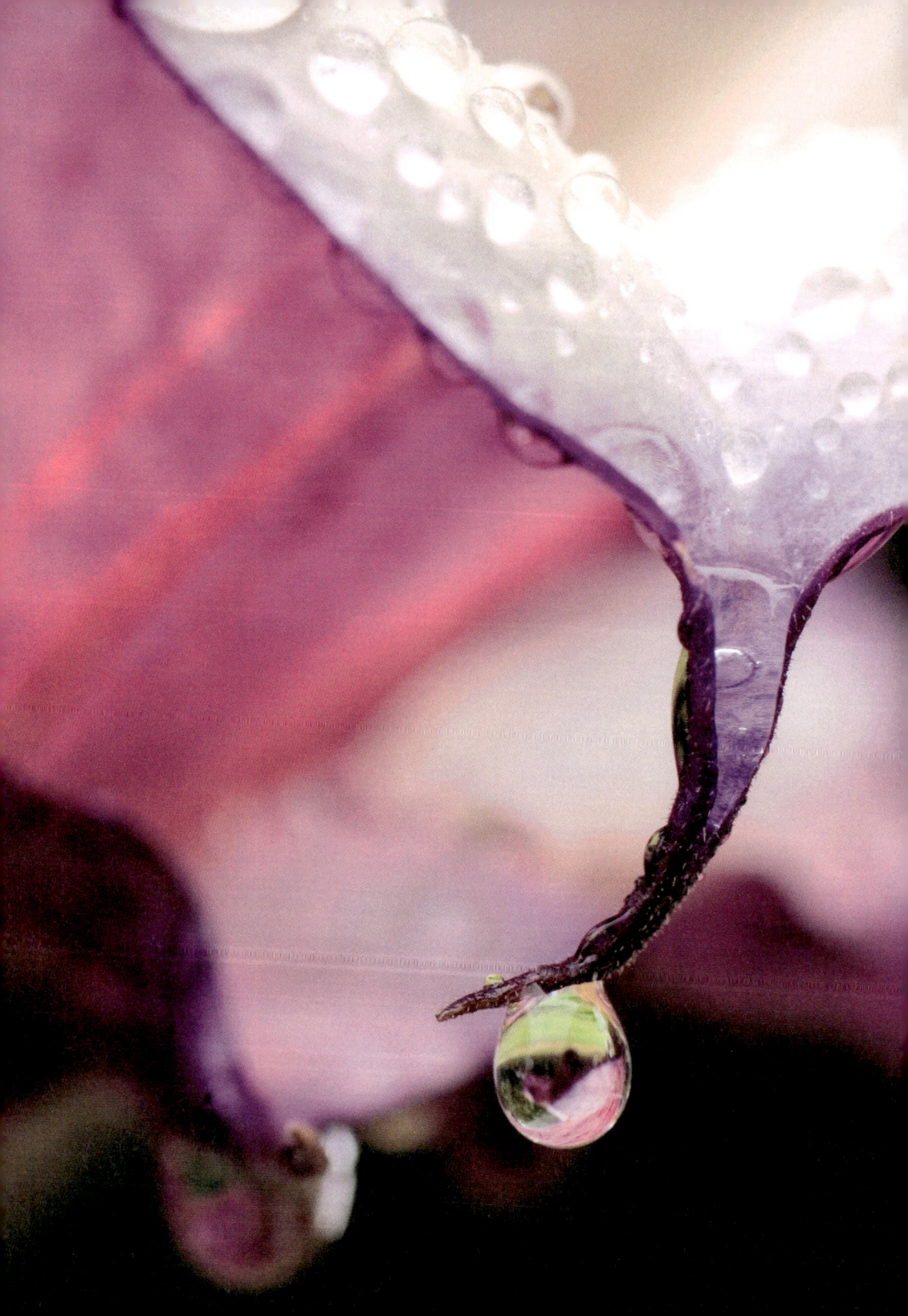

Bedenkliche Methoden

Auf Ihrem Therapieweg treffen Sie auf viele Angebote mit nicht gesicherten Heilversprechen. Ersparen Sie sich Angebote, die nicht ausreichend geprüft sind.

Einführung

Krebserkrankungen erfordern diagnostische und therapeutische Maßnahmen, die auf Qualität, Unbedenklichkeit und Wirksamkeit geprüft sind.

Dem medizinischen Erfolg der Therapie von Krebserkrankungen sind auch heute noch Grenzen gesetzt, unabhängig davon, ob chirurgisch (Operation), strahlentherapeutisch oder medikamentös vorgegangen wird (Chemo-, Hormon-, Antikörpertherapie). Die manchmal scheinbare Perspektivlosigkeit der Erkrankung lockt zweifelhafte Anbieter an, die, wie auf keinem anderen Gebiet der Medizin, die Patienten mit nicht haltbaren Heilversprechen auszunehmen versuchen.

Für alle in Deutschland zugelassenen und anzuwendenden Arzneimittel müssen Qualität, Unbedenklichkeit und Wirksamkeit nachgewiesen sein. Als bedenklich eingestufte Arznei- oder Heilmittel sollten hierzulande nicht angewendet werden. Durch die Bewerbung von »Heilmitteln« mit unzureichend dokumentierter Zusammensetzung und unbelegter Wirksamkeit werden bei den Patienten immer ungerechtfertigte Hoffnungen geweckt.

Wer eine neue Heilmethode oder ein neues Medikament einführt, hat nach den Gesetzen der Wissenschaft durch sachgerechte Studien für den Beweis der Qualität, Unbedenklichkeit und Wirksamkeit zu sorgen. Die Ergebnisse müssen detailliert zugänglich sein, sodass jeder Interessierte sie nachvollziehen kann.

Patienten, deren Erkrankungen fortgeschritten oder schwer therapierbar sind, greifen nach jedem Strohhalm und sind besonders anfällig für Versprechungen, die auch nur den Hauch einer Chance für eine Lebenszeitverlängerung bieten. Sie sind meist bereit, ohne viele Fragen alles für diese Hoffnung zu geben. Diese Verzweiflung wird häufig von zweifelhaften Firmen und Therapeuten für eine persönliche Einkommensverbesserung ausgenutzt, was als besonders verwerflich angesehen werden muss.

Bei der Anwendung fragwürdiger Therapien (Außenseitermethoden) setzen Sie sich u. a. folgenden Gefahren aus:
- verspäteter oder unzureichender Einsatz erprobter Behandlungen,
- Abnahme von Lebensqualität und Lebenszeit, weil die Behandlung unwirksam ist,
- ungebremstes Tumorwachstum und damit verbundene psychische Belastung,
- finanzielle Belastung.

Dubiose Verkaufsmethoden

Der Ursprung nicht auf Unbedenklichkeit und Wirksamkeit geprüfter Produkte wird gerne ins ferne Ausland gelegt, das für eine Überprüfbarkeit unerreichbar und von einem Mythos umgeben ist (China, Polynesien, Indien). Dieser Mythos wird zusätzlich gerne mit Schlüsselbegriffen wie »Naturverbundenheit«, »jahrtausendealte Tradition« und »Ganzheitlichkeit« unterlegt. Gesellt sich noch ein Medizinmann oder Indianer aus einer angeblich heilen Welt hinzu, wird das Mittel beinahe unwiderstehlich.

Vorsicht bei »ärztlichen Ratgebern«, die Sie auf Patienteninformationsveranstaltungen oder per Telefon beraten wollen. Bewahren Sie ein gesundes Misstrauen und holen Sie im Zweifelsfall immer eine zweite Meinung eines Onkologen ein.

Die Zahl der nicht wirksamkeitsgeprüften (Außenseiter-)Methoden ist enorm groß. Hier kann nur eine kleine Auswahl von Verfahren beschrieben werden, die in Deutschland weite Verbreitung gefunden haben. Sie sollten diesen Diagnostik- und Therapieverfahren, von denen die meisten nicht oder nicht ausreichend wissenschaftlich ausgetestet wurden, mit größter Vorsicht und Kritik entgegentreten, um nicht gesundheitsschädlichen (und teuren) Werbestrategien zu erliegen.

Es häufen sich die Berichte von Patienten, dass »ärztliche Ratgeber« zu sehr bedenklichen Mitteln greifen, um Patienten zu Therapien zu bewegen, welche die Anforderungen an Qualität, Unbedenklichkeit und Wirksamkeit nicht erfüllen. Solche »ärztlichen Ratgeber« arbeiten z. B. für Patienteninformationsdienste bzw. -gesellschaften, Privatkliniken, selbsternannte »Kompetenzzentren« oder »Immunologische Laboratorien«. Ihre zweifelhaften Beratungen erfolgen telefonisch oder im Rahmen von Informationsveranstaltungen für Patienten. Sie raten zuweilen unkontrolliert von heilenden (kurativen) Therapien ab (Operation, Chemo-, Strahlen-, Hormontherapie), ohne die erforderliche Fachkompetenz mitzubringen und meist ohne hinreichende Kenntnis der Krankengeschichten.

Eine kritische Analyse der Repräsentanten in Vorständen und sogenannten »wissenschaftlichen Beiräten!« der erwähnten »Informationsdienste bzw. -gesellschaften« lässt aufhorchen. Es besteht die Gefahr, dass geschäftliche Interessen das Handeln dominieren. Insbesondere den telefonierenden Ratgebern scheinen in der Regel fundierte Kenntnisse in der Krebsdiagnostik und -therapie völlig zu fehlen. Daher sollten Patienten allen Empfehlungen solcher Ratgeber stets mit kritischer Distanz begegnen und immer eine »zweite Meinung« einholen. Eine derartige »zweite Meinung« (insbesondere zum Wert von Standardtherapien oder wirksamkeitsgeprüften komplementären Diagnose- und Therapieverfahren) kann vor Behandlungsfehlern schützen, welche die Gesundheit gefährden. Die »zweite Meinung« sollte immer von anerkanntermaßen fachkompetenten Kliniken bzw. Ärzten oder Onkologen eingeholt werden.

Achtung: Patienteninformationsdienste von Herstellern sollte man mit äußerster Skepsis begegnen!

»Empfehlungen«, die Sie kritisch hinterfragen sollten

Empfohlen werden häufig Diagnostik- und Therapieverfahren, die nicht auf Qualität, Unbedenklichkeit und Wirksamkeit geprüft sind und die die erprobten Standardtherapien ersetzen sollen. Dazu gehören teilweise auch in Deutschland nicht zugelassene Nahrungsergänzungsmittel, die im Übrigen keine medizinisch relevanten Wirkungen entfalten dürfen, da sie sonst Arzneimittel wären und als solche zugelassen werden müssten.

Achtung: Es werden sogar Therapien empfohlen, vor denen die Arzneimittelkommission der deutschen Ärzteschaft und seriöse Fachgesellschaften eindringlich gewarnt haben.

Es ist für den Patienten u. U. lebensgefährlich, auf erprobte Standardtherapien zu verzichten, weshalb solche Empfehlungen auch ausdrücklich abgelehnt werden. Darüber hinaus bringen Therapiemaßnahmen, die nicht auf Qualität und Unbedenklichkeit geprüft sind und deren Wirksamkeit weder experimentell noch klinisch angemessen nachgewiesen wurde, für den Patienten folgende Probleme mit sich:
- Dem Patienten können nicht kalkulierbare gesundheitliche Schäden entstehen.
- Der Patient wird mit ungerechtfertigten, überhöhten und von den Krankenkassen zu Recht nicht erstatteten Kosten belastet.
- Es wird eine Therapiesicherheit vorgegeben, die in keiner Weise gerechtfertigt ist.

Einführung

Aus diesen Gründen ist besonders von den in diesem Abschnitt des Buches aufgeführten Therapiemethoden dringend abzuraten, auch wenn sie öffentlich auf Patientenveranstaltungen präsentiert oder beworben werden.

Woran Sie unseriöse Praktiken erkennen

Bei der Auswahl von Kliniken und Therapeuten sollte immer deren Expertise (Leistungsspektrum und Erfahrung) hinterfragt werden, insbesondere dann, wenn deren Diagnostik- und Therapieansätze nicht über die gesetzliche oder private Krankenversicherung erstattet werden. Eine unüberschaubare Zahl von Privatkliniken und -praxen (Ärzte und Heilpraktiker) werben in den gängigen Medien, u. a. in Internet, TV, Druckpresse, immer häufiger auch in Mitteilungsblättern oder Zeitschriften von Interessenverbänden wie Selbsthilfegruppen und Patienteninformationsdiensten bzw. -gesellschaften und stellen sich als private, selbst ernannte Fachkliniken, Fachpraxen oder »Kompetenzzentren« dar.

Folgende Punkte sollen Ihnen helfen, die Spreu vom Weizen zu trennen:
- Vorauszahlungsgesuche sollten immer kritisch hinterfragt und abgelehnt werden.
- Kritisch betrachtet bzw. abgelehnt werden sollten (Werbe-)Aussagen wie:
  - Heilung ist möglich, selbst wenn alle (Standard-)Therapien versagt haben,
  - »verstümmelnde« Operationen sind überflüssig geworden,
  - aggressive Chemo- oder Strahlentherapien können ausgesetzt werden,
  - die Wirkung der tumorzelltötenden Standardtherapie wird verstärkt,
  - bei angemessener Bezahlung ist Heilung möglich, Gesundheit kostet,
  - die »individuellen« (in der Regel nicht auf Unbedenklichkeit und Wirksamkeit geprüften) Diagnostik- und Therapieverfahren können von keinem Anderen durchgeführt werden,
  - eine »zweite Meinung« zu den empfohlenen Maßnahmen ist nicht nötig und zeugt von Misstrauen,
  - falls »schulmedizinische Maßnahmen« ergriffen werden, ist die Therapie nicht mehr wirksam.
- Verzichten Sie auf Arzneimittel bzw. Nahrungsergänzungsmittel, die in Deutschland nicht zugelassen sind.
- Verzichten Sie auf Verfahren, deren Aussagefähigkeit nicht belegt ist, u. a. Bioresonanzverfahren, Dunkelfeldmikroskopie, Redox-Serumanalyse/komplexe Serum-Redoxdifferenz-Provokationsanalyse.
- Verzichten Sie auf Laboruntersuchungen ohne Relevanz für die Praxis, u. a. erweiterte Immunstatusbestimmungen, NK-Zell-Funktionstests, derzeit nicht bewertbare molekularbiologische Untersuchungen.

Krebsdiäten

Eure Nahrung soll euer Heilmittel sein. Eure Heilmittel sollen eure Nahrung sein (Hippokrates). Ist es möglich, durch eine Diät Krebs vorzubeugen oder zu heilen?

Leider kann der Laie in der Regel nur schwer beurteilen, ob eine Ernährungsempfehlung sinnvoll ist oder nicht. Seien Sie auf jeden Fall besonders kritisch, wenn eine Heilung der Erkrankung durch eine Ernährungsumstellung in Aussicht gestellt wird. Unsere Checkliste kann Ihnen bei der Entscheidung helfen, ob eine Empfehlung sinnvoll ist oder nicht. Wenn Sie Ihre Ernährung umstellen möchten, ist es immer besser, Sie sprechen mit Ihrem Arzt oder einer Ernährungsberaterin darüber.

Häufig hört man auch von der absurden Möglichkeit, den Tumor auszuhungern. Hierzu ist ganz klar zu sagen, dass die meist sehr schnell wachsenden Tumorzellen sich ihre notwendigen Nährstoffe auch aus gesunden Zellen holen können, und zwar völlig unabhängig von der Ernährung des Betroffenen. Der einzige, der schlecht versorgt wird, ist der eigene Körper, nicht aber der Tumor.

Im Folgenden werden nun einige der sogenannten Krebsdiäten besprochen, die immer wieder propagiert werden und die viele Patienten dadurch verunsichern.

Fragen, die Sie sich zur Diät stellen sollten

Ist die empfohlene Diät sinnvoll? Diese Frage stellt sich immer wieder und wenn Sie bereits nur eine der folgenden Fragen mit Ja beantworten, sollten Sie sehr vorsichtig sein und von der Diät eher Abstand nehmen.

- Wird ein häufiger Verzehr eines oder weniger Lebensmittel oder Getränke empfohlen?
- Werden einzelne Lebensmittel oder Getränke strikt verboten?
- Wird einzelnen Lebensmitteln oder Getränken eine besondere heilende Wirkung nachgesagt?
- Bedeutet die empfohlene Ernährungsweise eine starke Veränderung oder Einschränkung Ihrer üblichen Ernährungsgewohnheiten?
- Wird längerer Nahrungsverzicht oder Fasten empfohlen?
- Wird das tägliche Essen und Trinken für Sie zur unangenehmen Pflichtübung, wenn Sie sich an die Empfehlungen halten?

(Quelle: Biesalski, H. K. et al.: Gesund und bewusst essen bei Krebs, Trias Verlag 1998)

Anti-Krebs-Ernährung

In jüngster Zeit wird dem Zuckerkonsum mal wieder eine Rolle bei der Entstehung und Verbreitung von Krebs angelastet. Experimentelle Laboruntersuchungen haben ergeben, dass vereinzelte Krebszellen das Enzym TKTL-1 (=Transketolase-1) enthalten, das die Fettverbrennung als Energieträger abschaltet. Die entsprechenden Krebszellen sind abhängig von Glukose (= Zucker) als Energielieferant. Daraus ist die sogenannte »Anti-Krebs-Ernährung« oder auch »TKTL-1-Ernährungstherapie« entstanden, die Blutzuckerwerte reduzieren und die Insulinfreisetzung hemmen soll. Zur Durchführung der »Anti-Krebs-Ernährung« wurde vom »Erfinder« ein spezielles Nahrungspaket entwickelt, das u. a. Marmelade, Proteinnudeln, Proteinbrot und Wurst enthält. Die Kosten für dieses »Diätpaket« sind allerdings beträchtlich.

Beurteilung Anti-Krebs-Ernährung

Die Feststellung, dass Zucker das Krebswachstum fördert oder gar an einer Krebserkrankung schuld sei, kann wissenschaftlich nicht belegt werden! Auch die Empfehlung, sich zuckerfrei zu ernähren, um gesund zu bleiben, ist wissenschaftlich nicht haltbar! Es ist zwar tatsächlich so, dass Krebszellen verstärkt Zucker aufnehmen und verstoffwechseln, sie tun dies aber auch, wenn man gar keinen Zucker isst. Denn selbst wenn man in seiner Ernährung komplett auf Zucker verzichtet, wandelt der Körper andere Nährstoffe in Zucker um. Es ist also nicht möglich, einen Krebs durch »Zuckerverzicht« auszuhungern. Zu beachten ist außerdem, dass Ergebnisse aus experimentellen Versuchsanordnungen (Labordaten) nicht direkt auf den Menschen übertragen werden können, auch wenn sie noch so plausibel erscheinen. Um die Wirksamkeit und insbesondere auch die Unbedenklichkeit der »Anti-Krebs-Ernährung« aufzuzeigen, sind klinische Studien unbedingt erforderlich. Von einer Anwendung der »Anti-Krebs-Ernährung« ist daher wegen mangelndem Wirksamkeits- und Unbedenklichkeitsnachweis abzuraten.

Breuß: »Krebskur-total«

Die Ernährungsempfehlungen von R. Breuß basieren auf der Theorie, dass sich die Krebszellen nur von fester Nahrung ernähren, während dem Menschen selbst flüssige Nahrung ausreiche. Empfohlen werden täglich 1 l Gemüsesaft (frisch gepresst oder biologische Breuß-Gemüsesaftmischung) in Kombination mit besonderen Teesorten. Nach 42 Tagen dürfe dann langsam wieder feste Nahrung gegessen werden.

Beurteilung: Breuß: »Krebskur-total«

Aus ernährungstherapeutischer Sicht ist die Krebskur von Breuß strikt abzulehnen. Eine derartige Fastenkur kann zu einer raschen und lebensbedrohlichen Gewichtsabnahme führen. Von Breuß als Beweis aufgeführte Dankesschreiben von Patienten haben keinerlei wissenschaftliche Beweiskraft.

Burger: »Instinktotherapie«

Die Ernährungsempfehlungen von Burger basieren auf der Theorie, dass der Mensch ursprünglich Rohköstler war. Das Kochen sowie der Verzehr von Getreide, Milch und Milchprodukten habe er sich erst im Laufe seiner Entwicklung angeeignet. Dies stelle die Ursache der Krebserkrankungen dar. Die Zusammenstellung der Lebensmittel soll alleine durch den Geruchs- und Geschmackssinn bestimmt werden. Dadurch komme es zu einer Stärkung der Widerstandskraft und schließlich zur Heilung. Verboten seien dabei allerdings alle gekochten Produkte, Konserven, Gewürze, Milch und Milchprodukte.

Beurteilung: »Instinktotherapie«

Die Instinktotherapie von Burger ist aus ernährungstherapeutischer Sicht strikt abzulehnen. Aufgrund der einseitigen Lebensmittelauswahl ist eine ausreichende Versorgung mit lebensnotwendigen Nährstoffen nicht gewährleistet.

Gerson: »Diättherapie bösartiger Erkrankungen«

Gerson sieht die Ursache der Krebsentstehung in einem Ungleichgewicht von Natrium und Kalium. Für ihn begünstigt zu viel Natrium die Krebsentstehung, da es zu Stoffwechselstörungen, insbesondere im Fett- und Eiweißstoffwechsel, kommt.

Ziel der Diät ist es, den Gehalt an Natrium, Chlorid und Wasser im Organismus zu minimieren und den Kaliumgehalt zu maximieren. Bevorzugt werden deshalb z. B. frisch gepresste Obst- und Gemüsesäfte, Vollkornprodukte, Kartoffeln, Haferflocken und salzloses Roggenbrot. Zusätzlich sollen täglich zwei Gläser Kalbslebersaft getrunken werden.

Beurteilung: Gerson: »Diättherapie bösartiger Erkrankungen«

Aus ernährungstherapeutischer Sicht ist die Diät von Gerson strikt abzulehnen, da die Auswahl der Lebensmittel stark eingeschränkt wird. Vor allem wenn Beschwerden wie Durchfall, Erbrechen oder starkes Schwitzen auftreten, ist eine streng salzarme Kost nicht empfehlenswert. Auch der Kalbslebersaft ist bedenklich.

Ketogene Diät

Die sogenannte »Ketogene Diät« ist eine zuckerreduzierte, aber eiweiß- und fettreiche Ernährungsform, die u. a. Krebserkrankungen vorbeugen bzw. sie therapieren soll. Solange die Wirksamkeit und Unbedenklichkeit nicht belegt sind und gravierende Nebenwirkungen auftreten können (u. a. Stoffwechselstörungen, Verdauungsprobleme), ist die »Ketogene Diät« für Krebspatienten nicht empfehlenswert. Allerdings sollten Zucker und zuckerhaltige Produkte als Genussmittel betrachtet werden und es sollte möglichst wenig davon verzehrt werden.

Beurteilung: Ketogene Diät

Aus ernährungstechnischer Sicht ist die »Ketogene Diät« nicht empfehlenswert, da die Auswahl der Lebensmittel eingeschränkt wird und da diese Ernährungsform zu Fehlernährung und daraus resultierenden Befindlichkeitsstörungen bzw. Erkrankungen führen kann. Aus krebstherapeutischer Sicht fehlen die Nachweise, dass eine »Ketogene Diät« Krebserkrankungen vorbeugen oder sie therapieren kann.

Kuhl: »Milchsäurekost«

Dr. Kuhl geht in seinen Empfehlungen davon aus, dass sich in Krebszellen giftige Mengen an rechtsdrehender Milchsäure ansammeln. Diese entstehe durch gestörte Zellatmung infolge einer lang andauernden Fehl- bzw. Mangelernährung mit einem zu hohen Zuckeranteil. Durch die Milchsäure als »Wucherstoff« komme es zu einer starken Zellvermehrung und so zur Krebsentstehung. Um die Milchsäure abzubauen, seien »Ergänzungsstoffe« notwendig, die nur in unverarbeiteten Lebensmitteln zu finden seien.

Deshalb empfiehlt Kuhl eine ovo-lakto-vegetabile Kost (vegetarische Ernährung, bei der Eier und Milch erlaubt sind), die vor allem Vollkornprodukte, Gemüse und Obst, naturbelassene Fette und Öle sowie Milchprodukte vorsieht. Gleichzeitig sollen möglichst viele Lebensmittel mit einem hohen Milchsäuregehalt gegessen werden – nach dem Prinzip »Gleiches mit Gleichem« behandeln.

Beurteilung: Kuhl: »Milchsäurekost«

Aus ernährungstherapeutischer Sicht ist die Milchsäuretherapie nach Kuhl als unbedenklich einzustufen. Ein Anspruch auf Heilung darf allerdings nicht erhoben werden.

Moermann: »Krebsdiät«

Moermann geht in seinen Diätempfehlungen davon aus, dass Krebszellen nur im Falle einer Stoffwechselentgleisung des Körpers entstehen können. Er beschreibt, dass sich Krebszellen zurückbilden und das Abwehrsystem stimuliert wird, wenn sich der Stoffwechsel normalisiert. Durch Fütterungsversuche an Brieftauben, deren Stoffwechsel nach seiner Meinung dem des Menschen gleicht, kommt er zu dem Schluss, dass sich eine spezielle Kombination aus acht Vitaminen und Mineralstoffen positiv auf den Stoffwechsel auswirkt. Neben einer laktovegetabilen Kost (vegetarische Kost, bei der zusätzlich Milch und Milchprodukte erlaubt sind) empfiehlt er diese acht lebensnotwendigen Nährstoffe, mit dem Ziel, den Stoffwechsel zu normalisieren und das Abwehrsystem zu aktivieren.

Beurteilung: Moermann: »Krebsdiät«

Eine betont pflanzliche Kost ist positiv zu beurteilen, wenn auf eine ausreichende Eiweißversorgung geachtet wird. Für die Nährstoffsupplemente gibt es allerdings bis heute keine schlüssige Erklärung. Untersuchungen an Brieftauben reichen sicherlich nicht aus, da weder deren Ver-

dauungssystem noch deren Stoffwechsel mit dem des Menschen direkt vergleichbar sind.

Seeger: »Rote Bete als Heilmittel gegen Krebs«

Seeger erklärt die Krebsentstehung durch eine Störung der Zellatmung. Als Folge kommt es zu einem Anstieg der Milchsäure in der Zelle und so zu einer Übersäuerung. Nach seiner Idee kann die Zellatmung allerdings mit Rote-Bete-Saft wieder aktiviert werden. Deshalb sollen täglich 1–2 kg frische Rote Bete gegessen werden. Großen Wert legt er auf eine lebenslängliche Dauertherapie, da ansonsten kein Heilungsanspruch erhoben werden könne.

Beurteilung: Seeger: »Rote Bete als Heilmittel gegen Krebs«

Die Theorie zur Krebsentstehung von Seeger ist seit Langem widerlegt. Man weiß heute, dass der gestörte Stoffwechsel nicht Ursache, sondern Folge der Krebsentstehung ist. Zu beachten ist der hohe Nitratgehalt der Roten Bete, auch wenn sie aus biologischem Anbau kommt. Außerdem kommt es bei derartig großen Mengen eines Lebensmittels zu einer Nährstoffverdrängung. Eine abwechslungsreiche und ausgewogene Ernährung ist kaum noch möglich. Deshalb ist die Diät von Seeger aus ernährungsphysiologischer Sicht strikt abzulehnen.

Weitere bedenkliche Maßnahmen

Es gibt noch eine Reihe von weiteren Methoden und Präparaten, die kritisch zu beurteilen sind und die wir Ihnen nachfolgend kurz vorstellen möchten.

Bioelektrische Tumortherapie (Galvanotherapie)

Die bioelektrische Tumortherapie (auch ECT = Elektro-Chemo-Therapie oder Galvanotherapie genannt) erfolgt über Gleichstrom, der über Nadelelektroden an Tumoren oder Metastasen herangebracht wird. Ziel der Anwendung von Gleichstrom ist eine »schnelle aseptische Strom-Wärme-induzierte Nekrose (= steriles Absterben) von Tumor- und Metastasengewebe durch eine kontrollierte Gleichstromquelle«. Die Durchflutung des erkrankten Gewebes mit Gleichstrom löst laut einschlägiger Werbung folgende wissenschaftlich unbewiesenen Mechanismen aus:
- Durchlöcherung der Tumorzellmembranen,
- Störung lebensnotwendiger Strukturen in den Tumorzellen durch elektromagnetische Induktion,
- Störungen des Stoffwechsels von Tumorzellen,
- Ansäuerung des Gewebes durch Auflösung von Tumorzellen.

Die Werbung gibt vor, dass es sich bei der bioelektrischen Tumortherapie um eine schonende Krebstherapie handelt, die ausschließlich im Tumorgewebe zellzerstörende Effekte ausübt und gesundes Gewebe unbeeinflusst lässt. All diese Aussagen sind bislang wissenschaftlich unbewiesen und als Werbestrategien abzulehnen.

Beurteilung: ECT

Derzeit wird die ECT weltweit wissenschaftlich erforscht, um sinnvolle Anwendungsgebiete zu definieren. Das Verfahren wird seit Jahrzehnten als viel versprechende tumorzerstörende Therapiemaßnahme angepriesen und angewendet, ohne dass die Basismechanismen hinreichend erforscht bzw. die Unbedenklichkeit und die Wirksamkeit verlässlich aufgezeigt wären. Die ECT ist derzeit noch eine experimentelle Therapiemaßnahme, die ausschließlich in Studienform sinnvoll erscheint.

Biologische Kombinationstherapien

Biologische Kombinationstherapien werden werbewirksam angepriesen und sollen, wenn man ihren Fürsprechern glaubt, tumorzellabtötende und abwehrsteigernde Maßnahmen bündeln bzw. intensivieren. Durch die wissenschaftlich und klinisch nicht nachvollziehbare Zusammensetzung sogenannter biologischer Kombinationstherapien bzw. Krebs-Cocktails soll deren nicht bewiesene Wirksamkeit verstärkt werden. Teilweise werden dabei selbst erdachte Therapiekombinationen angewendet, etwa Mistelextrakt-Ozon-Infusionen oder -Einläufe und Kaffee-Einläufe, deren Unbedenklichkeit und Wirksamkeit bislang in keiner Weise belegt sind. Die Therapie wird durch wiederholte, klinisch fragwürdige, kostspielige Immunstatusbestimmungen begleitet. Es wird der wissenschaftlich falsche Eindruck erweckt, dass sich der Therapieerfolg auf immunologischer Ebene messen lasse. Laut Werbung geht es darum, bestimmte Wirkprinzipien aufeinander abzustimmen, um so ein Optimum an »biologischer Tumorzellzerstörung« zu bewirken und eine »kräftige« Anregung des Immunsystems zu erzeugen. All diese Aussagen sind bislang unbewiesen und zudem therapeutisch fragwürdig, da mit unkontrollierter, »kräftiger« Anregung des Immunsystems immer Zytokine (Botenstoffe zur Aktivierung oder Hemmung von Immunfunktionen) und Wachstumsfaktoren freigesetzt werden, die möglicherweise auch das Tumorzellwachstum fördern.

Therapeutisch werden krasse Außenseitertherapien (z. B. Ozontherapie, Kolon-Hydro-Therapie, Neuraltherapie, Magnetfeldtherapie, selbst erdachte Vitamin- oder Spurenelementkombinationen sowie Therapien mit Schöllkrautextrakt und chinesischen Kräutermixturen) kombiniert mit komplementäronkologischen Maßnahmen (z. B. Ernährungsberatung, Psychoonkologie, Hyperthermie). Es gibt in der wissenschaftlichen Literatur bislang keinen Hinweis zur Unbedenklichkeit und Wirksamkeit der offenbar wahllos zusammengesetzten biologischen Kombinationstherapien, die aber immer wieder als »individuelle, maßgeschneiderte Therapieansätze« vermarktet werden.

Die in der wissenschaftlichen Literatur nicht nachvollziehbaren Effekte der biologischen Kombinationstherapien umfassen angeblich u. a.:
- Stillstand oder Rückgang von Tumoren, Metastasen oder deren (Tumor-)Marker,
- Steigerung der Aktivität des Immunsystems,
- Schmerzlinderung,
- Steigerung der Lebensqualität,
- Abschwächung der Nebenwirkungen von Chemo- oder Strahlentherapie,
- Lebenszeitverlängerung.

Beurteilung: Biologische Kombinationstherapien

Da keine wissenschaftlich haltbaren Dokumentationen für die behaupteten Therapieerfolge zur Verfügung stehen, müssen die biologischen Kombinationstherapien zu den nicht wirksamkeitsgeprüften Außenseitermethoden gerechnet werden, von denen strikt abzuraten ist.

Achtung: Therapien bzw. Therapiekombinationen, die an bestimmte Therapeuten oder Personen gebunden sind und »nicht effektiv von anderen angewendet« werden können, sollten immer kritisch hinterfragt bzw. abgelehnt werden. Therapiekombinationen, deren Einzelkomponenten nicht zugelassen sind, da keine Hinweise auf deren Qualität, Unbedenklichkeit und Wirksamkeit vorliegen, sollten abgelehnt werden. Heilversprechen von Therapeuten durch biologische Kombinationstherapien, zuweilen einhergehend mit Vorauszahlungsforderungen, sollten abgelehnt werden. Werbung für »maßgeschneiderte biologische Therapiekombinationen«, die in »spezialisierten« Kliniken, Praxen, Kompetenzzentren in Zusammenarbeit mit »spezialisierten Immunologischen Laboratorien« angewendet werden, sollte alarmieren.

»Neue Medizin«

Die »Neue Medizin (NM)« (auch »Germanische Neue Medizin«) wurde im Jahr 1981 von Dr. R. G. Hamer entdeckt. Sie gibt vor, eine »naturwissenschaftliche Medizin« zu sein, die Ursache und Therapie jeder »sogenannten Krankheit« kenne. Beweise gibt es für diese Behauptungen nicht.

Die NM hat laut Dr. Hamer keine Grundlage oder Hypothese, sondern basiert auf wissenschaftlich nicht nachvollziehbaren »Naturgesetzen«. Demnach sind gleichzeitig ablaufende psychische, gehirnvermittelte und körperlich-organische Vorgänge die Voraussetzung für alle »sogenannten Krankheiten«, die eigentlich keine Krankheiten, sondern ein »sinnvolles biologisches Sonderprogramm (SBS) der Natur« darstellen. Auslöser einer »sogenannten Erkrankung«, inklusive Krebs, sei immer ein Schockerlebnis (biologischer Konflikt), in der NM »Dirk-Hamer-Syndrom (DHS)« genannt. Die Lösung des biologischen Konfliktes leite die zweite (Heilungs-) Phase des SBS ein und zeige sich auf »Organebene« (»der Krebs stoppt«) und auf »Gehirnebene« (Ödembildung um den »Hamer-Herd«).

Die Therapie der Krebserkrankung erfolgt in der NM auf der psychischen Ebene (»praktisch-psychische Therapie mit gesundem Menschenverstand«), auf der zerebralen Ebene (»Verlaufsbeobachtung und Therapie zerebraler Komplikationen«) und auf der organischen Ebene (»Therapie organischer Komplikationen«).

Wurde der Konfliktschock (DHS) herausgefunden, sollten mit dem Patienten zusammen Lösungen für seine Konflikte gesucht werden. »Je mehr Charisma ein Therapeut hat und je gesunder sein Menschenverstand ist, desto effektiver ist nach der NM auch die reale und geistlge Lösung des Konflikts.« Da der Konfliktschock (DHS) immer in der Psyche, im Gehirn und im Organ sichtbar und messbar sei, solle mittels Computertomogramm (CT) des Gehirns die Akutphase (Nachweis sogenannter Hamer-Herde; »konzentrische Ringe, wie auf einer Schleßscheibe«) und die Heilungsphase (»um obligat epileptische Krisen zu therapieren«) verfolgt werden.

Da Krankheiten (inklusive Krebs) laut NM im Grunde keine Krankheiten, sondern »Teile eines sinnvollen biologischen Sonderprogramms (SBS)« seien, überlebten durch alleinige Konfliktlösung die Mehrzahl der Krebspatienten mit der NM«. Laut Dr. Hamer machen diese Grundlagen die NM »schon von Anfang an zu einer Wissenschaft im streng naturwissenschaftlich-biologischen Sinn«.

Beurteilung: »Neue Medizin«

Aus wissenschaftlicher Sicht entbehren die diagnostischen und therapeutischen Ansätze der NM jeder Grundlage. Nach den internationalen Vereinbarungen sollen diagnostische und therapeutische Verfahren auf Qualität, Unbedenklichkeit und Wirksamkeit geprüft sein, bevor sie zur Anwendung kommen.

Dies ist bei den selbst erdachten Diagnostik- und Therapieverfahren (die sich auch in einer sonderbaren Terminologie widerspiegeln) der NM in keiner Weise gegeben, weshalb unbedingt davon abgeraten werden muss, diese anzuwenden.

Organpeptidtherapie

Organpeptid-Präparate sind Aufbereitungen (Extrakte, Eiweiße oder Peptide), die aus verschiedenen tierischen Organen hergestellt werden.

Faktor AF2

Das Präparat (Leber-Milz-Extrakt vom Schwein) soll abwehrsteigernde bzw. die Abwehr schützende Bestandteile enthalten (= Biomoleküle; Biological Response Modifiers, BRM). Als Grundlage der Wir-

kungen werden ohne wissenschaftlich fundierten Nachweis u. a. genannt:
- Endorphinähnliche Bestandteile des Extraktes (Endorphine sind körpereigene Opiate, die u. a. die Stimmungslage positiv beeinflussen und das Schmerzempfinden dämpfen),
- Aktivierung der Abwehrmechanismen, die den Krebs zerstören.

In der Literatur belegt sind vier Studien unterschiedlicher Qualität bei Patienten mit Brust-, Prostata- und Harnleiter-Krebs, von denen nur letztere wissenschaftlichen Ansprüchen genügt. Die anderen veröffentlichten Studien weisen gravierende Mängel bezüglich Planung, Durchführung und Auswertung auf und sind für eine wissenschaftlich fundierte Aussage zu Unbedenklichkeit und Wirksamkeit von Leber-Milz-Extrakten/Peptiden absolut unbrauchbar. Die Studie zum Harnleiterkrebs ergab, dass die komplementäre Gabe von Faktor AF2 keinen Einfluss auf die klinische Ansprechrate der Chemotherapie hatte, wohl aber deren negative Beeinflussung des blutbildenden Knochenmarks minderte. Diese Daten bedürfen der Bestätigung in einer kontrollierten Studie, da aufgrund der niedrigen Patientenzahlen in der bislang durchgeführten Studie lediglich ein viel versprechender Trend erkennbar war, aber noch lange kein Beweis.

Beurteilung: Faktor AF2
Es fehlen wissenschaftlich fundierte Daten zu experimentellen Basis- und Wirkmechanismen sowie zur klinischen Unbedenklichkeit und Wirksamkeit von Faktor AF2 bei Krebspatienten. Daher wird von dessen Anwendung abgeraten.

Polyerga
Das Präparat (Eiweiße/Peptide aus der Milz des Schweins) soll das Immunsystem unterstützen, die Abwehrkräfte steigern und das Allgemeinbefinden verbessern. Es wird damit geworben, dass »Polyerga seit mehr als 40 Jahren in der Tumortherapie eingesetzt wird und in zahlreichen kontrollierten Studien und Anwendungsbeobachtungen seine Wirksamkeit nachgewiesen hat«. Ein Blick in wissenschaftliche Datenbanken widerspricht diesen Aussagen, da keine wissenschaftlich fundierten Studiendaten bezüglich klinischer Unbedenklichkeit und Wirksamkeit veröffentlicht sind.

Beurteilung: Polyerga
Es fehlen relevante wissenschaftliche Daten (kontrollierte klinische Studien), die die klinische Unbedenklichkeit und Wirksamkeit von Polyerga belegen. Daher wird von der Anwendung abgeraten.

Eigenblutzytokine

Einzelne Fürsprecher behaupten, dass durch Behandlung mit körpereigenen, abwehranregenden (immunaktiven) Eiweißen (autologen Zytokinen) in Form von einer Eigenblutbehandlung eine wirksame Tumorimmuntherapie durchzuführen sei.

Beurteilung: Eigenblutzytokine

Der Wirkmechanismus ist bislang unklar. Wissenschaftlich gesicherte Belege für Qualität, Unbedenklichkeit und Wirksamkeit der Eigenblutpräparate bei Krebs fehlen bislang völlig. Daher wird von der Anwendung dringend abgeraten.

Flor Essence/Essiac

Essiac (in Deutschland unter dem Namen Flor Essence im Handel) ist ein pflanzliches Produkt, das eine kanadische Krankenschwester nach eigenem Bekunden 50 Jahre lang erkundet und verabreicht hat. Sie hat das Rezept angeblich von einem indianischen Medizinmann erhalten. Laut unterschiedlichen Berichten enthält das Rezept (bzw. der Essiac- oder Flor-Essence-Tee) Klette, indischen Rhabarber, Sauerampfer und glatte Ulme. Es können aber auch weitere Bestandteile enthalten sein. Somit ist das Produkt nicht zuverlässig standardisiert.

Beurteilung: Flor Essence/Essiac

Experimentell (in Tierversuchen) konnte keine wissenschaftlich fundierte Wirkung durch Essiac oder Flor Essence nachgewiesen werden, weder immunaktivierend noch gegen Tumoren. Patientendaten wiesen ebenfalls auf keine derartigen Wirkungen hin. Dennoch wirbt die Hersteller-/Vertreiberfirma mit nicht nachvollziehbaren Falldarstellungen und gibt diverse Wirksamkeiten durch das Produkt vor, der sich unverständlicherweise auch prominente deutsche Stiftungen kritiklos angeschlossen haben.

Weder Essiac noch Flor Essence oder deren Bestandteile haben eine wissenschaftlich nachgewiesene immunologische oder gegen Tumoren gerichtete Wirkung. Daher muss – nicht zuletzt wegen des hohen Preises – dringend davon abgeraten werden, Essiac- oder Flor-Essence-Tee als Krebstherapie anzuwenden.

Frischzellen- bzw. Frischextrakttherapie

Die Frischzellen- bzw. Frischextrakttherapie (auch Lebendzelltherapie oder Zelltherapie genannt) ist eine unspezifische Immuntherapie, welche die körpereigene Abwehr anregen soll. Hierzu werden tierische Organzellen bzw. deren Frischextrakte (z. B. vom Thymus) verwendet. Sie werden unter die Haut (subkutan) bzw. in den Muskel (intramuskulär) gespritzt oder in Tablettenform eingenommen. Besonders beliebt sind die Zellen bzw. Zellextrakte ungeborener Lämmer, die eine »revitalisierende« (belebende) und abwehrsteigernde Wirkung besitzen sollen.

Beurteilung: Frischzellen- bzw. Frischextrakttherapie

Es liegen bislang keinerlei verwertbare Untersuchungen über die Krebs hemmende Wirksamkeit der Frischzellen- oder Frischextrakttherapie vor. Eine Wirkung zum Wohle der Patienten konnte nicht belegt werden. Daher wird von dessen Anwendung abgeraten.

Megamin

Megamin stammt aus Kroatien und enthält dort abgebaute natürliche, wasserhaltige Aluminiumsilikate (sogenannte »Zeolithe« = Gestein). Derartige Substanzen sind in der Lage, die im Erdreich enthaltenen Alkalisalze (insbesondere Kaliumsalze) zu binden. Aufbereitete gemahlene Zeolithe (Gesteinsproben) werden in Kapseln verpackt und als Nahrungsergänzungsmittel in Umlauf gebracht.

In Internet, Presse, Funk und Fernsehen wird Megamin für unterschiedliche Erkrankungen (u. a. Krebs, Schizophrenie, Neurodermitis, Diabetes mellitus) als Heilmittel beworben, ohne dass die klinische Unbedenklichkeit und Wirksamkeit der Substanz je nachgewiesen wurden. Wissenschaftlich fundierte experimentelle und klinische Untersuchungen zu Megamin sind in der Literatur nicht zu finden. Außerdem muss vor möglichen Verunreinigungen der »natürlichen Zeolithe« durch Umweltgifte gewarnt werden (u. a. Schwermetalle), die bei Einnahme der empfohlenen Dosen durchaus zu Vergiftungserscheinungen führen könnten.

Beurteilung: Megamin

Megamin ist als Arzneimittel in Deutschland mangels Zulassung nicht verkehrsfähig – kann demnach nicht in Apotheken erworben werden. Es gibt keine wissenschaftlichen Beweise bzw. klinischen Studien für die Qualität, Unbedenklichkeit und Wirksamkeit gegen Krebs. Daher wird davon abgeraten, Megamin als Krebstherapie einzunehmen.

Miracle Mineral Supplement (MMS)

MMS wird als Wundermittel angepriesen, das Krebserkrankungen sowie AIDS und Hepatitis (Leberentzündung) heilen kann. Laut Hersteller besteht MMS aus Natriumchlorit in Wasserlösung. Aktiviert durch Zitronensäure kann Natriumchlorit Chlordioxid freizusetzen, welches als angeblich schwaches Oxidationsmittel »großartige Fähigkeiten« besitzt. Als schwaches Oxidans soll es gesunde Zellen und nützliche Bakterien des Körpers nicht oxidieren (d. h. nicht schädigen), wohl aber krank machende Zellen (z. B. Krebszellen) sowie Bakterien bzw. Viren (z. B. HI/AIDS-Virus). Laut Fürsprecher soll es keine Nebenwirkungen verursachen, Anwender berichten von gehäuften Magen-Darm-Trakt Beschwerden unterschiedlichen Schweregrades, die zuweilen lebensbedrohlich sein können.

Beurteilung: MMS

Literaturrecherchen ergaben, dass keine wissenschaftlich verlässlichen Daten (Studien) zur klinischen Unbedenklichkeit und Wirksamkeit von MMS vorliegen. Daher wird von der Einnahme dringend abgeraten.

Nosoden-Therapie

Nosoden sind Hochpotenzen (= starke homöopathische Verdünnungen) von krankheitsauslösenden körpereigenen oder körperfremden Substanzen, einschließlich Viren und Bakterien.

Die eigentlich krank machende Wirkung der Nosoden soll durch homöopathische Zubereitung aufgehoben und in spezifische aktivierende Reize für das körpereigene Immunsystem umgewandelt werden. Als immunaktive Substanzen sollen Nosoden (laut Fürsprecher) u. a. sinnvoll sein zur Krebsvorbeugung, zur Behandlung von Vorstufen bestimmter Krebsarten sowie zur Vorbeugung von Rezidiven und Metastasen.

Beurteilung: Nosoden-Therapie

Aus wissenschaftlicher Sicht ist die Nosoden Therapie nicht hinreichend auf Qualität, Unbedenklichkeit und Wirksamkeit geprüft und daher zur Vorbeugung und Therapie von Krebserkrankungen nicht empfehlenswert.

Noni-Saft

Noni ist der Saft der tropischen Strauchfrucht *Morinda citrifolia*, die über Asien in die pazifische Inselwelt eingeführt wurde. Es gibt zahlreiche andere Morinda-Arten, deren Wurzel- oder Blütenextrakte (nicht aber deren Fruchtsäfte) auf gesundheitsfördernde Wirkungen hin untersucht wurden. Für *Morinda citrifolia* (insbesondere für dessen Fruchtpresssaft = Noni-Saft) sind unbedenklichkeits- und wirksamkeitsbestimmende Untersuchungen bislang nicht bekannt.

Laut Werbung enthält Noni-Saft neben einer Vielzahl von Vitaminen und Mineralien auch spezielle Enzyme, die positive Wirkungen auf das Immunsystem haben sollen und angeblich »Schlacken« und Giftstoffe aus dem Körper entfernen sowie Krebs- und Mangelzustände bekämpfen.

Noni-Saft wird in Deutschland über ein Vertriebernetz angeboten und zu einem hohen Preis verkauft. Der Verkauf erfolgt u. a. durch kleinere Betriebe (Naturkostläden) oder durch Kundenempfehlung im privaten Bereich und wird mit »einer großzügigen absatzabhängigen Provision vergütet«.

Beurteilung: Noni-Saft

Die bislang veröffentlichten Untersuchungsdaten über die tatsächliche Wirkung und Wirksamkeit des Fruchtsaftes aus *Morinda citrifolia* (Noni-Saft) bei Tumorpatienten sind mehr als ernüchternd. Die internationale, begutachtete Literatur enthält keinen Hinweis auf irgendeine klinisch relevante Wirksamkeit von Noni-Saft bei Tumorpatienten, selbst glaubhafte Falldarstellungen fehlen. Wie bei Außenseitermethoden üblich, wirbt die Vertreiberfirma mit nicht nachvollziehbaren Falldarstellungen, welche die Wirksamkeit des Saftes nahelegen.

Für alle diese Behauptungen gibt es keinerlei wissenschaftlich fundierte Hinweise. Insbesondere fehlen Unbedenklichkeit und Wirksamkeit belegende klinische Studien. Da Noni-Saft nicht hinreichend auf Unbedenklichkeit und Wirksamkeit geprüft ist, wird aus medizinischen Gründen strikt davon abgeraten, ihn anzuwenden.

Recancostat

Recancostat enthält als Wirkstoff das Eiweiß Glutathion. Der Erfinder betrachtet Glutathion als Substanz, »welche die komplexen Raum-Zeit-Muster aller Zellwachstums- und Zelldifferenzierungsprozesse auf genetischer und enzymatischer Ebene« normalisieren könne. Dieses Eiweiß spiele eine wichtige Rolle im Energiehaushalt der Körperzellen. Als Antioxidans soll es laut Werbung u. a. in der Krebsbehandlung seinen Stellenwert haben und die Standardtherapien optimieren.

Es liegen weder experimentelle noch klinische Studien vor, die eine antitumoröse Wirksamkeit von Recancostat belegen. Bereits 1991 wurde Recancostat per Gerichtsbeschluss als »nicht verkehrsfähig« bezeichnet. Der Vertrieb wurde untersagt, irreführende Werbung zu Indikation (Anwendungsbereich), Qualität, Unbedenklichkeit und Wirksamkeit der überteuerten Substanz sollte unterbleiben. Dennoch werden derzeit die Mittel »Recancostat comp.« bzw. »Recancostat comp. N-APO« vermarktet.

Beurteilung: Recancostat

Es sind bei bestimmungsgemäßem Gebrauch zwar keine gesundheitsschädlichen Nebenwirkungen zu erwarten, doch werden bei Patienten ungerechtfertigte Hoffnungen geweckt, die diese nicht nur mit Zeit und Geld bezahlen, sondern eventuell mit ihrer Gesundheit, da sie andere, sinnvolle Therapien auslassen. Aus diesen Gründen wird dringend davon abgeraten, Recancostat (und seine Folgeprodukte) anzuwenden.

Redox-Serumanalyse

Die Redox-Serumanalyse (RSA; auch Komplexe Serum-Redoxdifferenz-Provokationsanalyse genannt) erlaubt laut Erfinder und Fürsprecher erstmals eine verlässliche Aussage über die individuelle, körpereigene Antioxidation, also die Fähigkeit zur Neutralisierung krankmachender Sauerstoffverbindungen, sogenannter freier Radikale. Sie informiert angeblich über Krebserkrankungen und spiegelt lebenswichtige Stoffwechselreaktionen des Körpers wider.

Laut Werbung ist es durch die RSA möglich, »für jeden die richtigen Vitalstoffe (Vitamine und Spurenelemente) bereitzustellen«, wodurch »die Gesundheit erhalten wird«, »Verschleiß und vorzeitiges Altern verhindert wird« und »Vorbeugung gegen Krankheiten möglich ist«.

Das Testverfahren (RSA) beruht auf der Methode, dass den entnommenen Blutproben reaktive Substanzen (sogenannte Oxidanzien, z. B. Koffein) zugesetzt werden. Die messbare Reaktion im Reagenzglas wird als Maß für die Entgiftungs- und Neutralisationskapazität betrachtet. Anhand der Messwerte sollen Rückschlüsse auf den individuellen Vitalstoffbedarf möglich sein und einen maßgeschneiderten Rezepturvorschlag ermöglichen.

Die Aussage, dass nur wiederholte Kontrollen des Bedarfes durch wiederholte RSA-Messungen und die den veränderten Messwerten angepasste Dosierung der Vitalstoffe den gewünschten Therapieerfolg sowie den gewünschten vorbeugenden Schutz garantieren können, ist eine unbewiesene und irreführende Werbeaussage.

Beurteilung: RSA

Aus wissenschaftlicher Sicht ist die RSA abzulehnen, da bislang keine Angaben zur Aussagefähigkeit mittels Vergleichsuntersuchungen vorliegen, das Verfahren demnach nicht auf Richtigkeit geprüft ist. Die komplexen Vitalstoffmischungen, die therapeutisch sinnvoll sein sollen, sind nicht auf Qualität, Unbedenklichkeit und Wirksamkeit geprüft, aber äußerst teuer. Letztendlich basiert eine nicht unbedenklichkeits- und wirksamkeitsgeprüfte Therapie (Vitalstoffe) auf einer nicht wissenschaftlich geprüften Messmethode (RSA).

Thymusextrakte/ Thymuspeptide

Die Thymusdrüse gehört zum lymphatischen System und erfüllt wichtige Funktionen innerhalb der körpereigenen Abwehr. Mit zunehmendem Alter nehmen Größe, Gewicht und Funktion der Thymusdrüse ab, sodass der Spiegel aktiver Thymusfaktoren sinkt. Dies begründet die Vermutung der Anwender von Thymuspräparaten, dass mit von außen zugeführten Thymusextrakten/-peptiden die Immunabwehr des Organismus angeregt werden könne.

Über- bzw. Fehlstimulation des Immunsystems durch eine Thymustherapie können zur massiven Freisetzung von Wachstumsfaktoren führen, die u. a. auch Krebszellen zum Wachstum anregen können und daher für Krebspatienten absolut schädlich (kontraindiziert) sind.

Beurteilung: Thymuspräparate
Injizierbare Thymusextrakte sind Heilmittel, deren (Nach-)Zulassung aufgrund eines fehlenden Unbedenklichkeits-/Wirksamkeitsnachweises nicht erteilt wurde und die derzeit ausschließlich in speziellen Labors als sogenannte Eigenherstellung produziert werden oder die nach sogenannter Originalrezeptur über spezielle Apotheken vertrieben werden. In Anbetracht der nicht bewiesenen therapeutischen Wirksamkeit und der zum Teil schwerwiegenden Nebenwirkungen sollte eine Thymustherapie bei Krebspatienten nicht erfolgen.

An dieser Stelle sei ausdrücklich vor der angeblichen Wirksamkeit von Thymusfrischextrakten (THX) gewarnt. Weil diese nicht standardisiert sind und damit auch keine Gewährleistung für Qualität, Unbedenklichkeit und Wirksamkeit besteht, sollten derartige Substanzen keinen Patienten verabreicht werden. Es besteht hier die Gefahr von ernsthaften allergischen Reaktionen auf die Bestandteile des Präparates bis hin zu Todesfällen.

Vitamin B 17

Das synthetisch hergestellte Heilmittel »Laetrile« ist chemisch verwandt mit Amygdalin (auch Vitamin B 17 genannt), einem natürlichen Bestandteil aus den Kernen von Aprikosen, Mandeln und anderen Früchten. Laut Fürsprecher wird Vitamin B 17 angewendet, um Krebserkrankungen zu therapieren, Rezidive zu verhindern, eine Chemotherapie verträglicher zu machen und um Vitaminmangel auszugleichen. Derzeit verfügbare Daten ergeben keinen Rückschluss auf eine Wirksamkeit von Vitamin B 17 (»Laetrile) zur Vorbeugung oder Therapie von Krebs.

Beurteilung: Vitamin B 17
Aus wissenschaftlicher Sicht gibt es keinen Beleg für die Qualität, Unbedenklichkeit und Wirksamkeit von Vitamin B 17 (»Laetrile«) bei der Behandlung und Vorbeugung von Krebserkrankungen. Von einer Anwendung muss daher, insbesondere wegen möglicher gesundheitsgefährdender Nebenwirkungen (Blausäurevergiftung), dringend abgeraten werden.

Vitalpilze

Vitalpilze, auch Heilpilze genannt, sind Speisepilze aus fremden Kulturkreisen (China und Japan), die zwischenzeitlich auch in Deutschland kultiviert werden und wachsen. Aufgrund ihrer Inhaltsstoffe (u.a. Mineralien, Spurenelemente, Vitamine, Zucker und Eiweiße) werden sie in Asien als »Heilmittel« betrachtet, die vorbeugend und therapeutisch auch gegen Krebserkrankungen wirksam sein sollen. Durch den Verzehr von Vitalpilzen soll eine effektive Vorbeugung vor Krebserkrankungen möglich sein, das körpereigene Abwehrsystem aktiviert werden, das Wachstum von Krebszellen gehemmt sowie Nebenwirkungen von Chemo- und Strahlentherapien reduziert werden. Das genannte Anwendungsspektrum ergibt sich aus der vermuteten ganzheitlichen Wirkweise definierter Vitalpilze, insbesondere *Ganoderma lucidum* (Reishi), *Lentinula edodes* (Shiitake) sowie *Grifola frondosa* (Maitake).

Da der Verzehr bzw. die Einnahme von Vitalpilzen oder deren Extrakten als krebsvorbeugende Maßnahme bzw. als Krebstherapie empfohlen wird, sollten deren biologische und pharmazeutische Qualität (u.a. Fehlen von infektiösen Krankheitserregern sowie von gesundheitsgefährdenden Zusatzstoffen und Umweltgiften), deren Unbedenklichkeit und Wirksamkeit in angemessenen Untersuchungen (Studien) belegt sein. Dies ist bislang nicht hinreichend geschehen, denn alle vorliegenden Untersuchungen/Studien weisen gravierende methodische Mängel auf und sind somit nicht geeignet, den Unbedenklichkeits-/Wirksamkeitsnachweis zu führen.

Beurteilung: Vitalpilze

Vom Verzehr bzw. von der Einnahme von teuren Vitalpilzen oder deren Extrakten wird abgeraten, da deren krebsvorbeugende bzw. krebstherapeutische Wirksamkeit nicht belegt ist und da gesundheitsgefährdende und die Krebsstandardtherapie hemmende Nebenwirkungen nicht auszuschließen sind.

Übersicht über weitere bedenkliche Verfahren

Methode	Kurzbeschreibung	wissenschaftliche Bewertung
Aloe vera	Saft bzw. Essenz aus der Pflanze *Aloe vera barbadensis*. Soll das Abwehrsystem stabilisieren und Krebs vorbeugen.	Wissenschaftlich fundierte Untersuchungen bezüglich Qualität, Unbedenklichkeit und Wirksamkeit von Aloe vera fehlen bislang. Aufgrund viel versprechender erster experimenteller Untersuchungsergebnisse ist eine weitere Erforschung in Studienform sinnvoll und notwendig, ehe eine Empfehlung erfolgen kann.
Bach-Blüten-Therapie	Die Bach-Blüten-Therapie erfolgt als Erweiterung der klassischen Homöopathie mit homöopathieartigen Aufbereitungen der wässrigen Auszüge von Blüten wild wachsender Pflanzen und Bäume. Bei Krebspatienten wird die Bach-Blüten-Therapie (»Rescue-Tropfen«) in Stress- und Notfallsituationen empfohlen. Innerhalb von 30 Sekunden sollen »Rescue-Tropfen« nach dem Schlucken Stress-Situationen mildern und angstbehaftete Diagnostik- und Therapieverfahren ermöglichen.	Wissenschaftlich betrachtet ist die Stellung der Bach-Blüten-Therapie mit der der klassischen Homöopathie vergleichbar. Sie ist bislang nicht hinreichend auf Unbedenklichkeit und Wirksamkeit geprüft und wird daher als therapeutische Maßnahme gegen Krebserkrankungen abgelehnt. Individuell können Bach-Blüten-Extrakte möglicherweise definierte psychische Symptome (u. a. Angst- und Stresszustände) lindern und zur Stabilisierung der Lebensqualität, u. a. von Patienten nach abgeschlossenen Krebsbehandlungen, beitragen. Bach-Blüten-Therapien sollten ausschließlich von in der Anwendung erfahrenen Ärzten durchgeführt werden.

Methode	Kurzbeschreibung	wissenschaftliche Bewertung
Beres-Tropfen®	Beres-Tropfen enthalten nicht näher definierte organische und anorganische Bestandteile (Vitamine und Spurenelemente), die z. T. für Krebspatienten nicht angezeigt sein können und das Immunsystem aktivieren sollen.	Da keine wissenschaftlich fundierten Daten zu Qualität, Unbedenklichkeit und Wirksamkeit von Beres-Tropfen vorliegen, ist von deren Anwendung und Therapie zur Vorbeugung von Krebs abzuraten.
BioBran MGN-3®	BioBran MGN-3 ist ein komplexer Zucker aus der Reiskleie und wurde erstmals in Japan hergestellt und verabreicht. Laut Werbung aktiviert die Substanz u. a. Zellen des Immunsystems wie Lymphozyten und natürliche Killerzellen und die Freisetzung von Botenstoffen, die u. a. eine effektive Krebsabwehr ermöglichen sollen.	Aus wissenschaftlicher Sicht ist BioBran MGN-3 nicht hinreichend auf klinische Unbedenklichkeit und Wirksamkeit geprüft und muss deshalb zur Krebsvorbeugung bzw. als Krebsheilmittel abgelehnt werden.
Bioresonanz	Mit elektromagnetischen Wellen werden über das Bioresonanzgerät krankhafte Informationen, die im Körper gespeichert sind, gelöscht.	Es gibt keine wissenschaftlichen Nachweise für die Wirksamkeit.
Colon-Hydro-Therapie	Technisch wird über ein Darmrohr angewärmtes Wasser in den Darm eingeführt und nach »sanfter Bauchmassage« meist über einen zweiten Schlauch ausgeleitet. Auf diese Weise soll der Dickdarm von Giften, Kotbestandteilen, Nahrungsresten usw. gereinigt werden. Durch die Darmreinigung sollen u. a. Stoffwechsel und Immunsystem stabilisiert und die Darmtätigkeit angeregt werden. Dies soll dann letztendlich bei Patienten der Entgiftung und	Wissenschaftlich betrachtet gibt es für diese Therapie weder eine ernstzunehmende Grundlage noch Untersuchungen zu Unbedenklichkeit und Wirksamkeit. Sie ist daher mit Nachdruck abzulehnen und muss als Außenseitermethode betrachtet werden.

Methode	Kurzbeschreibung	wissenschaftliche Bewertung
	dem Schutz der Leber dienen, die körpereigene Abwehr sowie den Stoffwechsel optimieren und die Lebensqualität während bzw. nach Chemo- und Strahlentherapien steigern.	
Entgiftungstherapie	Entgiftungstherapien (z. B. sogenannte Herdsanierung, Symbioselenkung, Vitamin- oder Spurenelementgaben, Colon-Hydro-Therapie, Nosoden, pflanzliche und homöopathische Medikamente) bzw. ausleitende Verfahren werden von ihren Befürwortern als Bestandteil ganzheitlicher Therapiekonzepte, u. a. bei oder nach Krebserkrankungen, vorgeschlagen. Diese Therapieformen basieren auf der Idee, dass Krebs durch eine Störung des Gesamtorganismus verursacht wird, der Krebs demnach nicht Ursache, sondern Produkt der Erkrankung sei.	Aus wissenschaftlicher Sicht sind für die Entgiftungstherapie (ausleitende Verfahren) noch nicht einmal die Grundlagen wissenschaftlich bewiesen, auf denen das System aufbaut. Weiterhin sind die empfohlenen therapeutischen Verfahren nicht auf Unbedenklichkeit und Wirksamkeit geprüft. Von der Anwendung »ausleitender Verfahren« muss daher abgeraten werden, bis deren Unbedenklichkeit und Wirksamkeit nachgewiesen wurde.
Homöopathie	Die Homöopathie ist eine gezielte und individuelle Arzneimitteltherapie (= spezifische Reiztherapie), um die Selbstheilungskräfte des Organismus zu aktivieren. Von den Befürwortern werden homöopathische Heilmittel in der Krebsmedizin vorbeugend, aber auch heilend sowie insbesondere als Zusatztherapie eingesetzt.	Aus wissenschaftlicher Sicht sind homöopathische Therapieansätze in der Krebsmedizin bislang nicht auf Unbedenklichkeit und Wirksamkeit geprüft und daher als Krebstherapie abzulehnen. Individuell können homöopathische Zusatztherapien (u. a. gegen Übelkeit, Erbrechen, Durchfall, Schmerzen) Symptome lindern, und zur Stabilisierung der Lebensqualität von Krebspatienten beitragen. Homöopathische (Zusatz-)Therapien sollten ausschließlich von erfahrenen Ärzten durchgeführt werden.

Methode	Kurzbeschreibung	wissenschaftliche Bewertung
Magnetfeld-Therapie	Die Magnetfeld-Therapie soll mittels angepasster Magnetfelder Zellschäden und daraus entstehende Krankheiten beheben bzw. deren Entstehen vorbeugen. Grundlage sind Überlegungen, dass elektromagnetische Schwingungen wesentliche Steuerungselemente für Wachstum und Funktion von Zellen darstellen.	Aus wissenschaftlicher Sicht ist die Magnetfeldtherapie bezüglich Wirkmechanismus, Unbedenklichkeit und Wirksamkeit nicht einmal annäherungsweise ausreichend erforscht und kann daher nicht empfohlen werden.
Ozontherapie	Das Ozon-Sauerstoff-Gemisch (Oxyon) wird mittels eines Ozongenerators aus medizinisch reinem Sauerstoff gewonnen und als Injektion (u. a. in bzw. unter die Haut, in Muskeln, in Gelenke gespritzt) oder als äußerliche Anwendung verabreicht. Die Ozontherapie und ihre Variationen (u. a. Sauerstoff Ozon [Eigenblut]-Therapie, Ozon-[Eigenblut-]Therapie, hyperbare Ozontherapie) wird von ihren Fürsprechern u. a. zur Nachbehandlung bei Krebserkrankungen, als Begleittherapie während und nach Strahlen- und Chemotherapien sowie zur Verbesserung von Lebensqualität und Abwehrlage verabreicht.	Es gibt keine wissenschaftlich fundierten Hinweise auf Qualität, Unbedenklichkeit und Wirksamkeit der Ozontherapie, weder bei Krebserkrankungen noch bei anderen Indikationen, z. B. zur Krebsvorbeugung. Da vielfältige (auch schwere, gesundheitsgefährdende) Nebenwirkungen der Therapie dokumentiert sind, wird von deren Anwendung abgeraten.
Petrach-Anthozym	Petrach-Anthozym ist ein eingedickter Presssaft aus Roter Bete und Milchsäure, vermischt mit weiteren Bestandteilen. In den 1970er-Jahren behaupteten Seeger und Scholz, dass Krebspatienten durch Einnahme größerer Mengen Rote Bete (als Gemüse oder Saft) Krebs besiegen könnten.	Aus wissenschaftlicher Sicht liegen keine haltbaren Daten zur Unbedenklichkeit und Wirksamkeit von Petrach-Anthozym vor. Von einer Anwendung als Krebstherapeutikum oder zur Vorbeugung eines Krebswachstums durch Stärkung des Immunsystems wird dringend abgeraten.

Methode	Kurzbeschreibung	wissenschaftliche Bewertung
Säuren-Basen-Haushalt-Regulation	Verabreichung von Basen zur Regulierung eines durch die Krankheit oder die Therapien aus dem Gleichgewicht geratenen Säure-Basen-Haushalts.	Die Verabreichung von Säure neutralisierenden Vitalstoffen (Basica) ist bislang nicht hinreichend auf Unbedenklichkeit und Wirksamkeit geprüft. Ein Nutzen für Anwender bzw. Patienten ist ungewiss, daher wird von der Einnahme dieser Präparate aus therapeutischer Sicht abgeraten.
Schüßler-Salze	Laut W. H. Schüßler sind für Blut und Zellen des menschlichen Organismus 12 »biochemische Nährsalze« notwendig. 3–4-mal täglich sollen ca. 15–30 Minuten vor den Mahlzeiten bzw. eine Stunde danach Schüßler-Salz-Tabletten eingenommen werden, um die normalen Körperfunktionen wiederherzustellen.	Aus wissenschaftlicher Sicht sind Schüßler-Salze bzw. deren Verabreichung (u. a. als Aufbau- und Regenerationsmittel, Stoffwechselmittel, Fiebermittel, Entsäuerungsmittel, Entschlackungsmittel, Blut- und Wasserregulationsmittel) nicht hinreichend auf Qualität, Unbedenklichkeit und Wirksamkeit geprüft und sollten demnach abgelehnt werden.

Service

Glossar

Adjuvante Therapie: Die Behandlung wird ergänzend durchgeführt; sie soll eine heilende Maßnahme unterstützen sowie erreichte Erfolge absichern und Rückfälle verhüten oder verzögern.

Aerobes Ausdauertraining: Körperliches Training, das langfristig zu einer gesteigerten körperlichen Fitness führt. Geeignete Sportarten sind Wandern, Schwimmen, Radfahren, Walken oder Joggen. Man trainiert beim aeroben Ausdauertraining immer so, dass der Körper nicht überlastet wird.

Alternativmedizin: Bezeichnung für Therapieverfahren, die erprobte Standardbehandlungen ersetzen sollen. In der Regel sind diese Therapiemaßnahmen nicht auf Qualität, Unbedenklichkeit und Wirksamkeit geprüft und müssen strikt abgelehnt werden.

Antioxidativ: Zum Schutz gegen freie Radikale, die gesundheitsschädlich wirken, da sie oxidative Prozesse auslösen, hat der Organismus ein antioxidatives Schutzsystem. Dazu gehören Enzyme, Vitamine und Spurenelemente, u. a. Selen

Antioxidanzien: Substanzen, die Zellen gegen den Angriff von freien Radikalen schützen.

Apoptose (Gesteuerter Zelltod): führt zum Absterben von Zellen.

Ballaststoffe: Nahrungsbestandteile, die der Körper nicht verdauen kann, die aber regulierend in die Verdauungsfunktion eingreifen und zu einer normalen Darmflora beitragen. Der regelmäßige Verzehr von Ballaststoffen hat einen Schutzeffekt auf Darmkrebs.

Bioaktive Substanzen: Gesundheitsfördernde Inhaltsstoffe von Lebensmitteln, wie etwa Flavonoide oder Ballaststoffe.

Chemotherapie: Behandlung von bösartigen Tumoren mit Medikamenten (Zytostatika). Chemotherapien werden meist mit mehreren Medikamenten und in mehreren Behandlungszyklen durchgeführt.

Endothel: Zellschicht, die u. a. Blutgefäße oder Körperhöhlen auskleidet; beispielsweise in Blutgefäßen (Adern) die Grenzzellschicht zum Blut.

Enzyme: Eiweiße, die Stoffwechselvorgänge in Gang bringen, beschleunigen oder stoppen; lebenswichtig.

Epithel: siehe Plattenepithel.

Fermentierte Lebensmittel: Lebensmittel, denen Bakterienkulturen zugesetzt werden. Diese Bakterien führen zu einer Veränderung der Lebensmittel (längere Haltbarkeit, bessere Verdaulichkeit). Fermentierte Lebensmittel sind etwa Joghurt oder Sauerkraut.

Freie Radikale: Reaktive Sauerstoffverbindungen, die endogen im Körper, durch äußere Einflüsse (z. B. ionisierende Strahlen) oder durch Stoffwechselvorgänge entstehen oder von außen aufgenommen werden (Rauchen, Umweltgifte etc.).

Frischzellen: Frischzellen werden meist aus Organen von jungen Tieren gewonnen (etwa die Thymusdrüse von ungeborenen Lämmern) und zum Einsatz bei verschiedenen Erkrankungen und auch gegen das Altern beworben.

Immundiagnostik: Diagnostische Maßnahme zur Feststellung, ob das Immunsystem normal arbeitet, d. h., ob die Immunzellen in ausreichender Zahl vorhanden sind.

Immunsystem: Körpereigenes Abwehrsystem. Zum Immunsystem gehören u. a. eine Vielzahl von Immunzellen, wie etwa die B-Lymphozyten, die T-Lymphozyten oder die Killerzellen, die allesamt in einem komplizierten Zusammenspiel unseren Körper vor schädigenden Einflüssen schützen sollen. Das Immunsystem ist auch aktiv bei der Bekämpfung von Krebszellen.

Invasiv: Invasives Tumorwachstum liegt vor, wenn die zunächst begrenzte Geschwulst in angrenzendes Gewebe vorgestoßen ist, etwa durch die Darmwand hindurch.

Irreversibel: Nicht rückgängig zu machen, etwa bei bleibenden Nebenwirkungen. Reversibel sind vorübergehende Störungen.

Kachexie: Extremer Hungerzustand, gefährliche Aushungerung.

Kanzerogene: Sammelbegriff für Stoffe aus der Natur oder der technisch-chemischen Umwelt, die eine Zellentartung begünstigen oder in Einzelfällen auch auslösen können.

Karzinom: Sammelbegriff für Krebsarten verschiedener Herkunft und Bösartigkeit.

Komplementäre Verfahren: Begleitende Therapien, die die Standardtherapie optimieren. Es sind nie Alternativen zur Standardtherapie.

Kurativ: Mit der Behandlung wird eine Heilung angestrebt.

Lymphknoten: Filterstationen des Lymphsystems. In ihnen werden Zellen des Immunsystems herausgefiltert und auch möglicherweise vorhandene Krebszellen, die über die Lymphbahnen vom Ursprungstumor abtransportiert werden.

Maligne: bösartig.

Metastasen: Absiedlung von Krebszellen von einer Primärgeschwulst in andere, entfernte Körperregionen. Das geschieht über die Blut- oder Lymphbahnen. Bei einzelnen Krebsarten kommt es bevorzugt zu Absiedlungen in bestimmte Organe. So streut Brustkrebs häufig in die Knochen, die Lunge und die Leber; bei Darmkrebs treten vor allem Lebermetastasen auf.

Neoadjuvante Therapie: erfolgt vor der Operation mit dem Ziel, den Tumor zu verkleinern, um gewebeschonend operieren zu können.

NK-Zellen: Sogenannte natürliche Killerzellen. NK-Zellen sind Bestandteile unseres Immunsystems und haben die Fähigkeit, entartete Zellen (Krebszellen) anzugreifen und zu vernichten.

Onkologie: Lehre von den Krebserkrankungen und ihren Ursachen.

Palliativ: Als palliativ wird eine Behandlung bezeichnet, wenn primär keine Aussicht auf Heilung mehr besteht. Die Behandlung soll dann Beschwerden beseitigen oder lindern. Sie dient einer besseren Lebensqualität und kann die Lebenszeit verlängern.

Plattenepithel: Deckschichten der Haut und der Schleimhäute, von denen 80 Prozent aller Karzinome ausgehen.

Probiotika: Lebende oder abgetötete Bakterien, deren Bestandteile oder Stoffwechselprodukte, die das Immunsystem aktivieren.

Prognose: Vorhersage über den vermutlichen Verlauf der Erkrankung. Sie ist häufig wenig zuverlässig.

Remission: Begriff für Rückbildungen des Tumors. Eine erreichte Remission sagt nicht immer etwas darüber aus, ob damit eine Lebensverlängerung verbunden ist.

Rezidiv: Bezeichnung für einen Rückfall, der sowohl am Ursprungsort des Tumors als Lokalrezidiv wie auch als Metastase auftreten kann.

Supportiv: Unterstützend (z. B. unterstützende Behandlung).

Systemisch: Von »systemisch« wird in Bezug auf Tumorerkrankungen gesprochen, wenn diese den lokalen Bereich überschritten und sich in andere Körperbereiche ausgedehnt haben. Leukämien und Lymphome gelten von Anfang an als systemische Erkrankungen. Systemisch werden auch Therapien genannt, die nicht nur auf den Krankheitsherd, sondern auf den gesamten Organismus einwirken. Man spricht von »systemischer Chemotherapie« (z. B. durch die Einnahme von Tabletten bzw. Verabreichung von Infusionen), im Unterschied zu einer regionalen Chemotherapie, bei der nur das erkrankte Organ behandelt wird.

Zytostatika: Mittel, die Zellen (griechisch: Zyto) am Wachstum hindern sollen. Diese Zellgifte werden bei der Chemotherapie eingesetzt. Sie sind chemischen, pflanzlichen oder mineralischen Ursprungs.

Zytotoxisch: So werden Substanzen bezeichnet, die »toxisch«, also giftig, auf Zellen wirken und diese schädigen oder abtöten.

Weiterführende Literatur

Einführung in die Komplementäronkologie
Janni W, Rexrodt von Fircks A. **Im Mittelpunkt Leben.** München: Mosaik; 2013

Beuth J. **Komplementäre Behandlungsmethoden bei Krebserkrankungen.** Düsseldorf: Krebsgesellschaft NRW; 2012

Hübner J. **Komplementäre Onkologie.** Stuttgart: Schattauer; 2012

Beuth J. **Gut durch die Krebstherapie.** Stuttgart: Trias; 2011

Unger C, Weis J. **Unkonventionelle und supportive Therapiestrategien.** Stuttgart: Wissenschaftliche Verlagsgesellschaft; 2006

Ernährung
Krause-Fabricius G. **Wie ernähre ich mich bei Krebs?** Verbraucherzentrale Düsseldorf; 2012

Biesalski HK, Grimm P. **Taschenatlas der Ernährung.** Stuttgart: Thieme; 2011

Deutsche Gesellschaft für Ernährung **Referenzwerte für die Nährstoffzufuhr.** Neustadt: Neuer Umschau Buchverlag; 2008

Kührer J, Fischer E. **Ernährung bei Krebs.** Gesund essen während der Krebstherapie. Wien: Kneipp; 2004

Jenik H et al. **Krebs und Ernährung.** In: Beuth J., Hrsg. Grundlagen der Komplementäronkologie. Theorie und Praxis. Stuttgart: Hippokrates; 2002: 103–128

Sport
Beuth J. **Krebsprävention durch Lebensführung: Was ist gesichert?** Best practice onkologie 2013; 5: 6–13

Baumann F et al. **Sport und körperliche Aktivität in der Onkologie.** Heidelberg: Springer; 2012

Schüle K, Huber G. **Grundlagen der Sport- und Bewegungstherapie.** Prävention, ambulante und stationäre Rehabilitation. Köln: Deutscher Ärzteverlag; 2012

Baumann FT, Schüle K. **Bewegungstherapie und Sport bei Krebs.** Leitfaden für die Praxis. Köln: Deutscher Ärzteverlag; 2008

Uhlenbruck G et al. **Sport in der Krebsprävention und -nachsorge.** In: Beuth J, Hrsg. **Grundlagen der Komplementäronkologie.** Theorie und Praxis. Stuttgart: Hippokrates; 2002: 129–143

Psychoonkologie
Tschuschke V. **Psychoonkologie.** Psychologische Aspekte der Entstehung und Bewältigung von Krebs. Stuttgart: Schattauer; 2011

Ebbinghaus B et al. **Mit Leib und Seele leben.** Düsseldorf: Krebsgesellschaft NRW; 2009

Centurioni C. **Den Krebs abwehren – die Selbstheilung fördern.** Stuttgart: Trias; 2005

Bopp A et al. **Was kann ich selbst für mich tun?** Zürich: Rüffer und Rub Sachbuchverlag; 2005

Diamantidis T. **Den Krebs bewältigen und einfach wieder leben.** Stuttgart: Trias; 2004

Enzyme, Linsenextrakt
Beuth J. **Komplementärmedizinische Behandlung von Nebenwirkungen und Begleitbeschwerden der Krebs-Standardtherapien.** Stuttgart: Thieme Praxis Report Gynäkologische Onkologie Brustkrebs; 2014

Beuth J. et al. **Complementary medicine on side-effects of adjuvant hormone therapy in patients with breast cancer.** In Vivo 27. 2013: 869–871

Uhlenbruck G. et al. **Reduced side effects of adjuvant hormone therapy in breast cancer patients by complementary medicine.** In Vivo 24. 2010: 799–802

Beuth J. **Evidence based complementary oncology: Innovative approaches to optimize standard therapy strategies.** Anticancer Research 2010; 30: 1767–1772

Beuth J. **Proteolytische Enzyme.** In: Beuth J. Hrsg. Grundlagen der Komplementäronkologie. Theorie und Praxis. Stuttgart: Hippokrates; 2002: 187–192

Wrba H. **Kombinierte Tumortherapie. Grundlagen, Möglichkeiten und Grenzen der adjuvanten Methoden.** Stuttgart: Hippokrates; 1995

Mikronährstoffe, Antioxidanzien, Selen
Gröber U et al. **Komplementärer Einsatz von Antioxidanzien und Mikronährstoffen in der Onkologie.** Der Onkologe 2013; 19: 136–143

Gröber U. **Mikronährstoffe.** Beratungsempfehlungen für die Praxis. Stuttgart: Wissenschaftliche Verlagsgesellschaft; 2006

Beuth J, Drebing V. **Selen gegen Krebs.** Stuttgart: Trias; 2006

Prasad KN. **Antioxidantientherapie.** In: Beuth J. Hrsg. Grundlagen der Komplementäronkologie. Theorie und Praxis.

Stuttgart: Hippokrates; 2002: 167–186

Misteltherapie
Scheer R et al. **Die Mistel in der Tumortherapie 2.** Essen: KVC; 2009

Kienle GS, Kiene H. **Anthroposophische Medizin in der klinischen Forschung.** Stuttgart: Schattauer; 2006

Beuth J. **Lektinnormierte Mistelextrakte.** In: Beuth J, Hrsg. Grundlagen der Komplementäronkologie. Theorie und Praxis. Stuttgart: Hippokrates; 2002: 95–202

Büssing A. **Mistelextrakte aus anthroposophischer Sicht.** In: Beuth J. Hrsg. Grundlagen der Komplementäronkologie.

Theorie und Praxis. Stuttgart: Hippokrates; 2002: 203–212

Mikrobiologische Therapie
Rusch V. **Mikrobiologische Therapie und Probiotika.** In: Beuth, J. Hrsg. Grundlagen der Komplementäronkologie. Theorie und Praxis. Stuttgart: Hippokrates; 2002: 219–228

Tumorimpfung
Schirrmacher V. **Tumorvakzinierung und antikörpervermittelte Immuntherapien.** In: Beuth J, Hrsg. Grundlagen der Komplementäronkologie. Theorie und Praxis. Stuttgart: Hippokrates; 2002: 235–244

Hyperthermie
Hager E. D. **Hyperthermie.** In: Beuth J, Hrsg. Grundlagen

der Komplementäronkologie. Theorie und Praxis. Stuttgart: Hippokrates; 2002: 245–255

Außenseitermethoden
Beuth J. **Nebenwirkungen komplementärer Therapien in der Onkologie.** Der Gynäkologe 2007; 11: 876–882

Münstedt K. **Ratgeber unkonventionelle Krebstherapien.** Heidelberg: ecomed Medizin Verlag; 2005

Vieten M et al. **Nichtevaluierte Außenseitermethoden.** In: Beuth J, Hrsg. Grundlagen der Komplementäronkologie. Theorie und Praxis. Stuttgart: Hippokrates; 2002: 297–304

Adressen

Selbsthilfeorganisationen
Frauenselbsthilfe nach Krebs Bundesverband e. V.
Bundesgeschäftsstelle
»Haus der Krebs-Selbsthilfe«
Thomas-Mann-Str. 40
53111 Bonn
Tel.: 02 28/3 38 89-4 00
Fax: 02 28/3 38 89-4 01
E-Mail:
kontakt@frauenselbsthilfe.de
www.frauenselbsthilfe.de

Deutsche Leukämie- und Lymphom-Hilfe e. V.
Thomas-Mann-Straße 40
53111 Bonn
Tel.: 02 28/3 38 89-200
Fax: 02 28/3 38 89-222
E-Mail: info@leukaemie-hilfe.de
www.leukaemie-hilfe.de

Bundesorganisation Selbsthilfe Krebs e. V.
Universitätsklinikum Charité
Campus-Virchow-Klinikum
Augustenburger Platz 1

13353 Berlin
Vorsitzender: Herr Ernst Bergemann
(auch Ansprechpartner für Selbsthilfe Lungenkrebs)
Tel.: 0 30/4 50 57 83 06
E-Mail:
ernst.bergemann@charite.de
cccc.charite.de/angebote/selbsthilfe

Selbsthilfe-Bund – Blasenkrebs
Dr. Manfred Petrik
Thomas-Mann-Straße 40
53111 Bonn
Tel.: 02 28/3 38 89–150
Fax: 02 28/3 38 89–155
E-Mail:
info@blasenkrebs-shb.de
www.blasenkrebs-shb.de

Deutsche ILCO e. V.
Die Deutsche Vereinigung der Stomaträger (Menschen mit künstlichem Darmausgang oder künstlicher Harnableitung)
Thomas-Mann-Str. 40

53111 Bonn
Tel.: 02 28/33 88 94–50
Fax: 02 28/33 88 94–75
E-Mail: info@ilco.de
www.ilco.de

Bundesverband Prostatakrebs-Selbsthilfe e. V.
Alte Str. 4
30989 Gehrden
Tel.: 0 51 08/92 66 46
Fax: 0 51 08/92 66 47
www.prostatakrebs-bps.de

Arbeitskreis der Pankreatektomierten e. V.
Haus der Krebs-Selbsthilfe
Thomas-Mann-Straße 40
53111 Bonn
Tel.: 02 28/33 88 90
Fax: 02 28/33 88 92 53
E-Mail: adp-bonn@t-online.de
www.adp-domagen.de

Bundesverband der Kehlkopflosen e. V.
Thomas-Mann-Str. 40
53111 Bonn

Tel.: 0228/33 88 93 00
E-Mail: geschaeftsstelle@
kehlkopfoperiert-bv.de
www.kehlkopfoperiert-bv.de

Deutsche Fatigue-Gesellschaft e. V. (DfaG)
Maria-Hilf-Straße 15
50677 Köln
Tel.: 02 21/9 31 15 96
Fax: 02 21/93 115 97
E-Mail: info@deutsche-fatigue-gesellschaft.de
www.deutsche-fatigue-gesellschaft.de

Überregionale Informationsdienste

Deutsche Krebshilfe e. V.
Buschstr. 32
53113 Bonn
Tel.: 02 28/7 29 90–0
Fax: 02 28/7 29 90–11
E-Mail: deutsche@krebshilfe.de
www.krebshilfe.de

Krebsinformationsdienst (KID)
Deutsches Krebsforschungszentrum
Im Neuenheimer Feld 280
69120 Heidelberg
Tel.: 0 62 21/41 01 21
Fax: 0 62 21/40 18 06
E-Mail: krebsinformationsdienst@dkfz.de
www.krebsinformationsdienst.de

Institut zur wissenschaftlichen Evaluation naturheilkundlicher Verfahren an der Universität zu Köln
Joseph-Stelzmann-Straße 9
50931 Köln
Tel.: 02 21/4 78–64 14
Fax: 02 21/4 78–70 17
www.uni-koeln.de

Überregionales Tumorzentrum am Universitätsklinikum Jena
Geschäftsstelle des Tumorzentrums
Bachstraße 18
07740 Jena
Tel.: 0 36 41/9 33–1 14
Fax: 0 36 41/9 33–8 40
E-Mail: Tumorzentrum@med.uni-jena.de
www.tz.uniklinikum-jena.de

Deutsche Krebsgesellschaft e. V.
Geschäftsstelle
Steinlestraße 6
60596 Frankfurt am Main
Tel.: 0 69/63 00 96–0
Fax: 0 69/63 00 96–66
E-Mail: web@krebsgesellschaft.de
www.deutsche-krebsgesellschaft.de

Arbeitsgemeinschaft Psychoonkologie
Herrn Prof. Dr. J. Weis
Kontakt und Geschäftsstelle der PSO
Carola Burmeister
Klinik für Tumorbiologie
Breisacher Straße 117
79106 Freiburg
Tel.: 07 61/2 06 22 18
Fax: 07 61/2 06 22 99
E-Mail: burmeister@tumorbio.uni-freiburg.de
www.tumorbiologie-freiburg.de

Psychosoziale Beratungsstellen des Tumorzentrums Bonn e. V.
Sigmund-Freud-Str. 25
53127 Bonn
Tel.: 02 28/29 91 61
Fax: 02 28/9 28 88 27

Krebsberatung und Kontaktstelle für Selbsthilfegruppen nach Krebs
Wendlingweg 2
52074 Aachen
Tel.: 02 41/47 48 80
E-Mail: info@krebsberatungsstelle.de
www.krebsberatungsstelle.de

Ausgewählte Fachkliniken

Baden-Württemberg

Rehabilitationsklinik Park-Therme
Onkologische AHB- und Nachsorgeklinik
Ernst-Eisenlohr-Str. 6
79410 Badenweiler
Tel.: 0 76 32/71–0
Fax: 0 76 32/71–4 13
E-Mail: park-therme@hamm-kliniken.de
www.hamm-kliniken.de

Tumorzentrum Freiburg am Universitätsklinikum Freiburg
Hugstetter Straße 55
79106 Freiburg
Tel.: 07 61/2 70–33 02
Fax: 07 61/2 70–33 98
E-Mail: info@uniklinik-freiburg.de
www.uniklinik-freiburg.de

Klinik für Tumorbiologie
Breisacher Str. 117
79106 Freiburg
Tel.: 07 61/2 06–12 20
Fax: 07 61/2 06–18 14
www.tumorbiologie-freiburg.de

Bayern

Klinik Bad Trissl GmbH & Co.KG
Fachklinik für Onkologie
Bad-Trissl-Str. 73
83080 Oberaudorf
Tel.: 0 80 33/20–0
Fax: 0 80 33/20–2 95
E-Mail: info@klinik-bad-trissl.de
www.klinik-bad-trissl.de

Berlin

Medizinische Klinik mit Schwerpunkt Onkologie und Hämatologie
Charité Campus Mitte
Schumannstr. 20/21
10117 Berlin
Tel.: 0 30/4 50–51 30 02
Fax: 0 30/4 50–51 39 52
E-Mail: elisabeth.kehrmann@charite.de
www.tumor-online.de und www.charite.de

Adressen

Brandenburg
Seeklinik Zechlin
Obere Braminseestr. 22
16837 Dorf Zechlin
Tel.: 03 39 23/89–0
Fax: 03 39 23/7 05 07
E-Mail: seeklinik@t-online.de
www.seeklinik.de

Hessen
Klinik Reinhardshöhe
Quellenstraße 8–12
34537 Bad Wildungen
Tel.: 0 56 21/7 05–0
Fax: 0 56 21/7 05–101
E-Mail: info@klinik-rein-hardshoehe.de
www.klinik-reinhardshoehe.de

Mecklenburg-Vorpommern
Klinik Graal-Müritz
Fachklinik für Onkologie und Ganzheitsmedizin
Lindenweg 16/17
18181 Ostseebad Graal-Müritz
Tel.: 03 82 06/75–0
Fax: 03 82 06/75–1 75
E-Mail: info@Klinik-Graal-Mueritz.de
www.krebsrehaklinik.de

Niedersachsen
Paracelsus-Klinik am See
Dehneweg 4
37581 Bad Gandersheim
Tel.: 0 53 82/9 39–0
Fax.: 0 53 82/93 92 00
www.paracelsus-kliniken.de

Nordrhein-Westfalen
Klinik am Kurpark
Klinik für Rehabilitation (Onkologie, Kardiologie, Dermatologie)
Parkstr. 23–25
32105 Bad Salzuflen
Tel.: 0 52 22/1 89–0
Service-Telefon:
08 00/5 22 21 88
Fax: 05222/189–806
www.rehazentrum-badsalzuflen.de

Rheinland-Pfalz
Rehabilitationsklinik Nahetal
Klinik für onkologische Nachsorge und Gastroenterologie
Burgweg 14
55543 Bad Kreuznach
Tel.: 06 71/37 5–0
Fax: 06 71/37 5–4 95
E-Mail: nahetal@hamm-kliniken.de
www.hamm-kliniken.de

Saarland
Hochwald-Kliniken Weiskirchen
Am Kurzentrum 1
66709 Weiskirchen
Tel.: 0 68 76/17–0
Fax: 0 68 76/17–11 10
Kostenfreie Service-Nummer:
0800/7342288
E-Mail: info@hochwaldkliniken.de
www.hochwaldkliniken.de

Sachsen
Paracelsus-Klinik
Am Schillergarten
Martin-Andersen-Nexö-Str. 10
08645 Bad Elster
Tel.: 037437/70–0
E-Mail: bad_elster@paracelsus-kliniken.de
www.paracelsus-kliniken.de

Sachsen-Anhalt
MEDIAN Klinik Kalbe
Rehabilitationsklinik für Orthopädie und Onkologie
Straße der Jugend 2
39624 Kalbe
Tel.: 0 18 05/0 39 07 10
Fax: 0 18 05/0 39 07 15 55
www.median-kliniken.de

Schleswig-Holstein
Klinik Sonneneck
Osterstr.2
25938 Wyk auf Föhr
Tel.: 0 46 81/50 01–0
Fax: 0 46 81/50 01–4 40
www.rehaklinik.net

Thüringen
Inselsberg-Klinik
M. Wicker GmbH u. Co. oHG
Fachklinik für onkologische
Rehabilitation (AHB Klinik)
Fischbacher Straße 36
99891 Tabarz/Thüringen
Tel.: 03 62 59/53–0
Gebührenfreies Service-Telefon:
08 00/7 39 17 50
Fax 03 62 59/53–2 13
E-Mail: info@inselsberg-klinik.de
www.wicker-kliniken.de und
www.inselsberg-klinik.de

Kliniken mit komplementär-onkologischer Kompetenz

Veramed-Klinik am Wendelstein
Mühlenstr. 60
83098 Brannenburg
Tel.: 0 80 34/30 20
Fax: 0 80 34/78 35
E-Mail: cancercare@veramed.de
www.veramed.de

Filderklinik
Im Haberschlai 7
70794 Filderstadt
Tel.: 07 11/7 70 30
Fax: 07 11/7 70 34 84
www.filderklinik.de

Gemeinschaftskrankenhaus Herdecke
Gerhard-Kienle-Weg 4
58313 Herdecke
Tel.: 0 23 30/62–0
Fax: 0 23 30/62–39 95
E-Mail: kontakt@gemeinschaftskrankenhaus.de
www.gemeinschaftskrankenhaus.de

BioMed – Fachklinik für Onkologie, Immunologie und Hyperthermie
Tischberger Straße 5+8
76887 Bad Bergzabern
Tel.: 0 63 43/7 05–0
Fax: 0 63 43/7 05–9 13
E-Mail: info@biomed-klinik.de
www.biomedklinik.de

Klinik Kloster Paradiese
Im Stiftsfeld 1
59494 Soest
Tel.: 0 29 21/3 61 00 50
Fax: 0 29 21/3 61 00 18
www.kloster-paradiese.de

Mitarbeiter

Dr. Verena Drebing
Heiligenpfad 2, 65399 Kiedrich
Dr. Verena Drebing studierte Tiermedizin an den Universitäten Berlin, Gießen und Hannover und arbeitet seit 15 Jahren als Medizinjournalistin in verschiedenen Themengebieten der Medizin. Neben Medizinratgebern für das ZDF und Begleitbroschüren zur Gesundheitssendung »PRAXIS – Das Gesundheitsmagazin« schreibt sie fürs Internet und für medizinische Fachzeitschriften.

Dr. Gabriele Angenendt
Dipl.-Psychologin, Psychologische Psychotherapeutin
Römerstr. 10, 52428 Jülich

Dipl. oec. troph. Heide Koula-Jenik und Rudolf van Leendert
erreichbar über: Institut zur wissenschaftlichen Evaluation naturheilkundlicher Verfahren an der Universität zu Köln
Joseph-Stelzmann-Str. 9, 50931 Köln
heidejenik@web.de
rudolfvanleendert@web.de

Dr. med. Ursula Schütze-Kreilkamp Fachärztin für psychotherapeutische Medizin, Fachärztin für Gynäkologie und Geburtshilfe, Homöopathie
Schönhauserstr. 3, 50968 Köln
schuetze-kreilkamp@netcologne.de

Prof. Dr. med. Gerhard Uhlenbruck und Dipl.-Sportlehrerin Ilse Ledvina AG »Sport in der Krebsnachsorge« beim Landessportbund (LSB)
Institut für Immunbiologie der Universität zu Köln,
Kerpener Str. 19, 50924 Köln

Markus Vieten
Arzt und freier Autor
Ardennenstraße 73a,
52076 Aachen
markus.vieten@markusvieten.de
www.markusvieten.de

Liebe Leserin, lieber Leser,

hat Ihnen dieses Buch weitergeholfen? Für Anregungen, Kritik, aber auch für Lob sind wir offen. So können wir in Zukunft noch besser auf Ihre Wünsche eingehen. Schreiben Sie uns, denn Ihre Meinung zählt!

Ihr TRIAS Verlag

E-Mail Leserservice
kundenservice@trias-verlag.de

Lektorat TRIAS Verlag
Postfach 30 05 04
70445 Stuttgart
Fax: 0711 89 31-748

Stichwortverzeichnis

A
Abgeschlagenheit 84, 89
AbnobaVISCUM 107
Abwehrkräfte, Sport 57
Abwehrschwäche 26, 28
Abwehrstrategien 93
Abwehrsystem 28
Abwehrzellen 104
Aerobicübungen 72
Aktiv spezifische Immuntherapie (ASI) 19, 132, 134
Akupressur 94, 142
Akupunktur 94, 142, 143
– Beurteilung, wissenschaftliche 143
Albträume 84, 90
Aloe vera 197
Analkarzinom 149
Angst 83, 87, 89
Anti-Hormontherapien 118
Antikörper 18, 104
Anti-Krebs-Ernährung 181
– Beurteilung, wissenschaftliche 181
Antioxidanzien 115
Anwendungsbeobachtung 25
Appetitlosigkeit 42, 89, 90
– Ernährungstipps 51
– Magenoperation 46
Aquajogging 69
Aquajogginggürtel 69
Aquamat 68
Armlymphödem
– Rucksack 74
– Sonnenschutz 75
– Sport 64
Ascorbinsäure 119
Atemgymnastik 81
Auftriebshilfe 69
Ausdauersport
– Schwimmtraining 67
Ausdauersportart, Walking 75
Ausdauertraining 14
– Jogging 75
– Stressresistenz 57
Außenseiterdiäten 42
Außenseitermethoden 22, 177
– Aussagen, unseriöse 23
Autovakzine 130, 131
Ayurveda 140

B
Bach-Blüten-Therapie 197
Badminton 73
Bakterienflora 18
Ballsportarten 72
Basica 201
Basketball 72
Bauchsonde 44
Beckenbodengymnastik 71, 79
Begleitung, traumapsychotherapeutische 86
Behandlung, abwehrsteigernde 28
Behandlungsmethoden
– anerkannte 12
– nicht anerkannte 12
Beratungsstelle, psychosoziale 94
Beres-Tropfen 198
Beruhigung, Übung 95
Betreuung, psychoonkologische 92
Bewältigungsstrategien 85, 86
– Studien 87
Bewegung 14
Beziehung, therapeutische 93
Bifidobakterien 129
BioBran MGN-3 198
Bioresonanz 198
Bioresonanzverfahren 179
Blutbild 30
B-Lymphozyten 28
Boswellia olibanum 20, 140
Boswelliasäuren 20, 140
Boswellia serrata 20, 140
Breuß, Ernährungsempfehlungen 182
– Beurteilung, wissenschaftliche 182
Bromelain 15
Brustkrebs 151
– Brustschwimmen 68
Brustkrebsoperation
– Gymnastik 72
– Rückschlagspiele 73
– Wassergymnastik 66
Brustoperation, Lymphödem 78
Brustschwimmen 68
Burger, Instinkttotherapie 182

– Beurteilung, wissenschaftliche 182
Butter 39

C
Calcitrol 118
Calciumhaushalt 118
Cannabis 17
Cannabis sativa 109
careimmun basic 122
Chemotherapie 146
– careimmun basic 122
– Hyperthermie 136
  mikrobiologische Therapie 130
– Nahrungsergänzungsmittel 123
– Nebenwirkungen 17
– Sport 64
– Weihrauchextrakt 141
Chemotherapien 16
Cholecalciferol 118
Colibiogen 131
Colon-Hydro-Therapie 198

D
Darmausgang, künstlicher 47
Darmmilieu, ansäuern 129
Darmoperation, Ernährung 47
Darmsanierung 128
Darmstomaträger, Gymnastik 72
Dauerlauf 75
Dehnungsgymnastik 72
Delfinschwimmen 69
Dendritische Zelltherapie 19, 133, 134
Depression 84, 87, 88, 89
Desillusionierung 89
Diagnose
– Erleben 85
– Schockerlebnis 85
– Trauma 90
Diagnostikverfahren
– nicht abgesicherte 32
Diät, bilanzierte 121
– Beurteilung, wissenschaftliche 122
– Präparate 122
Diät, Checkliste 180
Dickdarmkrebs 152

Stichwortverzeichnis

Differenzialblutbild 30
Dirk-Hamer-Syndrom (DHS) 187
Docosahexaensäure (DHA) 39
Doppelblind-Ansatz 23
Dronabinol 17, 109
– Anwendung 109
– Beurteilung, wissenschaftliche 110
– Verordnung 110
Dumping-Syndrom 46
Dunkelfeldmikroskopie 179
Durchfall 40
– Ernährungstipps 51

E
ECT 186
– Beurteilung, wissenschaftliche 186
Eicosapentaensäure (EPA) 39
Eier 41
Eierstockkrebs 153
Eigenblutzytokine 189
– Beurteilung, wissenschaftliche 190
Eiweiß, tierisches 41
Eiweißversorgung 40
Elektro-Chemo-Therapie (ECT) 105
Endometriumkarzinom 156
Energieverlust 48
Enterokokken 129
Enterostomaträger
– Aquajogginggürtel 69
– Sport 66
Entgiftungstherapie 199
Entspannungstechniken 142
Entzündungen, Weihrauchextrakt 140
Enzyme, proteolytische 15
– Blutgerinnung 104
– Einnahme 104
Enzym-Selen-lektinhaltiger Linsenextrakt 123
– Beurteilung, wissenschaftliche 124
Enzymtherapie 15, 103
– Beurteilung, wissenschaftliche 105
Equinovo 122
Equizym MCA 122
Erbrechen
– Dronabinol 17, 110
– Ernährung, parenterale 44

– Ernährungstipps 51
– Nahrungskarenz 45
Ernährung 13, 36
– fettreiche 39
– keimarme 50
– Krebserkrankung, Vorbeugung 42
– künstliche 43
– parenterale 44
Ernährungsberatung 14, 36
Ernährungslehre 142
Ernährungstagebuch 47
Ernährungstherapie 13, 38
– Beurteilung, wissenschaftliche 42
– enterale 44
– Ziele 38
Erschöpfung 48
Escherichia coli 129
Essiac 190
Eurixor 108

F
Faktor AF2 188, 189
– Beurteilung, wissenschaftliche 189
Fantasiereise 96
Fatigue 48
Federballspiel 73
Fette 39
Fiebertherapie 135
Fisch 41
Fischöl 39
Flashbacks 84
Flavonoide 106
Fleisch 41
Flor Essence/Essiac 190
– Beurteilung, wissenschaftliche 190
Forschungsansätze, Qualitätsstufen 25
Fragen, existenzielle 84
Fresszellen 104, 133
Frischextrakttherapie 190
Frischzellen- bzw. Frischextrakttherapie
– Beurteilung, wissenschaftliche 191
Frischzellentherapie 190
Funktionsgymnastik 70, 72
Fußball 72

G
Gallenblasenkarzinom 154
Gallengangkarzinom 154
Galvanotherapie 185
Ganzkörperhyperthermie 136, 138
Gebärmutterhals 20
Gebärmutterhalskrebs 155
– Hyperthermie 138
Gebärmutterschleimhautkrebs 156
Gehirntumoren 157
Gerson, Diättherapie bösartiger Erkrankungen 182
– Beurteilung, wissenschaftliche 183
Geschmacksveränderungen, Ernährungstipps 51
Gespräch, therapeutisches 92
Getreide 41
Gewebestress, gesunder 55
Gewichtsabnahme 89
Gewichtsverlust 39
– Dronabinol 17, 110
Gewichtszunahme 38
Glutathion 193
Gruppengespräch 71
Gymnastik 72
– Brustkrebsoperation 72
Gymnastikübungen 78

H
Haarausfall 89
Halstumoren 161
Handball 72
Hanf 109
Harnblasenkrebs 158
Harninkontinenz 79
Hautkrebs 159
Heilversprechen 176
Helixor 107
Herdsanierung 199
Hering 39
Hodentumoren 160
Hoffnungslosigkeit 85, 89
Homöopathie 199
Hormontherapie 147
– Weihrauchextrakt 141
Hüftgelenk, künstliches, Aquajogging 69
Hyperthermie 19, 135
– Beurteilung, wissenschaftliche 138

Stichwortverzeichnis

– lokale 138
– Partikel, ferromagnetische 137
Hyperthermieanwendung 136
Hyperthermiebehandlung 138
Hyperthermieverfahren 137

I
Imagination 94
Immundiagnostik 30
Immunstatusbestimmung 26, 28, 29, 30
– Basisprogramm 30
– differenzierte 33
– erweiterte 32, 179
– fragwürdige 186
– Kosten 29
Immunsuppression 26
– Kostaufbau 50
Immunsystem 18
– Aufbau 28
– Ausdauertraining 57
– Krebszellen, Bekämpfung 26
– Mistelextrakte 106
– Probiotika 129
– Proteasen 103
– Schwäche 28
– Selen 99
– Sport 57
– Tumorzellen 104
– Zellen, spezifische 28
Impfstoff 19, 132
individuelle Gesundheitsleistung 32
Infektionsgefahr, Ernährung 50
Inkontinenz, Beckenbodengymnastik 80
Insulin 58
Interesselosigkeit 84
Intrinsic Factor 46
Iscador 107

J
Jiu-Jitsu 73
Jogging 75
Judo 73

K
Kaffee-Einlauf 186
Kalorienaufnahme 37
Kampfsportarten 73
Karate 73
Kartoffeln 41

Ketogene Diät 183
– Beurteilung, wissenschaftliche 183
Knochenmarkstransplantation
– Ernährung 50
– Sport 65
Kohlenhydrate 41
Kombinationstherapien, biologische 186
– Beurteilung, wissenschaftliche 187
Komplementäronkologie 10
Kontrollgruppe 24
Kopfschmerzen 85
Kopftumoren 161
Körperpsychotherapie 94
– Übung 97
Kostaufbau, Nahrungskarenz 45
Kost, ovo-lakto-vegetabile 183
Kräftigungsgymnastik 72
Krankheitsbewältigung 87
– Sport 60
Kraulschwimmen 68
Krebsbehandlung, Hyperthermie 136
Krebsdiät 42, 180
Krebserkrankung
– Abhängigkeit 88
– Abwehrstrategien 84
– Belastungen 88
– Enzyme, proteolytische 103
– Lebenskrise 83
– Lebensplanung 91
– Probleme, seelische 85
– Selenbedarf, erhöhter 101
– Sportarten, geeignete 76
Krebsgesellschaften 11
Krebsnachsorge
– Ballsportarten 72
– Schwimmen 67
– Sport 59
 – Aufwärmung 70
 – Eingangsuntersuchung 62
 – Erfahrungsaustausch 71
 – Funktionsgymnastik 70
 – Gruppengespräch 71
 – Kostenübernahme 63
 – Trainingsfrequenz 63
 – Übungseinheit, Beispiel 70
 – Verordnung 63
– Sportangebote 65
– Tai-Chi 74
– Wandern 74

– Wassergymnastik 66
Krebsnachsorgesportgruppe 62
Krebsstandardtherapien
– Hyperthermie 138
– Sport 59
Krebstrauma 88
Krebsvorbeugung, Selen 99
Kuhl, Milchsäurekost 183
– Beurteilung, wissenschaftliche 183
Kurzdarm-Syndrom 47

L
Lachs 39
Laetrile 195
Laktobazillen 129
Lauftreff 75
Lebendzelltherapie 190
Lebensstil, krebspräventiver 59
Leberkrebs 162
Lektine 106
Lektinol 108
Leukotriene 20, 140
Leukozyten 30
Low-Impact-Kurse 72
Lungenfelltumor 163
Lungenkrebs 164
Lymphödem
– Natriumselenit 100
– Sport 64
– Tipps 78
– Übungen 78
Lymphozyten 18
– Aufgaben 31
Lymphpumpe 71

M
Magenkrebs 165
Magenoperation, Ernährung 46
Magnetfeld-Therapie 200
Makrele 39
Malnutrition 14
Mangelernährung 14, 37, 38, 39, 42
Mangelzustände 18
Massagen 94
Massagetechniken 142
Maßnahmen, komplementärmedizinische 11
Maßnahmen, komplementäronkologische 21
Maßnahmen, rehabilitative naturheilkundliche 148

Stichwortverzeichnis

MCT-Fette 40, 46
Megamin 191
– Beurteilung, wissenschaftliche 191
Metastasenprophylaxe, ASI 132
Methoden, nicht wirksamkeitsgeprüfte 177
Mikrobiologische Therapie 18, 128
– Behandlung 130
– Beurteilung, wissenschaftliche 131
Mikronährstoffe 17, 121
– Bedarf 114
– Einnahme 115
Mikronährstoffgemische 122
Milch 41
Milchsäurebakterien 128, 129
Miracle Mineral Supplement 191
Missempfindungen 16, 119
Mistelextrakte 16, 106
– Beurteilung, wissenschaftliche 108
Mistelextrakte, phytotherapeutische 108
Mistelextrakt-Ozon-Infusion 186
Mistellektin 106, 108
Mistelpräparate 107
– anthroposophische 108
Misteltherapie 106
– anthroposophische 107
– Anwendung 106
– Rezidivprophylaxe 107
MMS 191
– Beurteilung, wissenschaftliche 192
Moermann, Krebsdiät 184
– Beurteilung, wissenschaftliche 184
Morinda citrifolia 193
Müdigkeit 84, 89
Müdigkeitssyndrom 48
Mundtrockenheit, Ernährungstipps 51
Muskeltraining 14
Mutaflor 131
Mutlosigkeit 89
Myokine 55

N
Nachbehandlung, Sport 58
Nachhallerinnerungen 90
Nachsorge, Maßnahmen 15

Nahrungsergänzungsmittel 122
– Beurteilung, wissenschaftliche 122
Nahrungskarenz, Kostaufbau 45
Nahrungsmittel, Selengehalt 99
Nahrungsprobiotika 128
Narbentherapie 110
Nasensonde 44
Natriumselenit 102, 103, 123, 148
– Vitamin C, Einnahme, getrennte 102
natürliche Killerzellen 104, 133
Neue Medizin (NM) 187
– Beurteilung, wissenschaftliche 188
Niedergeschlagenheit 89
Nierenzellkrebs 167
Nitrosamine 120
NK-Zellen 28, 86
NK-Zell-Funktionstest 179
Noni-Saft 192
– Beurteilung, wissenschaftliche 193
Nordic-Walking 75
Nosoden 199
Nosoden-Therapie 192
– Beurteilung, wissenschaftliche 192

O
Oberflächenhyperthermie 137
Ödembildung 20
Öle 39
Omega-3-Fettsäuren 39
Operation 146
Organpeptidtherapie 188
Osteoporose 118
Ozontherapie 200

P
Pankreaskarzinom 150
Papain 15
Parameter, immunologische 26
PEG 44
Peniskrebs 168
Perfusionshyperthermie 137
Petrach-Anthozym 200
Pezziball 72
Pflanzenheilkunde 142
Placebo-Effekt 24
Polyerga 189

– Beurteilung, wissenschaftliche 189
Power-Walking 75
Praktiken, unseriöse 179
Probanden 24
Probiotika 18, 128
– Präparate 131
Prostatakrebs 169
Prosymbioflor 131
Psychoonkologie 15, 83
Psychotherapie 14, 84, 93

Q
Qi-Gong 74, 94

R
Radikale, freie 115
– Krebsrisiko, erhöhtes 116
Radikalfänger 115
– Eiweiß 40
Randomisierung 24
Recancostat 193
– Beurteilung, wissenschaftliche 193
Redox-Serumanalyse 179, 194
Rehabilitationssport, Formular 63
Reha-Maßnahme, Sport 56
Rezidivprophylaxe 107
Rheuma, Weihrauchextrakt 140
RSA 194
– Beurteilung, wissenschaftliche 194
Rückenkraulschwimmen 69
Rückenschwimmen 69
Rückschlagspiele 73
Rückzug 84

S
Sahne 39
Sarkome 170
Sauerstoff-Ozon-(Eigenblut-)Therapie 200
Sauna 77
Säuren-Basen-Haushalt-Regulation 201
Scheidenkrebs 171
Scheinmedikament 24
Schilddrüsenkrebs 172
Schlaflosigkeit 90
Schlafstörungen 85
Schleimhaut 18
Schleimhautentzündung

Stichwortverzeichnis

– Ernährungstipps 51
Schleimhautflora 129
Schluckbeschwerden, Ernährungstipps 51
Schüssler-Salze 201
Schwimmen 67
– Tracheostomaträger 67
Schwimmtraining
– Folgen, positive 67
Seefisch 39
Seeger
– Rote-Bete-Saft 184
 – Beurteilung, wissenschaftliche 184
Selbstberuhigung 92
Selbstheilung 93
Selbstheilungskräfte 24, 85
Selbsthilfegruppe 94
Selbstschutz 93
Selbsttröstung 92
Selbstwertgefühl 89
Selbstzweifel 90
Selen 15, 98
– Beurteilung, wissenschaftliche 103
– Krebsvorbeugung 99
– Radikale, freie 98, 103
– Stoffwechselfunktionen 98
– Überdosierung 102
Selendosierung 100
Selenhefe 101
Selenmangel 15, 99
– Erkrankungen 99
Selenocystein 101
Selenomethionin 101
Selenpräparate 101, 102
– Einnahme 102
Selentherapie 15
Selenvorkommen, Nahrungsmittel 99
Serum-Redoxdifferenz-Provokationsanalyse 179
Simonton-Training 94
Skilanglauf 74
Skisport, alpiner 74
Skiwandern 74
Sodbrennen, Magenoperation 46
Sondenkost 44
Speiseröhrenkrebs 173
Sport 14, 55, 56, 57, 59
– Armlymphödem 64

– Beurteilung, wissenschaftliche 58
– Kalorienverbrauch 61
– Knochenmarktransplantation 65
– Kontraindikationen 63, 65
– Trainingshäufigkeit 60
– Trainingsintensität 60
Sportgruppe 61
– Eingangsuntersuchung 62
– Sportprogramm 62
– Trainingsfrequenz 63
Sporttauglichkeitszeugnis 60
Spurenelemente 17
– Mangel 115
Standardtherapien 10
– Nebenwirkungen 10
Step-Aerobic-Übungen 72
Sterblichkeit, Verleugnung 88
Stoma 47
Stomaträger, Ernährungstipps 47
Strahlentherapie 147
– Hyperthermie 136
– mikrobiologische Therapie 130
– Nahrungsergänzungsmittel 123
– Nebenwirkungen 17
– Sport 64
– Weihrauchextrakt 141
Stressresistenz 56, 57
Stretching 72
Stuhlinkontinenz 79
Symbioflor 131
Symbioselenkung 199
Syndrom, metabolisches 58

T
Taekwondo 73
Tai-Chi 73, 94
Tennis 73
Terpene 140
Thera-Band 72
Therapiemaßnahme, anti-ödematöse 20
Therapien, fragwürdige 177
Therapie, psychoonkologische
– Beurteilung, wissenschaftliche 86
Therapieverfahren
– ungeprüfte 178
Thymusextrakte 194

– Beurteilung, wissenschaftliche 195
Thymuspeptide 194
Tiefenhyperthermie 137
Tischtennis 73
Todesangst 88
Tracheostomaträger, Schwimmen 67
Traditionelle Chinesische Medizin 142
– Beurteilung, wissenschaftliche 142
Trainingshäufigkeit 60
Trainingsintensität 60
Trauer 83, 89, 93
Trauerarbeit 93
Trauma
– Bewältigung 91
– Bewältigungsstrategien 86
– Einwirkungsphase 90
– Erholungsphase 90
– Schockphase 90
– Verarbeitung 90
Traumreisen 92
Trinknahrung 43
– MCT-Fette 41
Trypsin 15
Tumorantigene 133
Tumorimpfung 132
– Beurteilung, wissenschaftliche 134
Tumorkachexie 37
– Dronabinol 110
Tumortherapie, bioelektrische 185
Tumorzellen
– Enzymtherapie 104
– Faktoren 104
– Impfstoffe 133

U
Übelkeit
– Dronabinol 17
– Ernährung, parenterale 44
– Ernährungstipps 51
– Nahrungskarenz 45
Übererregbarkeit 84
Übererregtheit, Übung 95
Übergewichtige
– Wassergymnastik 66
Überlebenszeit, Beeinflussung, psychologische 87
Überwärmung 135

Stichwortverzeichnis

Übung
- Beruhigung 95
- energetisierende 97
- Fantasiereise 96

Übungsbeispiel
- Atemgymnastik 81
- Beckenbodengymnastik 80

Unterstützungsmaßnahmen, psychosoziale 94

V

Verdauung, gestörte 40
Verfahren
- körpertherapeutische 94
- statistische 25

Vermeidungsverhalten 85
Versuchsgruppe 24
Verzweiflung 88
Viscotoxine 106
Visualisierung 94
Vitalpilze 196
- Beurteilung, wissenschaftliche 196

Vitamin B 17 195
- Beurteilung, wissenschaftliche 195

Vitamin C 119
- Beurteilung, wissenschaftliche 120
- Wirkung, krebshemmende 120

Vitamin-C-Bedarf 120
Vitamin-C-Mangel 119
Vitamin D 15, 118, 122
- Beurteilung, wissenschaftliche 119

Vitamine 17
Vitamin E 16, 119
- Beurteilung, wissenschaftliche 119

Vitaminmangel 115
Vitamin- und Spurenelementgemische 18
Völlegefühl, Magenoperation 46
Volleyball 72

W

Walking 75
Wandern 74
Wassergymnastik 66
- Wassertemperatur 67

Wechseljahre 118
Weihrauchextrakt 140
- Anwendung 141
- Beurteilung, wissenschaftliche 141

Weihrauchextrakte 20
weiße Blutzellen 30
Werbeaussagen 179
Werbestrategien 177
Wintersport 74
Wirbelsäulengymnastik 72
Wulstnarben 110
Wut 89
Wutanfälle 90

Y

Yoga 94

Z

Zeolithe 191
Zucker 41
zweite Meinung 178
Zytokine 20, 133, 140, 186

Impressum

Bibliografische Information der Deutschen Nationalbibliothek
Die Deutsche Nationalbibliothek verzeichnet diese Publikation in der Deutschen Nationalbibliografie; detaillierte bibliografische Daten sind im Internet über http://dnb.d-nb.de abrufbar.

Programmplanung: Simone Claß
Redaktion: Dr. Sabine Klonk
Bildredaktion: Christoph Frick

Umschlaggestaltung und Layout:
CYCLUS Visuelle Kommunikation, Stuttgart

Bildnachweis:
Umschlagmotiv: F1 online
Fotos im Innenteil: Seite 4: plainpicture/Vesa Aaltonen; Seite 6: plainpicture/Stephen Shepherd; Seite 8: plainpicture/Stephen Shepherd; Seite 26: plainpicture/Jeanene Scott; Seite 34: plainpicture/Stephen Shepherd; Seite 112: plainpicture/Ableimages; Seite 127: plainpicture/Gallery Stock/David Simpson; Seite 144: plainpicture/Zenshui; Seite 174: plainpicture/Fogstock
Grafik im Innenteil: Seite 117: Christine Lackner, Ittlingen

4. vollständig überarbeitete Auflage 2014

© 2003, 2014 TRIAS Verlag in MVS
Medizinverlage
Stuttgart GmbH & Co. KG
Oswald-Hesse-Straße 50, 70469 Stuttgart

Printed in Germany

Satz und Repro: Fotosatz Buck, Kumhausen
gesetzt in Adobe InDesign CS6
Druck: AZ Druck und Datentechnik GmbH, Kempten

Gedruckt auf chlorfrei gebleichtem Papier

ISBN 978-3-8304-8157-7

Auch erhältlich als E-Book:
eISBN (PDF)   978-3-8304-8158-4
eISBN (ePub)   978-3-8304-8159-1

1 2 3 4 5 6

Wichtiger Hinweis: Wie jede Wissenschaft ist die Medizin ständigen Entwicklungen unterworfen. Forschung und klinische Erfahrung erweitern unsere Erkenntnisse. Ganz besonders gilt das für die Behandlung und die medikamentöse Therapie. Bei allen in diesem Werk erwähnten Dosierungen oder Applikationen, bei Rezepten und Übungsanleitungen, bei Empfehlungen und Tipps dürfen Sie darauf vertrauen: Autoren, Herausgeber und Verlag haben große Sorgfalt darauf verwandt, dass diese Angaben dem Wissensstand bei Fertigstellung des Werkes entsprechen. Rezepte werden gekocht und ausprobiert. Übungen und Übungsreihen haben sich in der Praxis erfolgreich bewährt. Eine Garantie kann jedoch nicht übernommen werden. Eine Haftung des Autors, des Verlags oder seiner Beauftragten für Personen-, Sach- oder Vermögensschäden ist ausgeschlossen.

Geschützte Warennamen (Warenzeichen) werden nicht besonders kenntlich gemacht. Aus dem Fehlen eines solchen Hinweises kann also nicht geschlossen werden, dass es sich um einen freien Warennamen handelt.

Das Werk, einschließlich aller seiner Teile, ist urheberrechtlich geschützt. Jede Verwertung außerhalb der engen Grenzen des Urheberrechtsgesetzes ist ohne Zustimmung des Verlags unzulässig und strafbar. Das gilt insbesondere für Vervielfältigungen, Übersetzungen, Mikroverfilmungen und die Einspeicherung und Verarbeitung in elektronischen Systemen.